U0263898

OSTEOPOROTIC THORACIC AND LUMBAR VERTEBRAL FRACTURE

骨质疏松性胸腰椎骨折

主编 梁　德　副主编 江晓兵

SPM 南方出版传媒
广东科技出版社｜全国优秀出版社
·广　州·

图书在版编目（CIP）数据

骨质疏松性胸腰椎骨折 / 梁德主编. —广州：广东科技出版社，2017. 12

ISBN 978-7-5359-6822-7

Ⅰ. ①骨… Ⅱ. ①梁… Ⅲ. ①骨质疏松—胸椎—骨折—诊疗②骨质疏松—腰椎—骨折—诊疗 Ⅳ. ①R683

中国版本图书馆CIP数据核字（2017）第294882号

责任编辑：邓 彦 吕 健 马霄行
装帧设计：林少娟
责任校对：梁小帆
责任印制：彭海波
出版发行：广东科技出版社
（广州市环市东路水荫路11号 邮政编码：510075）
http：//www.gdstp.com.cn
E-mail：gdkjyxb@gdstp.com.cn（营销）
E-mail：gdkjzbb@gdstp.com.cn（编务室）
经 销：广东新华发行集团股份有限公司
印 刷：佛山市浩文彩色印刷有限公司
（佛山市南海区狮山科技工业园A区 邮政编码：528225）
规 格：787mm×1 092mm 1/16 印张15.5 字数380千
版 次：2017年12月第1版
2017年12月第1版第1次印刷
定 价：128.00元

编委会

主　编：梁　德

副主编：江晓兵

编　者：（排名不分先后）

梁　德　晋大祥　杨志东　张顺聪　姚珍松　丁金勇
江晓兵　袁　凯　唐晶晶　谢炜星　唐永超　徐继禧
叶林强　余伟波　莫　凌　陈　康　任　辉　崔健超
郭丹青　沈耿杨　余　翔　黄学成

编委会秘书：

袁　凯　任　辉　叶林强　黄学成　余　翔

内容提要

骨质疏松已成为全球严重的公共卫生问题。其最重要的并发症是骨质疏松性骨折，其中椎体压缩骨折所占病例最高，是导致老年人生活质量降低和死亡的重要原因之一。骨质疏松症的诊治以往多在内分泌科完成，本书则是从脊柱外科的角度对骨质疏松性胸腰椎骨折的原因、相关机制进行阐述；从生理、病理机制和相关生物力学方面全方位探讨骨质疏松性胸腰椎骨折；并且通过案例方式详细介绍不同类型骨质疏松性胸腰椎骨折的手术策略。本书是作者治疗骨质疏松性胸腰椎骨折的多年临床实践总结。

本书主编从事脊柱外科临床工作长达30余年，带领脊柱专科团队完成各类脊柱手术几千台，对各种疑难脊柱疾病的手术治疗有深厚的理论基础及丰富的临床实践经验。作者传承岭南中医骨科学派的学术精髓，坚持发扬中医骨科特色，重视将临床实践与基础研究相结合，多年来带领团队完成近30项脊柱相关基础课题研究工作，收集了大量的临床数据及病例。

本书可供骨科临床工作者借鉴。

序一

骨质疏松症是一个世界范围内越来越引起人们重视的健康问题。骨质疏松相关脊柱骨折中又以胸腰椎骨折最常见，椎体骨折的患者较普通人群具有较高的致残率和病死率。其相关外科治疗包括椎体强化技术和开放性手术两部分。广州中医药大学第一附属医院梁德教授汇集了一些有丰富理论及实践经验，又具备娴熟的外文查阅水平的中青年骨干，在繁重的医疗、教学和科研工作之余完成《骨质疏松性胸腰椎骨折》的编写工作。本书作者从临床实用出发，详细介绍了骨质疏松的概况、骨质疏松性胸腰椎骨折的研究概况、骨质疏松性胸腰椎骨折的诊断与治疗原则、骨水泥强化在骨质疏松性胸腰椎骨折中的应用以及典型案例分析。

本文作者梁德教授及其团队成员，在骨质疏松相关脊柱病方面有着较深的造诣，进行了大量的动物实验及生物力学实验，有着丰富的工作经验，成功治愈了众多的患者，相关研究成果在国内外多家SCI收录刊物及国内核心期刊发表，并获得国家自然科学基金在内的多项基金项目资助。

该书注重实用，图文并茂，总结了多年治疗骨质疏松性胸腰椎骨折的经验，具有较强的学术性和实用性。对于从事脊柱伤病诊疗研究的骨科、放射科、麻醉镇痛科、康复理疗科和针灸推拿科的医师及医学生是一本实用价值非常大的参考书籍。

杨惠林　苏州大学附属第一医院教授

2017年9月

序二

许多骨质疏松症患者早期常无明显的症状，往往在骨折发生后，经X线或骨密度检查时，才发现已患有骨质疏松症，因此，也被形象性地称为“寂静的疾病”或“静悄悄的流行病”。骨质疏松性胸腰椎骨折作为其严重并发症之一，是导致驼背或身高缩短最常见的原因。胸腰椎骨折发生后通常出现压缩嵌插改变，体位复位或手法复位遗留椎体内骨质缺损，容易出现骨折愈合不佳、椎体力学强度恢复不佳，导致疼痛不缓解、椎体进展性塌陷，严重时会导致脊髓神经受压损伤。此外，骨质疏松性胸腰椎骨折容易导致胸廓畸形或改变腹部解剖结构，影响心肺功能或导致便秘、腹痛、腹胀等，属于临床治疗难点。

广州中医药大学第一附属医院梁德教授团队编著《骨质疏松性胸腰椎骨折》，不仅对骨质疏松症流行病学、发病机制、诊疗建议、危险因素、中医认识等进行了系统的介绍，对于骨质疏松性胸腰椎骨折流行病学、危险因素、诱导疼痛的机制、应用解剖与生物力学特点、动物模型和诊疗原则等也做了较为全面的分析，并通过典型案例的方式将他们团队的诊疗经验和文献观点进行了结合，明确了不同案例的手术目的及意义，融入了他们团队最新的研究成果，体现了国际化前沿的诊疗模式，值得广大医疗同行学习、参考。

此外，本书配备有高质量的线条图或手术示意图及高质量的术前、术后影像资料，对新入门的骨科、脊柱外科医生或进修生着实是一本很好的教科书。

王拥军　上海中医药大学教授

2017年9月

序三

随着人类走向老年化的社会，骨质疏松症正悄无声息、严重地威胁老年人的健康和幸福。据统计，骨质疏松症已成为继高血压、糖尿病后的第三大慢性疾病，骨质疏松性骨折具有较高的致残率和致死率，已成为人类重要的健康问题，因此抗骨质疏松及骨质疏松性骨折的治疗已迫在眉睫、刻不容缓。为此，广州中医药大学第一附属医院脊柱骨科梁德教授为首的团队编写了《骨质疏松性胸腰椎骨折》一书，这本书从骨质疏松及骨质疏松性胸腰椎骨折的流行病学、发病机制、分类分期、危险因素、诊断标准、治疗原则及骨质疏松性胸腰椎骨折的应用解剖、生物力学特点、动物模型、骨水泥强化的应用、围手术期的处理等方面进行了深入浅出的分析，在介绍骨质疏松性胸腰椎骨折手术治疗时，摒弃了既往教科书式的步骤教学，采用结合典型实例的方法对手术适应证、手术术式选择、操作注意事项及术后康复等进行了全面详尽的描写，对骨科、脊柱外科医生及医学院校的学生均具有较好的参考价值。

本书主编长期从事骨质疏松及相关脊柱病的临床一线工作及研究，并紧跟国内外的最新研究进展，有着丰富的临床实践经验及扎实的理论基础。尤其是在胸腰椎骨折的分型分期论治及骨水泥强化在骨质疏松性胸腰椎骨折中的应用有着较为独特的见解，受到国内外同道的认可，相关成果也多次在国内外核心杂志发表，并获得国家自然科学基金在内的多项基金项目支持。

这本书注重将团队的临床经验和研究心得与基本理论、临床指南相结合，并在实践中得到了检验，是一本学术性、实用性较强的临床、研究参考书籍。

马远征　中国人民解放军309医院教授

2017年9月

编者的话

人口结构老年化是当今全球面临的重大问题之一，中国作为世界人口之最，其老年人口数量也居于榜首。随着老年化进程，骨质疏松症发病率正逐年攀升，其中骨质疏松性胸腰椎骨折是其最常见的并发症，严重损害国民健康。因此，骨质疏松症及骨质疏松性胸腰椎骨折的诊断、预防和治疗显得尤为重要。随着科技的不断进步，骨质疏松性胸腰椎骨折的诊断、预防和治疗得到不断的发展，从影像学、数字骨科学、骨代谢指标等均得到较好的诠释，在治疗上也由传统上卧床、止痛药物及支具治疗扩充到PVP或PKP微创手术及经皮微创椎弓根螺钉固定、椎弓根螺钉骨水泥强化技术等，为骨质疏松性胸腰椎骨折患者提供了多种治疗选择。但是，何时选择何种方式常常成为众多临床医生及科研工作者所争议的焦点。

广州中医药大学第一附属医院脊柱骨科在国内较早开展PVP、PKP术，同时也是PVP和PKP治疗骨质疏松性椎体骨折亚太地区及国家级培训班的培训基地，并根据研究逐步确立了“靶向锚定式椎体成形术”的技术流程，在治疗骨质疏松性胸腰椎骨折时显著降低了骨折椎体强化不充分、疗效不佳等不良事件的发生率。近年来，我科以“骨质疏松相关脊柱病”为研究方向，开展了较多的基础及临床研究，并有幸获得包括国家自然科学基金等多项基金的资助，相关研究成果也发表于多家SCI杂志及中文核心期刊。“三人行必有我师”，我们希望总结近十余年骨质疏松性胸腰椎骨折的治疗经验，抛砖引玉形成目前的书稿，更好地与同行们分享我们在这方面的经验。

本书通过七个章节围绕骨质疏松症及骨质疏松性胸腰椎骨折的热点、重点、难点进行了介绍，其中第一章介绍了骨质疏松症的相关概况，并附有最新的指南节选和我们团队的最新研究成果；第二～六章介绍了骨质疏松性胸腰椎骨折的研究概况、治疗选择、骨水泥强化的应用及创新研究、骨水泥强化术并发症的评述及研究和骨质疏松性胸腰椎骨折围手术期处理；第七章介绍了骨水泥强化的典型案例，展示了包括PKP、PVP、囊袋椎体成形术、骨水泥强化翻修、骨水泥强化联合内固定术等经典案例术式。由于本书编写时间较为仓促，对本书中存在不足和缺点，希望同道们不吝赐教！

最后，诚挚感谢各位作者在繁忙的临床、科研、教学工作之余，参与本书的编写工作，本书能如期完成离不开大家的共同努力，感谢广东科技出版社的大力支持，感谢广东省科学技术学术专著项目的资助与支持！

梁德　广州中医药大学第一附属医院教授

2017年7月

目录

CONTENTS

第一章 骨质疏松症的相关概况

第二章 骨质疏松性胸腰椎骨折的研究概况

第三章 骨质疏松性胸腰椎骨折的治疗选择

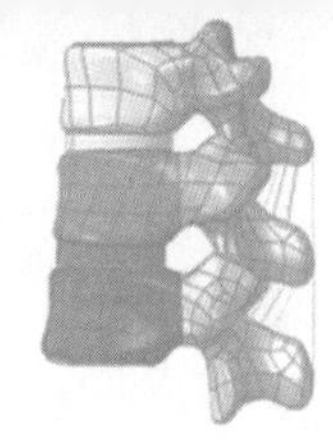

第四章 骨水泥强化在骨质疏松性胸腰椎骨折的应用及创新研究

第五章 椎体强化术相关并发症的评述及研究

第六章 骨质疏松性胸腰椎骨折患者的围手术期处理

第七章 典型案例分析

附录 编者团队历年课题及主要论文

第一章

骨质疏松症的相关概况

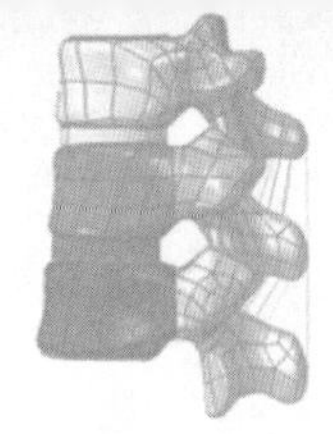

第一节 骨质疏松症的流行病学与分子机制

一、骨质疏松症的流行病学

世界卫生组织（WHO）把骨质疏松症（osteoporosis，OP）定义为一种以骨量低下，骨微细结构损坏，导致骨脆性增加，易发生骨折为特征的全身性骨病[1]。2001年美国国立卫生研究院（NIH）提出OP是以骨强度下降、骨折风险性增加为特征的骨骼系统疾病，骨强度反映骨骼的两个主要方面，即骨矿密度和骨质量。OP可发生于不同性别和年龄阶段，但多见于绝经后妇女和老年男性。OP分为原发性和继发性两大类。原发性骨质疏松症又分为绝经后骨质疏松症（Ⅰ型）、老年骨质疏松症（Ⅱ型）和特发性骨质疏松症（包括青少年型）3类；继发性骨质疏松症是指由任何影响骨代谢的疾病（库欣综合征、甲状旁腺功能亢进等）和（或）药物（糖皮质激素、免疫抑制剂等），或其他因素（维生素D缺乏、性功能低下等）导致的骨质疏松。

随着人类寿命延长和老龄化社会的到来，OP已成为全人类的重要健康问题。在欧美发达国家，OP的发病率达13%～21.2%，其中美国的发病率为13%～18%，瑞典的发病率高达21.2%[2, 3]，而在我国OP的发病率预计在15.7%，并且这一数值将会随着人口老龄化而逐渐增加。据第六次人口普查结果，2010年我国60岁以上人口占总人口13.26%，约1.77亿人，其中65岁以上人口占8.87%；2013年数据显示，60岁以上人口已增加至15%，这一百分比预计在2050年将增至25%（约4亿人口）。预计OP患者将从1997年的0.839亿增至2050年的2亿[4]。

OP的严重后果是发生骨质疏松性骨折（脆性骨折），即在受到轻微创伤或日常活动中即可发生的骨折。骨质疏松性骨折的常见部位是脊椎、髋部和前臂远端。

据统计，全世界范围内每年因OP导致的骨折数在890万例（折合每个小时就有1 000例骨质疏松性骨折的发生）[5]；在我国，女性一生发生骨质疏松性骨折的危险性（40%）高于乳腺癌、子宫内膜癌和卵巢癌的总和，男性一生发生骨质疏松性骨折的危险性（13%）高于前列腺癌[6]。骨质疏松性骨折的危害很大，导致病残率和死亡率的增加。如发生髋部骨折后1年之内，死于各种并发症者达20%，而存活者中约50%致残，生活不能自理，生命质量明显下降[7]。而且，OP及骨质疏松性骨折的治疗和护理，需要投入巨大的人力和物力，费用高昂，造成沉重的家庭、社会以及经济负担。

二、骨质疏松症的经典分子机制

骨质疏松症的分子水平研究发现，骨代谢过程中存在受多种调节因子调控的信号通路，其中Wnt/β-catenin、OPG/RANKL/RANK为经典通路，通过研究这些分子信号通路，明确各信号通路中的重要靶点，通过抑制或促进各靶点蛋白的合成和分泌，从而可达到抑制骨吸收和促进骨形成，防治骨质疏松症的目的。

（一）Wnt/β-catenin经典通路

Wnt是果蝇Inc基因与无翅蛋白Wg同源的合称。Wnt信号通路参与人体内多种器官和组织的发育、生长和分化调控，其在骨质疏松方面的研究目前已受到广泛的关注。目前已知的Wnt细胞内信号通路传导途径包括了Wnt/β-catenin通路、Wnt/Ca^{2+}通路和Wnt/Planar polarity通路，其中Wnt/β-catenin通路最为经典，在骨吸收和骨形成过程中起重要作用[8]。大量的研究结果显示，Wnt/β-catenin经典通路在成骨细胞的分化、增殖和凋亡过程中起重要的调控作用，抑制β-catenin蛋白或敲除β-catenin基因可以造成成骨细胞分化不全、Ⅰ型胶原和骨钙素含量降低，从而影响骨组织的形成和矿化[9, 10]。Wnt信号通路可通过多种途径改变骨量，与骨质疏松有着密切关系，Wnt信号通路中所涉及的靶点或细胞因子将可能成为开发新的抗骨质疏松药物的潜在作用位点。通常情况下，Wnt配体与共受体LRP5/6、Frizzled 蛋白结合，通过DVL，使APC-Axin-GSK3β复合体解构，从而稳定细胞质内β-catenin，

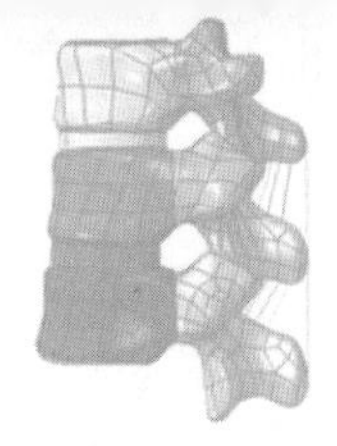

当游离β-catenin达到一定量时，β-catenin蛋白进入细胞核与TCF/LEF转录因子结合，激活下游靶基因完成基因转录，从而诱导骨形成。因此，针对Wnt信号通路在调控骨代谢方面的作用，人们希望通过促进Wnt信号通路正向调控因子的表达，或降低负向调控因子对Wnt通路的阻断作用，使得Wnt信号通路在骨形成过程中发挥更加积极的正向调控作用，达到治疗骨质疏松的目的。由于Wnt正向调控因子在保存和活化等方面存在一定的局限，目前的研究多集中在如何阻断Wnt信号通路负向调控因子方面，主要的调控靶点包括DKK家族的DKK1、DKK2和SFRPs相关蛋白中的sfrp1等[11]。

目前对Wnt信号通路的研究结果发现，抑制Wnt/β-catenin信号通路的蛋白主要来源于两个家族：DKK家族和SFRPs家族。DKK家族主要包含DKK1～DKK4四个成员，其分泌的调节因子与复合受体LRP5/6结合阻止了LRP-Fz-Wnt复合体的形成，因此DKK家族蛋白具有抑制Wnt信号通路的作用。其中DKK1与DKK4在抑制Wnt/β-catenin通路方面作用最强。另一类调控Wnt/β-catenin信号通路的蛋白SFRPs属于Wnt反义链家族，其氨基末端多含有丰富的半胱氨酸基团。SFRPs可以与Wnt通路中的CRD结合，进而阻止SFRPs与Frizzled相互作用；同时SFRPs可以直接与Wnt蛋白相结合以阻止其与受体结合，达到抑制Wnt通路的目的[12]。目前，Wnt信号通路这一调控途径已经被认为是改善骨质疏松症患者骨量的重要方法之一，但由于Wnt信号通路除调控骨代谢外同时参与了体内其他代谢活动，单纯的阻断Wnt信号通路可能会引起体内其他组织器官的病变，如肿瘤的发生、血管的钙化、甲状旁腺功能亢进症和高钙血症等，这些都还需要更深入的研究[13]（图1-1）。

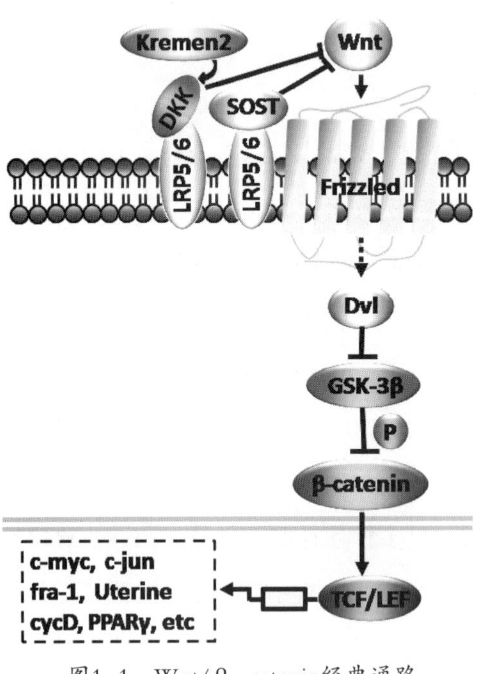

图1-1　Wnt/β-catenin经典通路

（二）OPG/RANKL/RANK经典通路

OPG/RANKL/RANK信号通路是近年来发现的在破骨细胞分化过程中起重要作用的一条信号传导通路。OPG/RANKL/RANK信号通路的发现不仅更加完善地解释了破骨细胞分化、成熟、凋亡过程中的信号传导及其调控过程，同时也为骨代谢疾病的治疗提供了理论依据和全新的方向[14，15]。OPG（osteoprotegerin，骨保护素）是一种肝素结合型分泌性糖蛋白，属于肿瘤坏死因子受体超家族中的一员。OPG有单体和二聚体两种形式，分子量分别为60ku和119ku。而人OPG基因属于单拷贝基因，位于染色体的8q23-24位点，其蛋白由401个氨基酸组成。骨组织中的OPG主要由成骨细胞谱系的各种细胞产生，并随细胞的分化成熟而增加，是目前发现的唯一能直接负向调控破骨细胞的调控因子。RANKL（细胞核因子kB受体活化因子配体）是OPG的配体，是肿瘤坏死因子超家族中的一员。RANKL属于跨膜蛋白，胞内区较短为氨基末端，胞外区较长为羧基末端。人RANKL基因位于染色体的13q14位点，RANKL基因启动子结构区含有维生素D和糖皮质激素反应元件。RANKL由OB、BMSCs和T、B淋巴细胞分泌，RANKL与其位于OC及其前体表面的受体RANK结合，激活RANK，使TRAF-6蛋白积聚，激活NF-kB，并进入细胞核执行核内转录过程，活化的NF-kB使AP-1家族中的c-Fos表达增强，c-Fos与NFATc1相互作用后引发OC基因转录。而这一过程可以被OPG拮抗，OPG由OB和BMSCs产生，在OC外与RANKL竞争性结合，使RANKL失活。若OPG缺失，RANKL与其受体RANK结合，导致前OC募集，合并为多核OC，提高OC活性和生存力。目前的研究结果证实，RANKL和M-CSF能取代成骨细胞来诱导破骨细胞分化成熟；同时，破骨细胞前体在分化成熟过程中必须要有低水平的RANKL和M-CSF的存在，说明RANKL对破骨细胞的分化成熟起着极为重要的正向调控作用[16]。而OPG能与RANKL竞争性结合RANK，从而阻断由RANKL引起的破骨细胞前体分化、存活和融合，抑制成熟破骨细胞活化剂骨吸收活性，最终导致破骨细胞凋亡[17，18]。

OPG/RANKL/RANK信号通路在骨质疏松症的发病机制中起重要作用，如何调控OPG和RANKL与RANK的相互作用，达到抑制破骨、促进成骨的目的，成为各项研究的重点。OPG的主要作用是成骨，RANKL的主要作用是破骨，因此，要通过OPG/RANKL/RANK信号通路来治疗骨质疏松，主要的手段就是促进OPG表达，或

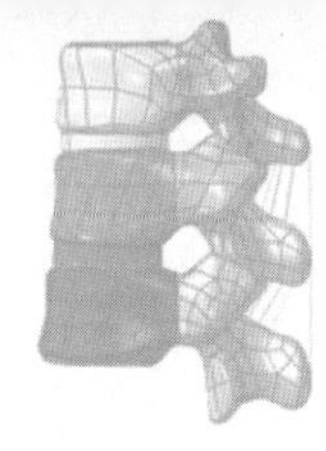

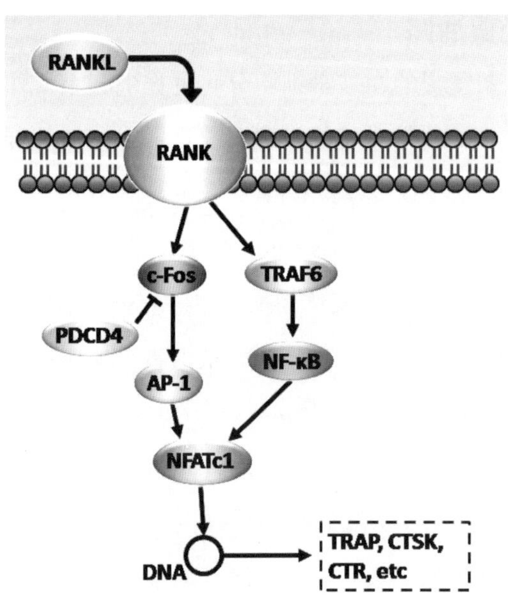

图1-2 OPG/RANKL/RANK信号通路

者抑制RANKL表达。目前，作用于OPG/RANKL/RANK信号通路中OPG、RANKL等靶点的人重组OPG、单克隆RANKL抗体已经研制成功，前期的实验室研究取得了较为满意的成果，部分药物已经开始临床试验[19，20]。目前，单克隆RANKL抗体的研制已经进入临床试验阶段（如Amgen公司的AMG-162），研究结果显示其在纠正骨质疏松、促进成骨方面优势明显，效果优于经典的双磷酸盐类抗骨质疏松药物。同时由于在恶性细胞中发现有RANKL的异常表达，单克隆RANKL抗体还被认为可以用于骨转移性肿瘤的治疗，如乳腺、前列腺骨转移性肿瘤[15，21]（图1-2）。

（三）组织蛋白酶K通路

组织蛋白酶K是一种在破骨细胞中表达丰富的半胱氨酸蛋白酶，它是番木瓜蛋白酶家族中的一种蛋白水解酶，主要参与Ⅰ型胶原、骨桥蛋白、骨连接蛋白等骨基质的降解。组织蛋白酶K主要通过调节骨胶原纤维降解来促进骨吸收，其主要作用靶点位于Ⅰ/Ⅱ型胶原纤维胶质的N端三股螺旋处[22]。既往的研究结果发现，组织蛋白酶K基因突变的患者可出现骨组织致密性成骨不全，表现为全身骨组织广泛硬化，伴有骨吸收标志物显著降低。另有研究通过对组织蛋白酶K基因敲出小鼠的骨组织进行组织形态学分析后发现，该类小鼠骨组织广泛硬化、骨小梁明显变粗，同时伴有骨脆性增加，证明了组织蛋白酶K在骨吸收过程中的重要作用[23]。在上述研究的基础上，部分学者希望通过抑制组织蛋白酶K对骨组织的作用，以达到延缓骨基质降解、改善骨质疏松症的目的。目前已发现了两种组织蛋白酶K抑制剂odanacatib（MK-0822）和balicatib（AAE581），它们通过紧密结合方式调节骨组织吸收，无论在体内还是体外实验中都表现出明显的抗骨重吸收的作用[24]。Stoch等[25]采用双盲随机对照方法对odanacatib的抗骨质疏松作用进行研究，21天后发现治疗组患者的骨吸收因子明显降低。其中每周使用odanacatib的患者其CTx下降62%、NTx/Cr下降约62%；而每天使用odanacatib的患者其CTx下降81%、NTx/Cr下降约81%。Bone等的研究结果与Stoch等的研究结果相似[26]。通过对399例绝经后骨质疏松患者进行为期2年的双盲随机对照研究，发现治疗组患者脊柱和股骨颈骨密度分别增加5.5%和3.2%；同时血清骨重吸收标记物CTx和P1NP分别下降40%和25%。未发现患者出现明显不良反应，安全性和耐受性较好。

（四）骨形态蛋白信号通路

骨形态蛋白（BMPs）属于转移生长因子TGF-β超家族中的一员，其主要生物学作用是诱导未分化的间充质细胞增殖及发生成骨性分化，最终促进软骨和新生骨的形成。BMP信号通路主要是通过BMPs与其活化素激酶受体相结合，激活细胞内下游通路如Smad和MAPK等信号通路，从而发生一系列磷酸化或聚合酶链反应[27]。BMP作为调节成骨细胞生长最重要的系列生长因子之一，对骨形态的发生具有决定性作用。目前的研究结果发现，BMP 具有很强的促进成骨细胞分化和诱导体外成骨的能力，同时能诱导人骨髓间充质干细胞向成骨细胞方向转化[28]。另外，BMP在发挥成骨作用的同时，还可抑制间充质干细胞向脂肪细胞和肌肉细胞转化。因此，如何通过促进骨组织中BMPs的表达来增加骨量成为目前的研究重点。BMPs受到细胞外相关因子的调控，目前研究得较多的三种调控BMPs的细胞因子包括Noggin、Gremlin和Twisted gastrulation[29]。他们都可以与BMPs特异性结合，从而阻断BMPs对骨量的改善作用。Devlin和Gazzerro等的研究[30, 31]发现骨质疏松症患者骨组织内存在高表达的Noggin和Gremlin，说明了Noggin和Gremlin这两种BMPs抑制剂可能是新的抗骨质疏松靶点。

活化素（Activin）是一类由抑制素βA和βB二聚体构成的BMP相关蛋白。活化素由下丘脑分泌的FSH调控，与其相应的受体如ActRIA、ActRIB、ActRIIA和ActRIIB结合后，通过促进成骨细胞和破骨细胞分化成熟等作用来达到调控骨代谢的目的。目前的研究结果发现活化素受体能被BMPs家族中具有骨吸收促进作用的

BMP-3 所结合，进而激活破骨细胞使得骨量降低[32]。因此，通过抑制活化素及其受体与BMP-3的相互作用可能是抗骨质疏松的新靶点之一。Pearsall等[33]通过动物实验发现，将活化素高亲和性受体ActRIIA作用于小鼠后，其骨量、骨强度等指标较对照组小鼠均有明显增高。研究结果分析认为该类受体的抗骨质疏松作用可能与其阻断活化素或BMP-3对骨的负向调控有关。Fajardo等[34]将可溶性活化素受体通过皮下注射的方式用于猕猴骨质疏松的研究，发现3个月后治疗组猕猴的腰椎骨密度较对照组增加约13%，桡骨远端骨密度增加约15%，同时骨组织的生物力学强度也明显增加。Ruckle等[35]采用随机对照试验对48位绝经后妇女进行研究，发现可溶性活化素受体作用组患者的骨特异性碱性磷酸酶浓度明显增加，而骨吸收标记物如CTx和TRACP-5b则有所降低，证明了该类受体在促进骨形成和降低骨吸收方面的优势。由于BMPs调控体内多种生物代谢活动，因此通过BMPs和活化素这一信号通路来改善骨量还需要更加深入的研究。

目前，分子信号通路在骨质疏松防治方面的研究取得了较大的进步，部分调控靶点对骨质疏松症患者骨量的改善作用已进入临床试验，并取得了较为满意的成果。除上述报道的信号通路外，其他通路如MAPKs信号通路、Smads信号通路及NF-kB信号通路也逐渐被人们所熟悉。然而，尽管上述信号通路的研究结果令人鼓舞，但研究成果的临床转化仍需要较长的时间，存在的问题主要包括：各信号通路之间有无交联（crosstalk）关系？单一靶点的促进或阻断是否能够在人体内起到促进成骨的作用？是否需要作用于多靶点药物？信号通路的促进或阻断是否会造成一定的副作用？这些都是阻止上述信号通路研究成果用于临床的因素，也是未来研究亟待解决的问题。

参考文献

[1] Assessment of fracture risk and its application to screening for postmenopausal osteoporosis. Report of a WHO Study Group [J]. World Health Organ Tech Rep Ser，1994，843：1-129.

[2] LOOKER A C，ORWOLL E S，JOHNSTON C C Jr，et al. Prevalence of low

femoral bone density in older U. S. adults from NHANES Ⅲ [J]. J Bone Miner Res, 1997, 12 (11): 1761-1768.

[3] KANIS J A, JOHNELL O, ODEN A, et al. Risk of hip fracture according to the World Health Organization criteria for osteopenia and osteoporosis [J]. Bone, 2000, 27 (5): 585-590.

[4] LIU Z H, ZHAO Y L, DING G Z, et al. Epidemiology of primary osteoporosis in China [J]. Osteoporos Int, 1997, 7 Suppl 3: S84-S87.

[5] JOHNELL O, KANIS J A. An estimate of the worldwide prevalence and disability associated with osteoporotic fractures [J]. Osteoporos Int, 2006, 17 (12): 1726-1733.

[6] China Medical Association of Osteoporosis and Bone Mineral Research. Guidelines for diagnosis and treatment of primary osteoporsis (2011) [J]. Chinese Journal of Osteoporosis and Bone Mineral Research, 2011, 4 (1): 2-17.

[7] LIN X, XIONG D, PENG Y Q, et al. Epidemiology and management of osteoporosis in the People's Republic of China: current perspectives [J]. Clin Interv Aging, 2015, 10: 1017-1033.

[8] BODINE P V. Wnt signaling control of bone apoptosis [J]. Cell Res, 2008, 18 (2): 248-253.

[9] HILL T P, SPATER D, TAKETO M M, et al. Canonical Wnt/beta-catenin signaling prevents osteoblasts from differentiating into chondrocytes [J]. Dev Cell, 2005, 8 (5): 727-738.

[10] HOLMEN S L, ZYLSTRA C R, MUKHERJEE A, et al. Essential role of beta-catenin in postnatal bone acquisition [J]. J Biol Chem, 2005, 280 (22): 21162-21168.

[11] HOEPPNER L H, SECRETO F J, WESTENDORF J J. Wnt signaling as a therapeutic target for bone diseases [J]. Expert Opin Ther Targets, 2009, 13 (4): 485-496.

[12] BOVOLENTA P, ESTEVE P, RUIZ J M, et al. Beyond Wnt inhibition:

new functions of secreted frizzled-related protein-1 is a negative regulator of trabecular bone formation in adult mice [J]. Mol Endocrinol, 2004, 18 (5): 1222-1237.

[13] POLAKIS P. The many ways of Wnt in cancer [J]. Curr Opin Genet Dev, 2007, 17 (1): 45-51.

[14] TROUVIN A P, GOEB V. Receptor activator of nuclear factor-kBligand andosteoprotegerin: maintaining the balance to prevent bone loss [J]. Clin Interv Aging, 2010, 5: 345-354.

[15] SANTINI D, GALLUZZO S, ZOCCOLI A, et al. New molecular targets in bone metastases [J]. Cancer Treat Rev, 2010, 36 (Suppl 3): S6-10.

[16] JULES J, ASHLEY J W, FENG X. Selective targeting of RANK signaling pathways as new therapeutic strategies for osteoporosis [J]. Expert Opin Ther Targets, 2010, 14 (9): 923-934.

[17] SAIKA M, INOUE D, KIDO S, et al. 17beta-eatradiol stimulates expression of osteoprotegerin by a mouse stromal cell line, ST-2 via estrogen receptor-alpha [J]. Endocrinology, 2001, 142 (6): 2205- 2212.

[18] KIM H, CHOI H K, SHIN J H, et al. Selective inhibition of RANK blocks osteoclast maturation and function and prevents bone loss in mice [J]. J Clin Invest, 2009, 119 (4): 813-825.

[19] TRIVEDI R, MITHAL A, CHATTOPADHYAY N. Anabolicsin osteoporosis: the emerging therapeutic tool [J]. Curr Mol Med, 2010, 10 (1): 14-28.

[20] HAMELY N A. Denosumab: RANKL inhibition in the management of bone loss [J]. Drugs today (Barc), 2008, 44 (1): 7-21.

[21] MCCLUNG M R, LEWIECKI E M, COHEN S B, et al. AMG-162 bone loss study group. Denosumab in postmenopausal women with low bone mineral density [J]. N Engl J Med, 2006, 354 (8): 821-831.

[22] BROMME D, LECAILLE F. Cathepsin K inhibitors for osteoporosis and potential off-target effects [J]. Expert Opin Investig Drugs, 2009, 18 (5): 585-600.

[23] FRATZL-ZELMAN N，VALENTA A，ROSCHGER P，et al. Decreased bone turnover and deterioration of bone structure in two cases of pycnodysostosis [J]. J Clin Endocrinol Metab，2004，89：1538-1547.

[24] SANTINI D，GALLUZZO S，ZOCCOLI A，et al. New molecular targets in bone metastases [J]. Cancer Treat Rev，2010，36 (Suppl 3)：S6-10.

[25] STOCH S A，ZAJIC S，STONE J，et al. Effect of the cathepsin K inhibitor odanacatib on bone resorption biomarkers in healthy postmenopausal women：two double-blind，randomized，placebocontrolled phase I studies [J]. Clin Pharmacol Ther，2009，86 (2)：175-182.

[26] BONE H G，MCCLUNG M R，ROUX C，et al. Odanacatib，a cathepsin-K inhibitor for osteoporosis：a two-year study in postmenopausal women with low bone density [J]. J Bone Miner Res，2010，25 (5)：937-947.

[27] MIYAZONO K. Signal transduction by bone morphogenetic protein receptors：functional roles of Smad proteins [J]. Bone，1999，25 (1)：91-93.

[28] TROEN B R. Molecular mechanisms underlying osteoclast formation and activation [J]. Exp Gerontol，2003，38 (6)：605-614.

[29] CANALIS E. Update in new anabolic therapies for osteoporosis [J]. J Clin Endocrinol Metab，2010，95 (4)：1496-1504.

[30] DEVLIN R D，DU Z，PEREIRA R C，et al. Skeletal overexpression of Noggin results in osteopenia and reduced bone formation [J]. Endocrinology，2003，144：1972-1978.

[31] GAZZERRO E，SMERDEL-RAMOYA A，ZANOTTI S，et al. Conditional deletion of gremlin causes a transient increase in bone formation and bone mass [J]. J Biol Chem，2007，282：31549-31557.

[32] DALUISKI A，ENGSTRAND T，BAHAMONDE M E，et al. Bone morphogenetic protein-3 is a negative regulator of bone density [J]. Nat Genet，2001，27：84-88.

[33] PEARSALL R S，CANALIS E，CORNWALL-BRADY M，et al. A soluble

activin type IIA receptor induces bone formation and improves skeletal integrity [J]. Proc Natl Acad Sci USA, 2008, 105 (19): 7082-7087.

[34] FAJARDO R J, MANOHARAN R K, PEARSALL R S, et al. Treatment with a soluble receptor for activin improves bone mass and structure in the axial and appendicular skeleton of female cynomolgus macaque (Macaca fascicularis) [J]. Bone, 2010, 46 (1): 64-71.

[35] RUCKLE J, JACOBS M, KRAMER W, et al. Single-dose, randomized, double-blind, placebo-controlled study of ACE-011 (ActRIIA-IgG1) in postmenopausal women [J]. J Bone Miner Res, 2009, 24 (4): 744-752.

第二节
骨质疏松症的分类和相关危险因素

一、原发性骨质疏松症

原发性骨质疏松症又分为绝经后骨质疏松症（Ⅰ型）、老年骨质疏松症（Ⅱ型）和特发性骨质疏松症（包括青少年型）3类。

绝经后骨质疏松症一般发生在妇女绝经后5～10年内。女性绝经后，雌激素迅速下降，RANKL/RANK信号通路被上调，骨的吸收显著增强，骨重建平衡被打破，导致骨量急速丢失，引发骨质疏松[1]。

老年骨质疏松症一般指女性65岁后和男性70岁后发生的骨质疏松。人体衰老过程中，无论男性还是女性，性激素尤其是雌性激素的下降以及类固醇激素的相对升高，会严重破坏骨重建平衡，导致骨密度的降低；老年人维生素D的缺乏，加之肾功能减退活化维生素D生成减少，小肠吸收钙减少从而影响骨形成。总之，老年骨质疏松症病因复杂，多种因素导致它的发生。

特发性骨质疏松症病因不明确，多见于青年人，故又称青少年型骨质疏松症。该病骨代谢特点以低骨转换为主，高骨转换和尿钙过高较少见；往往骨吸收正常或轻微增加，由于成骨细胞功能障碍而骨形成减少。

二、继发性骨质疏松症

继发性骨质疏松症指由任何影响骨代谢的疾病和（或）药物导致的骨质疏松。目前发现，不少的慢性疾病能促使骨质疏松的发生，代谢性疾病如糖尿病、甲状旁腺功能亢进以及内分泌疾病例如库欣综合征等都能诱发骨质疏松症的发生。

（一）继发于慢性疾病的骨质疏松症

糖尿病性骨质疏松是在糖尿病基础上并发的骨质疏松。1型糖尿病已被广泛证实是继发性骨质疏松的重要因素，在2型糖尿病与骨质疏松之间生物学关系上，虽然更多研究报道2型糖尿病促使骨密度上升，却也增加了骨折风险；有个别报道指出，2型糖尿病患者较非糖尿病患者骨质疏松发病率明显升高[6]，椎体骨折发生率明显上升[7, 8]，而绝经后糖尿病患者各种类型骨折风险增加20%[9]。糖尿病与后期并发的骨质疏松之间的关系已被不少研究者探讨，但其仍存在一定争议，而且糖尿病性骨质疏松复杂的机制远未被充分探讨，有待进一步更广泛而深入的研究。

甲状旁腺功能亢进也可并发骨质疏松，主要与体内甲状旁腺激素（PTH）升高有关。PTH是体内调节钙磷平衡、维持钙平衡的主要激素之一。血中过高的PTH增加了骨的吸收，使血钙升高，促进骨质疏松的形成。

库欣综合征也是诱发骨质疏松的一种重要内分泌疾病，主要与皮质醇水平和引起本综合征的原发病因有关。除原发病表现外本病亦兼有骨质疏松的表现，如骨密度降低、骨痛等。罕见报道可见本病仅仅表现为全身的骨痛甚至骨折，容易造成误诊。由于本病可发生于年轻人，须应注意原发病的诊断以及与特发性骨质疏松症的鉴别诊断。

另外，风湿性疾病如类风湿性关节炎、系统性红斑狼疮、强直性脊柱炎，慢性胃肠病如原发性胆汁性肝硬化、克罗恩病、胃大部切除术，肾脏疾病如肾功能衰竭，呼吸疾病如慢性阻塞性肺疾病，血液疾病如白血病、多发性骨髓瘤，以及一些遗传疾病如马方综合征、高胱氨酸尿症、卟啉病等在慢性病程中都可能促使骨质疏松的发生。

（二）药物相关性骨质疏松症

由于长期、大量应用影响骨代谢的药物导致的骨质疏松，即药源性骨质疏松症。糖皮质激素的摄入是诱发药源性骨质疏松症最常见的因素，摄入糖皮质激素达6个月以上就足以引起骨质疏松的发生[4]，每天摄入2.5mg的泼尼松龙便足以增加骨质疏松骨折风险[5]。目前学术界针对糖皮质激素性骨质疏松的发病机制进行了不同层次水平的探讨，而概括起来主要与促进破骨、抑制成骨相关。

此外，近年来有越来越多的药物被发现可诱发骨质疏松，如抗反转录病毒药、抗惊厥药、免疫抑制剂、袢利尿药、肝素、口服抗凝药、噻唑烷二酮类药物、甲状腺素及质子泵抑制剂等[2, 3]。

三、骨质疏松症的危险因素及风险评估

（一）骨质疏松症的危险因素

骨质疏松症发病的危险因素包括人种、高龄、家族史、不良生活习惯、营养失衡、患影响骨代谢疾病及影响骨代谢药物的摄入等。总体可归类为固有因素和非固有因素（表1-1）。

表1-1　常见的骨质疏松症的危险因素

固有因素	a. 人种（白种人和黄种人） b. 高龄 c. 女性绝经 d. 母系家族史等
非固有因素	a. 低体重 b. 性腺功能低下 c. 烟、酒、咖啡摄入过多 d. 体力活动缺乏 e. 营养失衡：蛋白质摄入过多或不足、高钠饮食、钙和（或）维生素D缺乏（光照少或摄入少） f. 患影响骨代谢的疾病 g. 应用影响骨代谢药物等

（二）骨质疏松症的风险评估

许多因素能够诱发骨质疏松，而且每个人易感性不同，因此对个体进行骨质疏松风险评估有利于及早防治措施的干预。本文推荐两种临床常用而敏感性较高又操作方便的简易评估方法作为初筛工具：

1. 国际骨质疏松基金会（IOF）基于以下因素的问卷测试

轻微跌倒致骨折史及父母类似病史、糖皮质药物服用史、身高下降情况、饮酒及饮酒量、吸烟及每日吸烟量、慢性胃肠病史、女性提前绝经和男性阳痿或性欲低下等。

2. 亚洲人骨质疏松自我筛查工具（Osteoporosis Self-assessment Tool for Asians，OSTA）

OSTA基于亚洲8个国家和地区绝经后妇女的研究，筛选出11个与骨密度具有显著相关的风险因素，再经多变量回归模型分析，得出敏感性和特异性最佳的2项简易筛查指标——年龄和体重。具体评估方法见图1-3。

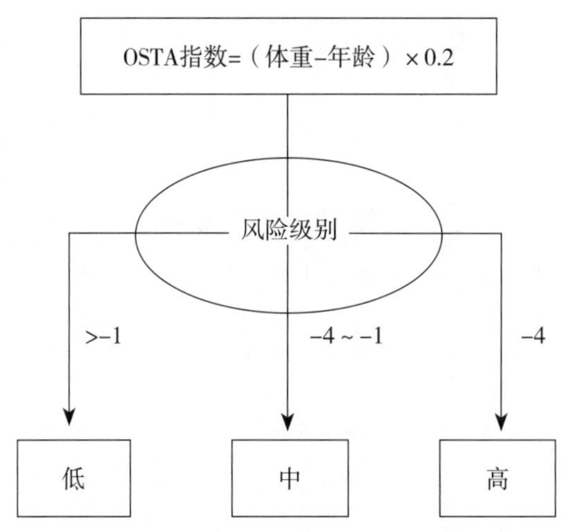

图1-3　OSTA骨折风险评估分级

也可以根据年龄和体重快速评估风险级别（图1-4）。

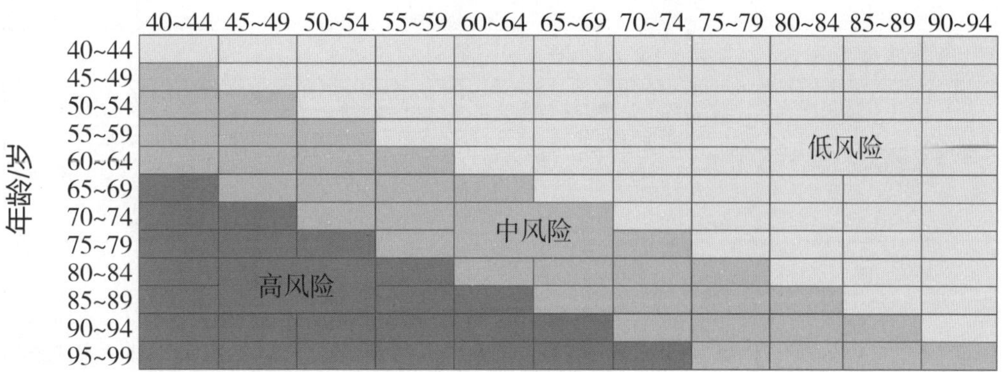

图1-4　基于年龄和体重的骨折风险简便分级

四、骨质疏松性骨折的风险预测

1. 骨折风险评估工具（fracture risk assessment tool，FRAX）

WHO推荐的骨折风险预测简易工具（FRAX○RR）可用于计算10年发生髋部骨折及任何重要的骨质疏松性骨折发生概率。FRAX○RR可以通过以下网址获得：http：//www.shef.ac.uk/FRAX/。

该工具具体使用用法为基于以下危险因子进行预测（表1-2）：

表1-2　FRAX测评骨折风险涉及的危险因子

危险因子	注释
年龄	测评模型范围为40～90岁年龄的群体。如果输入年龄<40岁，程序将按40岁计算概率。如果输入年龄>90岁，则按90岁来计算概率
性别	—
体重	以千克（kg）为单位
身高	以厘米（cm）为单位
既往骨折史	既往骨折，精确表示成年后的自然发生的骨折，或者因为外伤而引发的，在骨质健康的个体内不应发生的骨折
父母髋骨骨折	—

（续表）

危险因子	注释
目前抽烟行为	摄入量越大，危险性更高
肾上腺皮质激素服用	目前正口服肾上腺皮质激素，或曾经口服过肾上腺皮质激素超过3个月，并且每日波尼松龙剂量为5 mg或以上（或同等剂量其他肾上腺皮质激素）。摄入量越大，危险性越高
风湿性关节炎	被确诊有风湿性关节炎
继发性骨质疏松症	与骨质疏松紧密相关的疾病。这些疾病包括1型糖尿病（胰岛素依赖型）、成年成骨不全症、未治疗的长期甲状腺功能亢进、性腺功能减退或过早绝经（<45岁）、慢性营养不良或吸收不良以及慢性肝病
每日酒精摄入量达3个单位或以上	酒精单位量会因各国定量标准有所不同，8 ~ 10 g不等。相当于一杯标准啤酒（285 mL），一个量度烈酒（30 mL），一个中杯葡萄酒（120 mL），或者一个量度的开胃酒（60 mL）。摄入量越大，危险性越高
骨密度（BMD）	由DXA（双能X线吸收测定仪）仪器所提供的股骨颈的骨密度（单位：g/cm²）。所得T指数是基于20 ~ 29岁女性的NHANES（全国健康和营养检查调查）参考值。男性采取相同的绝对数值。虽然此模型的构建是基于股骨颈的BMD值，但总体髋骨密度亦可适用于女性患者来预测骨折概率

在没有骨密度测定条件时，FRAX○RR也提供了仅用体重指数（BMI）和临床危险因素进行评估的计算方法。

目前尚无我国的依据FRAX结果计算的治疗阈值。临床上可参考其他国家的资料，如美国指南指出，依据FRAX计算出髋部骨折概率≥3%或任何重要的骨质疏松性骨折发生概率≥20%时，视为骨质疏松性骨折高危患者，而欧洲一些国家则将髋部骨折概率≥5%作为治疗阈值。我们在应用中可以根据个人情况酌情决定。

2. 其他骨折风险评估工具

其他骨质疏松骨折风险评估工具有Garvan 量表（Garvan Fracture Risk Calculator，加文骨折风险计算表）、Qfracture运算法则等。

Garvan 量表可以用于评估患者5~10年内的骨折风险，主要基于近一年内的骨折史和跌倒史、年龄和骨密度等情况进行风险评估。在骨密度缺失的情况下，可使用体重代替进行评估。由于Garvan量表分析的是近一年的骨折次数（1，2，>2）和跌倒次数（1，2，>2），它可比FRAX预测更多类型的骨折。另外，FRAX只能预测10年的骨折风险，而Garvan量表可预测5年或10年内的骨折风险。但Garvan量表计入的危险因素比FRAX少得多，如果患者具有其他危险因素则骨折风险或可被低估[10]。另一局限是该量表只适用于60岁以上患者，并且只基于澳大利亚人群数据。

以人口基础为背景的骨折风险评估工具被验证研究多于1次的，除了FRAX、Garvan量表外，还有Qfracture运算法则。虽然Qfracture只在英国应用于3项研究，但准确度却较前二者高。其他评估工具还有FRAMO、FRC、FRISC、FRISK及Updated QFracture（2012），除了基于多人口/人种的验证研究较少外，还存在方法学上缺陷和偏倚的风险，故仍需高质量的研究来校正预测工具[11]。

五、跌倒及其危险因素

骨折是骨质疏松的重要并发症，严重影响患者生活质量甚至增加死亡风险。而跌倒是骨质疏松骨折常见的直接原因，增加跌倒可能性的因素主要包括环境因素和自身健康状况（图1–4）。

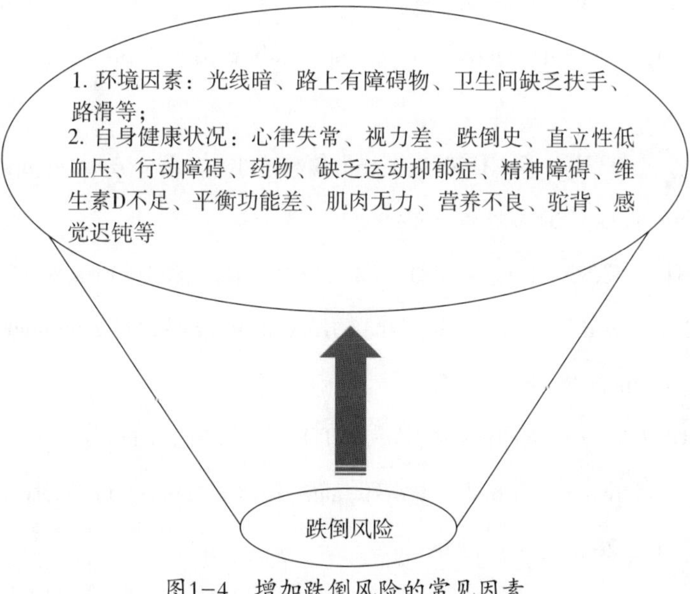

图1–4　增加跌倒风险的常见因素

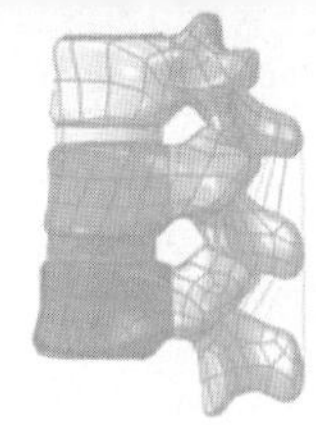

参考文献

[1] RACHNER T D，KHOSLA S，HOFBAUER L C. Osteoporosis：now and the future [J]. The Lancet，2011，377：1276.

[2] MAZZIOTTI G，CANALIS E，GIUSTINA A. Drug-induced osteoporosis：mechanisms and clinical implications [J]. Am J Med，2010，123：877.

[3] 张丽丽，傅晓敏，刘敏燕，等. 药源性骨质疏松症综述 [J]. 中国药物应用与监测，2015：383.

[4] ADINOFF A D，HOLLISTER J R. Steroid-induced fractures and bone loss in patients with asthma [J]. N Engl J Med，1983，309：265.

[5] RIZZOLI R，BIVER E. Glucocorticoid-induced osteoporosis：who to treat with what agent? [J]. Nat Rev Rheumatol，2015，11：98.

[6] 李桂英，吕波，邸彬，等. 2型糖尿病骨质疏松的发病率及其相关因素分析 [J]. 中国骨质疏松杂志，2009：568.

[7] SCHWARTZ A V，HILLIER T A，SELLMEYER D E，et al. Older women with diabetes have a higher risk of falls：a prospective study [J]. Diabetes Care，2002，25：1749.

[8] WANG J，YOU W，JING Z，et al. Increased risk of vertebral fracture in patients with diabetes：a meta-analysis of cohort studies [J]. Int Orthop，2016，40：1299.

[9] HULL B，SMITH N R. Diabetes and Bone [J]. The American Journal of the Medical Sciences，2016，351：356.

[10] SANDHU S K，NGUYEN N D，CENTER J R，et al. Prognosis of fracture：evaluation of predictive accuracy of the FRAX algorithm and Garvan nomogram [J]. Osteoporos Int，2010，21：863.

[11] MARQUES A，FERREIRA R J，SANTOS E，et al. The accuracy of osteoporotic fracture risk prediction tools：a systematic review and meta-analysis [J]. Ann Rheum Dis，2015，74：1958.

第三节
骨质疏松症的临床检查和诊断标准

临床上诊断骨质疏松症的完整内容应包括两方面：确定骨质疏松和排除其他影响骨代谢的疾病。

（一）骨质疏松症的诊断

临床上用于诊断骨质疏松症的通用指标是：发生了脆性骨折和（或）骨密度低下。目前尚缺乏直接测定骨强度的临床手段，因此，骨密度或骨矿含量测定是骨质疏松症临床诊断以及评估疾病程度的客观的量化指标。

1. 脆性骨折

指非外伤或轻微外伤发生的骨折，这是骨强度下降的明确体现，故也是骨质疏松症的最终结果及并发症。发生了脆性骨折临床上即可诊断骨质疏松症。

2. 诊断标准（基于骨密度测定）

骨质疏松性骨折的发生与骨强度下降有关，而骨强度是由骨密度和骨质量所决定。骨密度约反映骨强度的70%，若骨密度低同时伴有其他危险因素会增加骨折的危险性。因目前尚缺乏较为理想的骨强度直接测量或评估方法，临床上采用骨密度（BMD）测量作为诊断骨质疏松、预测骨质疏松性骨折风险、监测自然病程以及评价药物干预疗效的最佳定量指标。骨密度是指单位体积（体积密度）或者是单位面积（面积密度）的骨量，二者能够通过无创技术对活体进行测量。骨密度及骨测量的方法也较多，不同方法在骨质疏松症的诊断、疗效的监测以及骨折危险性的评估中的作用也有所不同。临床应用的有双能X线吸收测定法（DXA）、外周双能X线吸收测定法（pDXA）及定量计算机断层照相术（QCT）。其中DXA测量值是目前国际

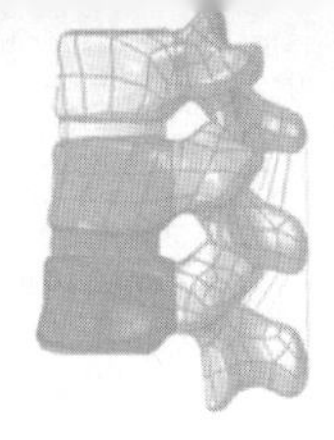

学术界公认的骨质疏松症诊断的金标准。

（1）基于骨密度测定的诊断标准，建议参照世界卫生组织（WHO）推荐的诊断标准。基于DXA测定：

骨密度值低于同性别、同种族正常成人的骨峰值不足1个标准差属正常；降低1～2.5个标准差为骨量低下（骨量减少）；降低≥2.5个标准差为骨质疏松；骨密度降低程度符合骨质疏松诊断标准同时伴有一处或多处骨折时为严重骨质疏松。骨密度通常用T-Score（T值）表示，T值=（测定值-骨峰值）/正常成人骨密度标准差（表1-3）。

表1-3　骨密度T值表示

诊断	T值
正常	T≥-1.0
骨量低下	-2.5<T<-1.0
骨质疏松	T≤-2.5

T值用于表示绝经后妇女和50岁以上男性的骨密度水平。对于儿童、绝经前妇女以及50岁以下的男性，其骨密度水平建议用Z值表示，Z值=（测定值-同龄人骨密度均值）/同龄人骨密度标准差。

（2）测定骨密度的临床指征，符合以下任何一条建议行骨密度测定：

①65岁以上女性和70岁以上男性，无论是否有其他骨质疏松症危险因素。

②65岁以下女性和70岁以下男性，有一个或多个骨质疏松症危险因素。

③有脆性骨折史和（或）脆性骨折家族史的男、女成年人。

④各种原因引起的性激素水平低下的男、女成年人。

⑤X线摄片已有骨质疏松改变者。

⑥接受骨质疏松症治疗、进行疗效监测者。

⑦有影响骨代谢疾病或使用影响骨代谢药物史。

⑧IOF骨质疏松症一分钟测试题回答结果阳性。

⑨OSTA≤-1。

（二）骨质疏松症的鉴别诊断及实验室检查

1. 骨质疏松症的鉴别诊断

骨质疏松可由多种病因所致。在诊断原发性骨质疏松症之前，一定要重视排除其他影响骨代谢的疾病，以免发生漏诊或误诊。需要鉴别的疾病如：影响骨代谢的内分泌疾病（性腺、肾上腺、甲状旁腺及甲状腺疾病等），类风湿性关节炎等免疫性疾病，影响钙和维生素D吸收和调节的消化道和肾脏疾病，多发性骨髓瘤等恶性疾病，长期服用糖皮质激素或其他影响骨代谢药物，以及各种先天性和获得性骨代谢异常疾病等。

2. 基本检查项目

为帮助进行鉴别诊断，对已诊断和临床怀疑骨质疏松症的患者至少应做以下几项基本检查：

（1）骨骼X线片：关注骨骼任何影像学的改变与疾病的关系。

（2）实验室检查：血、尿常规，肝、肾功能，血钙、磷、碱性磷酸酶、血清蛋白电泳等。

原发性骨质疏松症患者通常血钙、磷和碱性磷酸酶值均在正常范围，当有骨折时血碱性磷酸酶值水平有轻度升高。如以上检查发现异常，需要进一步检查或转至相关专科做进一步鉴别诊断。

3. 酌情检查项目

为进一步鉴别诊断的需要，可酌情选择性地进行以下检查，如血沉、性腺激素、25（OH）D、1，25（OH）$_2$D、甲状旁腺激素、尿钙和磷、甲状腺功能、皮质醇、血气分析、血尿轻链、肿瘤标志物、放射性核素骨扫描、骨髓穿刺或骨活检等检查。

4. 骨转换生化标志物

骨转换生化标志物（biochemicai markers of-bone turnover），就是骨组织本身的代谢（分解与合成）产物，简称骨标志物（bone markers）。骨转换生化标志物分为骨形成标志物和骨吸收标志物（表1-4），前者代表成骨细胞活动及骨形成时的代谢产物，后者代表破骨细胞活动及骨吸收时的代谢产物，特别是骨基质降解产物。在正常人不同年龄段，以及患有各种代谢性骨病时，骨转换生化标志物在血液循环或尿液中的水平会发生不同程度的变化，代表了全身骨骼的动态状况。这些指标的

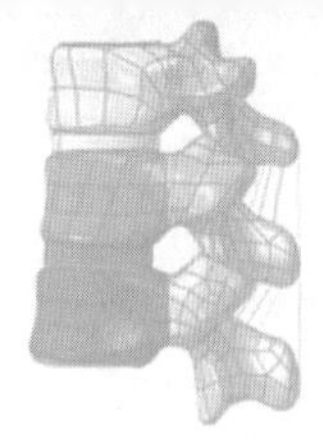

测定有助于判断骨转换类型、骨丢失速率、骨折风险评估、了解病情进展、干预措施的选择及疗效监测等。有条件的单位可选择性做骨转换生化标志物以指导临床决策。

表1-4 骨形成标志物和骨吸收标志物

骨形成标志物	骨吸收标志物
血清碱性磷酸酶（ALP）	空腹2 h的尿钙/肌酐比值
骨钙素（OC）	血清抗酒石酸酸性磷酸酶（TRACP）
骨碱性磷酸酶（BALP）	血清1型胶原交联C-末端肽（S-CTX）
1型原胶原C-端前肽（PICP）	尿吡啶啉（Pyr）
1型原胶原N-端前肽（PINP）	尿脱氧吡啶啉（D-Pyr）
	尿1型胶原交联C-末端肽（U-CTX）
	尿1型胶原交联N-末端肽（U-NTX）

在以上诸多指标中，国际骨质疏松基金会（IOF）推荐1型原胶原N-端前肽（PINP）和血清1型胶原交联C-末端肽（S-CTX）是敏感性相对较好的两个骨转换生化标志物。

（三）骨质疏松症诊断流程

骨质疏松症诊断流程详见图1-5。

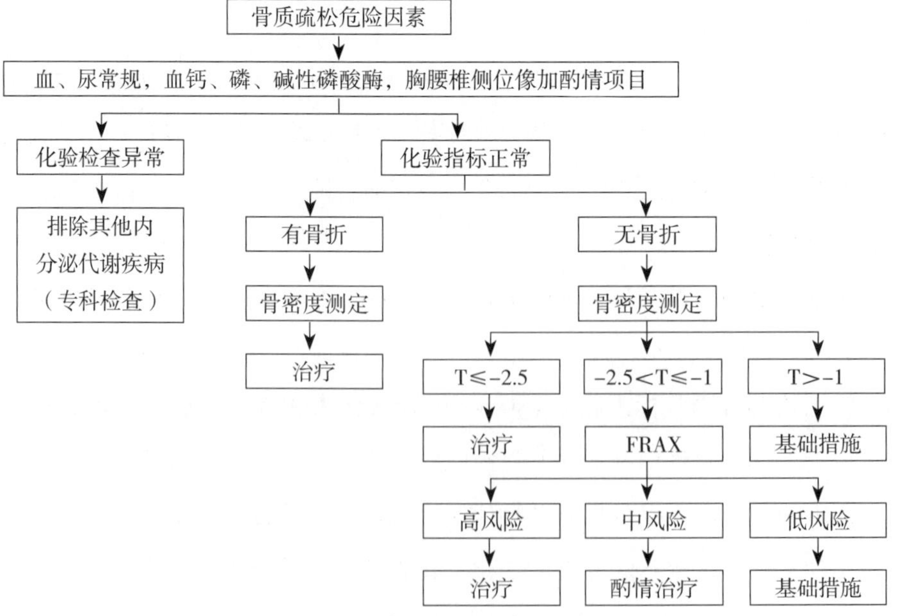

图1-5 骨质疏松症诊断流程

第四节
原发性骨质疏松症的防治建议

一、基础防护措施

（1）评估患骨质疏松症及相关骨折的风险。

（2）摄入足够的钙（50～70岁男性：1 000 mg/d；50岁以上女性及70岁以上男性：1 200 mg/d），如果饮食中钙摄入不足则使用钙补充剂。

（3）摄入足够的维生素D：对于≥50岁人群，美国骨质疏松基金会（NOF）推荐的维生素D摄入量为800～1 000 IU/d，同时也建议在高危患者中监测血清25（OH）D水平。NOF建议维持25（OH）D水平约75 nmol/L（30 ng/mL）。

（4）推荐规律的负重及肌肉强化运动以改善身体的灵活性、力量、姿势及平衡，还可维持和改善骨强度，并能降低跌倒、骨折风险。

（5）评估跌倒风险以及提供合理的防跌倒措施（如居住环境的安全性评估、平衡训练、纠正维生素D摄入不足、避免使用中枢神经系统抑制剂、谨慎使用降压药物以及必要时矫正视力）。

（6）避免吸烟和过量饮酒。

（7）每年测量身高。

二、诊断

详细的病史采集以及体格检查，结合骨密度评估及椎体影像学检查等来诊断骨质疏松症，其中实验室检查更可用于排除导致继发性骨质疏松症的因素。

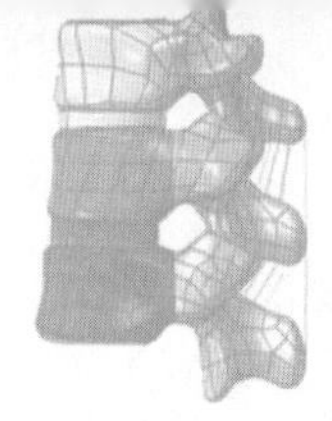

（一）临床表现

1. 疼痛

以腰背痛多见，一般骨量丢失12%以上时即可出现疼痛。

2. 身长缩短、驼背

多在疼痛后出现，身长平均缩短3~6 cm。

3. 脆性骨折

也称骨质疏松性骨折，特点为无明显外力或轻微外力引起骨折，如平地跌倒、弯腰持物、咳嗽等即可发生骨折；骨折好发部位为胸椎、腰椎椎体，桡骨远端，股骨近端及肱骨近端。一般骨量丢失20%以上时即易发生骨折。

4. 呼吸功能下降

因脊柱、胸廓畸形，肺活量减小。

（二）影像学检查

1. X线检查

X线片骨质疏松诊断方法是骨矿含量的定性估计方法，敏感性低、精确度差（误差达10%以上），只有在骨密度改变30%以上才能察觉。目前很少应用于骨质疏松症的诊断。

2. 骨密度（BMD）检查

骨密度测量技术主要是利用X线通过不同介质衰减的原理，对人体骨矿含量、骨密度进行无创性测量的方法。目前常用的骨密度测量技术主要包括双能X线骨密度测量（DXA）、四肢DXA（pDXA）和定量CT（QCT）等，DXA在临床上应用最为广泛。

WHO标准差诊断法（2004年）

正常	BMD ≥–1. 0 SD
骨量低下	–2. 5 SD<BMD <–1. 0 SD
骨质疏松症	BMD ≤–2. 5 SD
严重骨质疏松症	BMD ≤–2. 5 SD 并发生一处或多处骨折

BMD结果为诊断OP的关键。BMD与骨强度相关，并且可以预测骨折风险。NOF

推荐以下人群应测定BMD：①年龄≥65岁女性和≥70岁男性；②有骨折危险因素的绝经后妇女及50～69岁男性；③50岁后发生过骨折的成人；④患有能使骨量丢失的疾病或使用能使骨量丢失的药物的成人。

（三）实验室检查

1. 血尿中矿物质成分测定

血清血检查主要测定血清总钙、离子钙、无机磷和镁等；尿液检查主要测定尿钙、磷、镁等。

钙、磷、镁平衡是研究矿物质代谢和骨代谢的重要方法，就是同时测定摄入（包括食物和水）、尿排出和粪排出的3种矿物质，总入量（摄入）和总出量（尿和粪中含量）之差即为净平衡值。净平衡值为正数，表明总入量多于总出量，矿物质不断沉积在骨；净平衡值为负数，表明总入量小于总出量，矿物质不断从骨中释出。

2. 与钙调节有关的激素测定

与骨质疏松症有关联的激素很多，如雌激素（estrogen）、甲状旁腺激素（PTH）、降钙素（CT）、活性维生素D［1，25（OH）$_2$D$_3$］、甲状腺素、雄激素、皮质内固醇激素、生长激素等，其中以前4种激素最为重要。

雌激素和降钙素的主要作用是抑制骨吸收；甲状旁腺激素的主要作用是增强骨吸收；活性维生素D的主要作用是促进肠钙吸收，抑制尿钙排出，使血钙增加，加速骨形成。

雌激素和降钙素分泌不足，或甲状旁腺激素分泌亢进，或活性维生素D分泌低下时，骨吸收明显增强，骨吸收高于骨形成，导致骨质疏松的发生。

3. 与骨形成有关的指标

（1）骨钙素（Osteocalcin，BGP）：又称骨钙蛋白，由成骨细胞分泌的一种特异性非胶原蛋白。血清中BGP水平变化直接反映成骨细胞活性，是成骨细胞功能和骨质矿化的特殊标志物。BGP测定参考值是4~10 μg/L（RIA法）。

（2）骨碱性磷酸酶（BALP）：血清BALP用于检测成骨细胞功能状态。目前常采用单克隆抗体识别BALP，健康成人BALP测定参考值是7.5~16.1 μg/L。

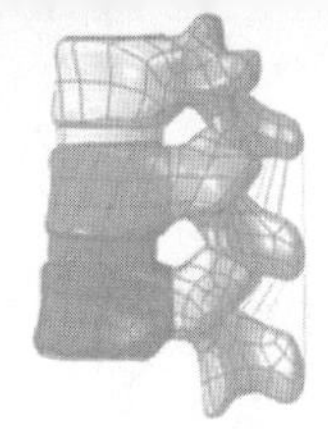

（3）Ⅰ型前胶原羧基端前肽（Carboxyterminal Propeptide of Procollagen，PICP）：Ⅰ型胶原是骨组织中唯一的胶原，血清中PICP的水平是反映成骨细胞活动和骨形成以及Ⅰ型胶原合成速率的特异性指标。

4. 与骨吸收有关的指标

（1）血浆抗酒石酸盐酸性磷酸盐（TRAP）：TRAP主要由破骨细胞释放，血浆中的TRAP水平反映破骨细胞活性和骨吸收状态。

（2）Ⅰ型胶原交联羧基末端肽（ICTP）：ICTP是破骨细胞性胶原降解的产物，是反映破骨细胞的功能的灵敏指标，而PICP则是成骨细胞活性的灵敏性和特异性指标，两者联合检测可直接反映骨胶原降解和合成状态，用于评价骨转换速率。

（3）甲状旁腺激素（PTH）：参见与钙调节有关的激素测定。

三、治疗

在启动药物治疗前需要排除继发性骨质疏松症的可能性，并完成骨折风险评估、病史采集及体格检查、BMD及椎体影像学检查、BTMs测定等。此外，基础治疗措施应贯彻始终。

（一）骨矿化促进剂

1. 钙剂

主要有：①无机钙：如钙尔奇，主要成分是碳酸钙。②有机钙：葡萄糖酸钙、磷酸钙、乳酸钙等。

2. 维生素D

维生素D是保证钙、磷有效吸收的基础，是防治OP的一线药物。

（二）骨吸收抑制剂

1. 雌激素类药物

雌激素与子宫内膜癌、乳腺癌及心血管风险的相关性使得其应用存在争议。2014年的NOF指南推荐在绝经早期使用，此时收益大于风险，应用最低有效剂量并坚持定期随访（尤其是子宫和乳腺情况），做到个体化治疗。目前FDA批准的适应证为预防骨质疏松症及缓解围绝经期症状。此外，2014年的NOF指南不推荐仅为预防骨质疏松症而应用雌激素类药物。

2. 双膦酸盐类药物

如阿伦膦酸钠、依班膦酸钠、利塞膦酸钠及唑来膦酸等，是骨骼中与羟基磷灰石相结合的焦磷酸盐的人工合成类似物，能够抑制破骨细胞的募集、激活与活化，从而抑制骨吸收。不良反应包括胃肠道反应（口服途径）、影响肾功能、颌骨坏死及不典型骨折、静脉类药物给药后一过性的类流感样症状。颌骨坏死及不典型骨折罕见，用药5年以上的患者风险增加。

3. 降钙素

降钙素是一种重要的钙调节激素，能抑制破骨细胞活性从而降低骨吸收。目前常用的降钙素有鲑鱼降钙素、鳗鱼降钙素等。

4. 雌激素受体调节剂

如雷洛昔芬。

（三）骨形成促进剂

1. 氟化物

2. 甲状旁腺激素　如特立帕肽

（四）既可抑制骨吸收，又能促进骨形成的药物

锶盐　如雷尼酸锶

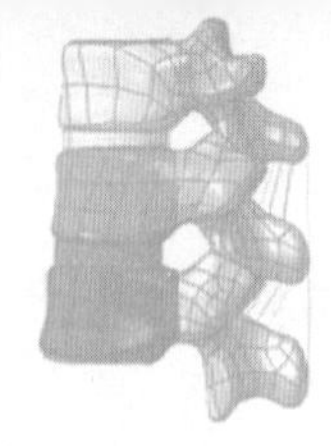

第五节 继发性骨质疏松症的防治建议

一、药物相关性骨质疏松

1. 概念

继发于长期应用糖皮质激素、肝素、抗癫痫药物等导致的骨量减少，骨的微细结构退化为特征，骨强度降低，脆性增加及骨折危险性增加的骨骼疾病。

2. 诊断

（1）长期应用可导致骨质疏松的药物。

（2）排除雌激素和年龄等因素导致的低骨量的骨质疏松症。

3. 防治建议

无论使用药物量的多少，应给予生活方式的干预，包括足量钙、活性维生素D、低盐和适龄蛋白质的均衡饮食，戒烟、避免过量饮酒、限制咖啡因的摄入、适当接受阳光照射、适量运动和防止跌倒，防止肌肉萎缩。

二、糖尿病性骨质疏松症

1. 概念

是一种全身性代谢性骨病，主要是指患有糖尿病引起骨显微结构受损和骨量消减症状，增加了患者的骨脆弱性，容易引发骨折疾病。

2. 诊断

糖尿病的诊断合并骨质疏松症诊断，其中糖尿病诊断采用 2014年美国糖尿病学会（ADA）制定的糖尿病诊断标准：空腹血糖（FPG）≥126 mg·dL^{-1}（7.0 mmol·L^{-1}）；或口服葡萄糖耐量试验（OGTT），相当于包含了75 g无水葡萄糖的糖负荷后2 h血糖（2 h PG）≥ 200 mg·dL^{-1}（11.1 mmol·L^{-1}）；具有高血糖典型症状或存在高血糖危象者，随机血糖≥200 mg·dL^{-1}（11.1 mmol·L^{-1}）。

骨质疏松症诊断：主要采用世界卫生组织（WHO）制定的骨质疏松症诊断标准，对于绝经后妇女以及≥50岁的中老年男性，发生了脆性骨折和（或）BMD的T值≤-2.5；当T值≤-2.5合并脆性骨折时可以诊断为严重骨质疏松症。而对于未绝经妇女以及<50岁男性，以上标准并不适用，国际临床骨测量学会（International Society for Clinical Densitometry，ISCD）推荐使用Z值，Z值≤-2.0则被认为是“骨量低于该年龄预期范围”状态。

3. 防治建议

糖尿病性骨质疏松症的防治目标主要包括骨质疏松症的预防、治疗和糖尿病的全面达标。对于具有骨质疏松危险因素者，应防止或延缓其发展为骨质疏松症并避免发生第一次骨折，对于确诊为骨质疏松症患者，则需避免骨折或再发骨折，可从饮食、运动等方面调整生活方式，适当补充钙剂及维生素D，在短期内缓解疼痛，提高生活质量，长期提高骨量，降低骨折或再发骨折风险。

三、甲状旁腺功能亢进症相关的骨质疏松症

1. 概念

甲状旁腺功能亢进症是各种因素导致甲状旁腺激素分泌过多引起的钙、磷和骨代谢紊乱的一种全身性疾病，表现为以骨吸收增加为特征的骨骼病变、肾脏钙化或泌尿系结石、高钙血症和低磷血症等。继发于甲状旁腺功能亢进的骨质疏松症称为甲状旁腺性骨质疏松症。

2. 诊断

（1）甲状旁腺功能亢进。

（2）骨质疏松症。

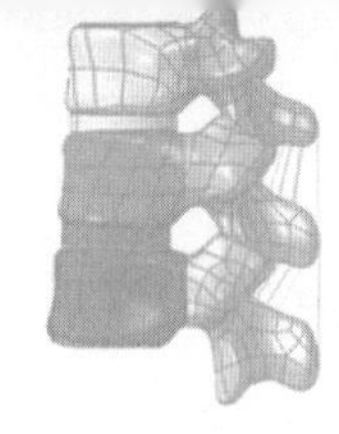

3. 防治建议

对于甲状旁腺功能亢进性骨质疏松症患者，可采用手术治疗，切除病变的甲状旁腺，对于不能耐受手术或不愿手术治疗患者，可采用药物治疗，如补充活性维生素D及钙剂，应用双膦酸盐抑制破骨细胞活性，使用雌激素及选择性雌激素受体调节剂拮抗PTH介导的骨吸收，加强功能锻炼。

四、肾性骨病相关的骨质疏松症

1. 概念

肾性骨病相关的骨质疏松症是慢性肾功能不全（CKD）的中后期，由于机体对血清中钙、磷及活性维生素D的合成、分泌和代谢障碍，导致继发性甲状旁腺功能亢进，酸碱平衡紊乱等进一步发展而引起骨病。其临床表现主要为骨质疏松，常伴随骨痛、行走不利、骨折等多种症状。

2. 诊断

慢性肾功能不全同时合并骨质疏松症。

3. 防治建议

（1）均衡膳食。

（2）合理运动。

（3）加强自身及环境的保护措施。

（4）药物治疗：根据患者CKD分期，结合患者骨密度情况、骨折风险、是否接受透析等因素，应用双膦酸盐、活性维生素 D及其类似物和钙剂治疗。

五、结缔组织性骨质疏松症

1. 概念

继发于结缔组织疾病本身的炎症反应、活动障碍、内分泌紊乱及治疗中应用的糖皮质激素、免疫抑制剂等影响患者的骨代谢因素导致的骨显微结构受损和骨量消减症状，增加了患者的骨脆弱性，容易引发骨折疾病。

2. 诊断

（1）结缔组织疾病。

（2）骨质疏松症。

3. 防治建议

防治的第一项措施是控制原发病的炎症活动，其次是补充钙剂和维生素D剂，减少骨量的进一步丢失，促进成骨细胞骨形成，并进行适度的功能锻炼，应用糖皮质激素治疗的患者应尽可能地应用最低有效剂量。

对于继发性骨质疏松症的治疗，重点是控制原发病，同时对症治疗骨质疏松，如补充钙剂、活性维生素D，抑制破骨细胞活性及骨代谢，加强运动等。

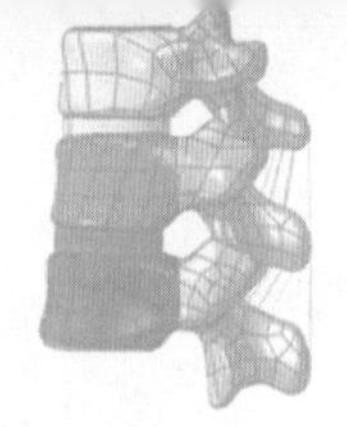

第六节 中医学对骨质疏松症的认识

一、对病名及证候的认识

骨质疏松症临床以腰背酸痛、乏力或全身骨痛等为主要症状。尽管中医古籍中没有“骨质疏松”病名的记载，但对“骨痿”“骨痹”“骨枯”“骨蚀”“骨极”“虚劳”等疾病临床症状的描述与骨质疏松症颇为相似。定位与定性较符合的当属“骨痿”，因此，现代中医学家多将骨质疏松症归于“骨痿”范畴。

（一）骨痿

骨痿的命名首见于《黄帝内经》。《素问·痿论篇》云：“肾者，水脏也，今水不胜火，则骨枯而髓虚，故足不任身，发为骨痿。”指出肾虚是导致骨痿的重要原因。《素问·痿论篇》云：“肾主身之骨髓……肾气热，则腰脊不举，骨枯而髓减，发为骨痿。”亦指出肾虚可以导致骨痿。《金匮要略·中风历节病脉证并治第五篇》云：“味酸则伤筋，筋伤则缓，名曰泄；咸则伤骨，骨伤则痿。”指出饮食不节是导致骨痿的另外一个重要原因。明朝张景岳云“肾痿者，骨痿也”，则进一步指出了骨痿与肾的关系。

（二）骨痹

《素问·长刺节论》曰：“病在骨，骨重不举，骨髓酸痛，寒气至，名曰骨痹。”指出骨痹是由于骨病感受寒邪所致。临床可见骨重不举，骨髓酸痛。

（三）骨枯

《灵枢·经脉篇》云："足少阴气绝则骨枯。"指出骨枯的病因是足少阴气绝，但经文未阐述骨枯的临床症状。

（四）骨蚀

《脾胃论·脾胃胜衰论》曰："大抵脾胃虚弱，阳气不能生长，是春夏之令不行，五脏之气不生。脾病则下流乘肾，土克水，则骨乏无力，是为骨蚀，令人骨髓空虚，足不能履地。"指出脾胃虚弱，后天之本亏虚，不能涵养五脏之气；或由于脾病，脾气太过，脾土克肾水，导致骨乏无力，足不能履地。

（五）骨极

《千金要方·骨极》云："骨极者，主肾也，肾应骨，骨与肾合……若肾病则骨极，牙齿苦痛，手足疼，不能久立，屈伸不利……以冬壬癸日中邪伤风为肾风，风历骨，故曰骨极。"指出骨极的临床表现为牙齿疼痛，手足疼痛，不能久立，屈伸不利。并指出病因为冬季感受风邪引起。冬季为肾所主，故又称为肾风。肾主骨，风邪侵犯于骨，因此引起骨极发生。

（六）虚劳

五脏虚衰可以引起骨质疏松，当属虚劳范畴。若素体脾虚或过食生冷损伤脾阳，或因脾肾久病耗气伤阳，或多泻久痢，或肾阳虚衰不能温养脾阳，或脾阳久虚不能充养肾阳，终至脾肾阳气俱伤，饮食减少，肾阳不化肾精。或久咳伤肺，阴虚内热耗伤骨阴至肾精不足。或久病失调，房室不节，情志内伤等因素，导致肝肾精血不足，郁热伤津伤阴。或肾脏本虚，禀赋不足。或年高肾衰，或久病伤肾，致阳损及阴，阳不化阴，气不化精，以致肾精亏竭，髓无以生，骨无以主，髓空无充，发为骨质疏松。

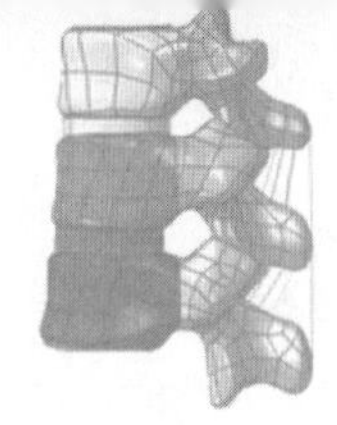

二、中医学对骨质疏松症病因病机的认识

（一）肝肾不足

肾为先天之本，内育元阴元阳，肾藏精，主骨生髓。肾虚是骨质疏松症发生的基本原因。肝为将军之官，“罢极之本”，主疏泄和藏血，在体合筋，有收藏血液和调节血量的功能。肝脏的疏泄功能正常，血和津液才能够正常运行和输布代谢，脾胃方得以正常运化和腐熟水谷精微。若是肝气郁结，肝失疏泄，就会严重影响血和津液的生成及运行，进一步影响筋骨的营养，导致筋骨失养。另外，肝肾之间关系密切，素有“肝肾同源”之说。肝藏血，肾藏精，精血可以相互滋生和相互转化，肾中精气充盈，有赖血液的滋养。若是肝血不足，可导致肾精亏损，肝阴不足，最后导致肝肾两虚。

《医经精义》云：“肾藏精，精生髓，髓养骨，故骨者，肾之合也。髓者，精之所生也，精足则髓足，髓在骨内，髓足则骨强。”正充分说明了肾、骨与髓之间密切的生理关系。骨骼的生长和发育、强劲和衰弱与肾精盛衰关系密切。肾精充足则骨髓生化有源，骨骼得以滋养而强健有力；肾精亏虚则骨髓生化乏源，骨骼失养而痿弱无力。

《景岳全书·非风》曰：“筋有缓急之疾，骨有痿弱之病，总由精血败伤而然。”可见，筋骨之痿，必责之于肝肾。肝肾为精血之源，肝肾亏虚则精血乏源，终发为骨痿。

安胜军等[1]认为，肾虚是骨质疏松症的关键病机。对于女性而言，肾中精气是卵巢功能盛衰主要的物质基础，肾的精气充盈，则卵巢功能旺盛，骨骼强健；反之，则卵巢功能衰竭，导致骨质疏松的发生。周修通[2]认为，骨质疏松症的病机为肾气虚衰，肾精不足。

（二）脾肾两虚

肾为先天之本，脾为后天之本。《医宗必读·虚劳》云：“脾肾者，水为万物之元，土为万物之母，二脏安和，一身皆治。”《景岳全书·求本论》云：“脾为五脏之根本，肾为五脏之化源。”《临证指南医案·痿》曰：“痿证之旨，不外乎肝肾肺胃四经之病。”《素问·太阴阳明论》曰：“今脾病不能为胃行其津液，四肢不得享水谷气，气日以衰、脉道不利、筋骨肌肉，皆无气以生故不用焉。”《灵枢·本神》曰：“脾气虚，则四肢不用。”可见，脾胃与肾关系密切，肾精需依赖脾精的滋养才源源不断地得以补充，脾主四肢养百骸，先天之精有赖后天水谷精微的充养。脾气健，肾之精气得以充盈，则发挥生髓壮骨之功，方使骨有所养、髓有所充，骨豁壮实。脾胃虚弱，则气血生化之源不足，无以资助先天之精，致使骨髓化源更加匮乏，故见精血不足，髓少骨松，无以荣养筋脉而肢体疼痛、痿废，终致骨质疏松症。谢林等[3]认为骨质疏松症的发生不仅与肾虚有关，也与脾虚关系密切，因此肾虚脾亏是原发性骨质疏松症发病的基本病因。王玲玲等[4]分析绝经后骨质丢失的病因病机，认为骨质疏松症基本病机为肾虚精亏，病变在骨，病位在肾，与脾的关系密切，病性为本虚标实，以肾脾两虚、骨枯髓弱为本，气血不行、瘦阻经络为标。人到了老年，形体虚衰，肾中精气亏虚，冲任不足，骨髓乏源，“肾为作强之本”，则骨失所养而无力作强。正如《素问·痿论》所言，“骨枯髓减，发为骨痿”。又《素问·生气通天论》“肾气乃伤，高骨乃坏”。阐明了骨痿之本在于肾，从根本上认识到肾虚是骨质疏松症发病的原因。

（三）脾胃气虚

刘秋生[5]认为，原发性骨质疏松症的病机以虚为本，以瘀为标，虚为肾、脾胃等脏腑之虚，瘀乃气血紊乱，脉络瘀滞。卢心宇[6]指出，骨质疏松症的病因病机是脾胃虚弱。脾胃虚弱无以运化水谷，导致气血生化不足，无以滋养肾中精血，而致髓少骨松，进而发生骨质疏松。《景岳全书》曰：“痿由内脏不足所致，但不任用，亦无痛楚，此血气之虚也。血虚，致血不化精，致骨骼精亏，无以灌注，血虚不能濡养，气虚不能充达，无以生髓养骨而致骨质疏松症发生。”

（四）血瘀

肝肾精血空虚日久，或因阴虚内热，或肝失疏泄，气机不畅，则脉道闭阻，气血塞滞，骨失所养，发为骨痿。血瘀是在脾虚和肾虚的基础上产生的病理产物，同时又可成为其加重因素，是老年性骨质疏松的重要环节，与老年性骨质疏松的发生

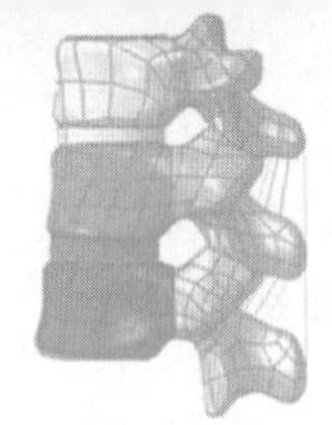

发展密切相关[7]。老年性骨质疏松症患者“血瘀”的产生主要是因虚所致，尤其与年老肾衰关系密切。老年患者由于肾精不足，元气渐衰，血运缓慢，脉络瘀滞而成瘀；或年老肾阳不振，寒凝血瘀；或肾阴不足，虚热煎灼，血稠成瘀。正如《灵枢·天年》所载：“血气虚，脉不通，真邪相攻，乱而相引，故中寿而尽也。”人体的气和血周流于全身，是脏腑经络等一切组织器官进行生理活动的物质基础。若是气滞血瘀，瘀血阻络，则必然会导致疾病的发生。《灵枢·营卫生会篇》曰：“老者之气血衰，其肌肉枯，气道涩。”这里的“脉不通”“气道涩”均指血脉不通，血液运行不畅，从而骨失所养，则骨质稀疏脆弱而见酸软疼痛诸症。《素问·调经论》所言：“经脉者，所以行血脉而营阴阳，孺筋骨，利关节是也。血和，则经脉流行，营复阴阳，筋骨强劲，关节清利也。”人体的骨骼生长和发育，必定离不开气血的滋润与濡养。气虚则无以推动血行，日久渐致血瘀；肾阳、肾阴的偏衰，脾虚则气血生化乏源，气虚则统摄无力，均可导致血瘀。血瘀作为致病因素，又会加重脾肾虚衰，使精微不布，而致“骨不坚”。骨质疏松症主要的症状是腰背疼痛持久，痛处固定不移，符合血瘀疼痛之特点。张荣华等[8]亦认为原发性骨质疏松症与肾虚、脾虚及血瘀关系密切。

（五）其他

骨质疏松症是一个复杂性疾病，是许多因素综合作用的结果。郭芳[9]认为，肾亏兼气虚血瘀，而造成骨枯髓减，最容易导致本病的发生。刘峰等[10]认为，肾精亏虚，而导致骨髓和气血生化乏源，失去濡养而脆弱无力是本病的重要发病机理之一。张华等[11]认为肾虚、脾虚、肝郁、血瘀相互影响，而促使骨质疏松症的发生。罗毅文等[12]认为骨质疏松症与脾肾两虚及血瘀都有密切的关系，其病因病机的关键是肾虚，脾虚会加重肾虚，脾肾两虚又会导致血瘀；相反地，血瘀形成之后又会阻碍气血运行，加重肾虚与脾虚。朱运平[13]则认为肾虚是骨质疏松症的主要病机，脾虚是骨质疏松症的重要病机，痰瘀阻络是骨质疏松症的促进因素。黄绍卫等[14]将骨质疏松症的发病因素归纳为肾精不足、脾胃虚弱、肝失条达、外邪侵袭和瘀血阻络。陈丽琛等[15]认为骨络失养是骨质疏松症的主要病机，导致骨络失养根本原因有肾精不足、骨络空虚及骨络瘀痹。

三、骨质疏松症的中医治疗

（一）古代医家的中医治疗

中医学认为骨质疏松属“骨痿”范畴。骨痿为本虚标实之证，肾虚为本，瘀血阻络是标，故在治疗上应标本兼治，以补肾填精、活血通络为原则。

1. 肾阳不足

临床上多见髋部冷痛，腰膝酸软，甚则弯腰驼背，四肢怕冷，恶寒喜暖，面色苍白，或下利清谷，或五更泄泻，或小便不利，面浮肢肿，甚则腹胀如鼓，舌淡体胖，苔白滑，脉沉弱。治以金匮肾气丸或附子理中丸加减。

2. 脾胃虚弱

临床上多见腰背酸软而痛，四肢乏力，以下肢为甚，关节酸痛，头晕目眩，少气懒言，自汗乏力，面色白或萎黄，心悸失眠，舌质淡，脉细弱。治以黄芪桂枝五物汤加味。

3. 外邪侵袭

腰膝酸软，骶髂疼痛，畏寒喜冷，肢体沉重，关节肿胀麻木，屈伸不利，舌白苔腻，脉沉迟。因起居不慎，外感寒湿，凝滞腰背，致气血痹阻，筋骨失养。治宜温阳祛湿，以甘姜茯术汤加减。

4. 瘀血阻络

周身骨节疼痛，日轻夜重，腰酸背痛，甚则弯腰驼背，或四肢关节变形，面色晦暗，舌暗红或有紫络，苔白腻，脉沉涩而弦。治以活血通络，用大黄䗪虫丸加减。

（二）现代医家的中医治疗

1. 分型论治

（1）肝肾亏损型：腰膝酸痛，耳鸣，眩晕，形体消瘦，关节僵硬，潮热盗汗，溲黄便干，舌质红少津，脉细数。治以柔肝益肾、滋阴壮骨，用左归丸或大补阴丸加减，药用熟地黄、山萸肉、山药、枸杞子、龟板胶、菟丝子、知母、牛膝、黄柏。失眠多梦加牡蛎、磁石、酸枣仁、柏子仁；腰膝痿软加狗脊、续断、杜仲。《医经精义》指出：“肾藏精，精生髓，髓生骨，故骨者肾之所合也。髓者肾精所

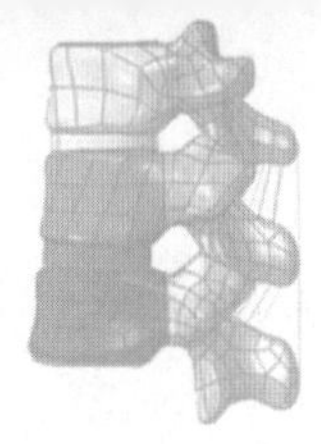

生也，精足则髓足，髓在骨内，髓足则骨强。”根据“肾主骨”的中医学理论，肾虚是骨质疏松的发病关键，故治疗宜补肾壮骨，肾精充足则筋骨坚硬有力。因此，治疗肾虚型骨质疏松症可以应用补肾中药及经典的成方制剂，如骨碎补、淫羊藿、续断、桑寄生、熟地黄、山萸肉，左归丸和右归丸加减等改善肾虚症状，使骨密度值回升。

许建安等[16]根据多年临床经验，针对“肾虚”予以补肾填精，强筋壮骨，总结出治疗原发性骨质疏松症的经验方“壮骨益髓汤”。药用熟地黄、黄精、杜仲、淫羊藿、枸杞子、骨碎补、牛膝、山药、茯苓、金樱子、芡实、菟丝子、生甘草。在具体分型中，许建安以本方为基础，加减化裁。肾阳虚者，去骨碎补、芡实，加鹿角、益智仁；肾阴虚者，去茯苓，加龟板；脾肾气虚者，去淫羊藿、芡实，加阿胶、桑椹子、泽泻；肾虚血瘀者，加丹参、川芎；肾虚血少者，加当归、阿胶等。许正发等[17]用右归丸治疗骨质疏松症96例，使多数患者腰腿痛症状得以改善，其中的88例经X线摄片提示骨密度与骨小梁明显改善。孙湘[18]用加味左归丸治疗骨质疏松症引起的腰背疼痛共90例，结果显示治疗组腰背痛症状改善较对照组明显。胡文等[19]用青娥丸治疗骨质疏松动物模型，检测血磷、血钙、血雌激素、耐酒石酸盐酸性磷酸酶、碱性磷酸酶和骨密度等指标，与骨质疏松组的比较有显著性差异，说明青娥丸能促进骨钙吸收，调节钙、磷平衡，抑制破骨细胞的活动使骨代谢稳定。崔巍[20]自拟壮骨通痹汤（补骨脂、骨碎补、杜仲、胡桃肉、淫羊藿、枸杞子、山药、茯苓、牡蛎、甘草等）治疗绝经后骨质疏松症30例。偏阴虚者加黄精、紫河车，去骨碎补，偏阳虚者加仙茅、肉桂，去枸杞子，并设20例口服活性钙冲剂作为对照组，结果显示患者骨痛明显改善，有效率为92.3%，X线和骨生化指标有显著性差异。王运泽等[21]用益肾补骨片（熟地黄、杜仲、枸杞子、龟板、龙骨、牡蛎治疗128例老年性骨质疏松症患者，其中78例骨矿含量和骨密度峰值有一定的提高，骨代谢生化检查，碱性磷酸酶、尿钙、血钙、血磷等升高，表明治疗后可提高骨代谢的活跃性，并且能促进骨钙的吸收。从临床情况看来，以肾论治骨质疏松症不但能使肾虚症状明显改善，且骨矿含量、骨密度等指标检测亦可得到改善。

（2）脾气亏虚型：腰背酸痛，行走无力，重者胸背痛甚，腹胀，纳少，久泻不止，肢体倦怠，少气懒言，面色萎黄，浮肿或消瘦，舌淡苔白，脉细弱无力。

治以健脾益气，补肾温阳，方用参苓白术散加减，薏苡仁、砂仁、莲子肉、桔梗、白扁豆、人参、甘草、山药、白术、陈皮。腹中冷痛加吴茱萸、肉桂；久泻可加升麻、黄芪；脾为后天之本，为气血化生之源，主运化，主肌肉四肢。《灵枢·本神》指出："脾气虚则四肢不用。"《灵枢·根结篇》亦云："痿疾者取之阳明。"《素问·痿论篇》则提出"治痿独取阳明"，可见，早在《黄帝内经》时代就已认识到骨痿与脾胃的重要关系。"内伤脾胃，百病由生"是李东垣脾胃学说的基本思想，开辟了一条治病由脾胃着手的思路。李东垣《脾胃论》曰："脾虚则五脏、六腑、十二经、十五络、四肢皆不得营运之气，而百病生焉。"又说："若饮食不节，损其胃气，不能克化散于肝，归于心，溢于肺，藏于肾。"《证治汇补》云："胃气一虚，百骸溪谷，皆失所养，故宗筋弛纵，骨节空虚。"脾气健，则肾之精气得以充盈，方可发挥生髓壮骨之功效，使骨有所养、髓有所充，骨骼壮实。因此，治病首先应调理脾胃，或脾胃与他脏同治。脾肾亏虚是骨质疏松的基本病理因素，但脾为后天之本，肾为先天之本，脾之健运化生精微，须借助于肾的温胞，而肾中精气亦有赖于水谷精微之培育和充养，才能不断充盈和成熟，脾肾密切相关，脾旺则肾强。因此，健脾养胃是治疗骨质疏松症的一个重要环节。朱小华等[22]从脾胃与肾、气血、肌肉骨骼、消化吸收等方面，系统论述了脾胃与老年骨质疏松症之间的关系，提出健脾益胃是治疗老年骨质疏松症的一个重要方法。近来研究表明中医学的"脾胃"主要是西医学的消化吸收、营养代谢系统，同时也涉及内分泌、自主神经、血液和免疫系统等的功能，而骨质疏松症的发病与这些系统功能的改变密切相关。而且，钙、磷、镁、蛋白质、维生素及微量元素锌、氟等营养物质在骨质疏松症的发病中起着重要的作用，而它们均需经饮食摄入和肠胃消化吸收。脾胃亏虚可使消化、内分泌等系统的功能受损，使食物摄入、消化、吸收亦受到影响，从而导致骨质疏松症的发生。动物实验证明，健脾方药（党参、白术、黄芪、熟地黄、当归、炮附子等）对骨质疏松症大鼠骨代谢指标中的血清碱性磷酸酶、尿磷与尿肌配比值、尿与尿肌酐比值、尿经脯氨酸与尿肌酐比值，及维生素代谢起着重要作用，可有效防治骨质疏松症。

（3）气滞血瘀型：筋肉挛缩，口唇爪甲晦暗，局部刺痛，凝滞强直，肢体痿软麻木或关节酸痛，手足屈伸不利，舌苔白腻，脉儒缓，治以祛风活血化瘀，通痹

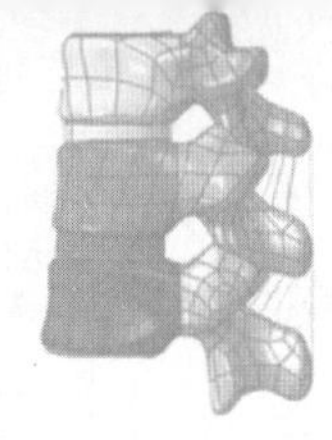

止痛。方用身痛逐瘀汤加减，药用秦艽、川芎、桃仁、当归、红花、五灵脂、牛膝、羌活、地龙、香附、甘草、丹参。关节酸痛游走不定，加麻黄、葛根、防风、肉桂；关节痛甚，痛有定处，得热痛减，遇寒加重，加制川乌、制草乌、麻黄、芍药、黄芪；关节重着酸痛或肿胀、肌肤麻木不仁，可加薏苡仁、苍术、桂枝。

中医学素有“老年必瘀，久病必瘀”的观点，肾虚脾虚致瘀，瘀血阻络，“不通则痛”，故老年性骨质疏松最常见、最主要的症状为骨痛，其特点为“疼痛持久，痛处不移”，为瘀血之征。治疗本病应遵循“络以通为用”的原则，扶正祛邪，标本同治，采取入络药物疏通脉络，调整病理状态，达到“通则不痛”的目的。故在补益脾肾基础上合以活血化瘀、通络止痛法，已逐渐受到许多医学家的重视。邵敏等[25]通过对骨康方（补骨脂、淫羊藿、肉苁蓉、丹参等）拆方研究结果表明，活血中药可以明显加强补肾中药防治骨质疏松的作用，可提高骨密度、骨矿含量。水正等[26]采用辨证分型法，各型均加用活血化瘀药物如丹参、红花等，使疗效明显提高，不仅使瘀血症状得以改善，且使肾虚症状得以显著改善，而未用活血化瘀药物的对照组血瘀症状则毫无改善，肾虚症状改善亦不明显。由此可见，活血化瘀药在治疗中具有重要的作用。李芳芳等[27]比较性研究补肾、健脾和活血化瘀药对去卵巢大鼠骨质疏松的影响，也发现活血化瘀药能延缓大鼠骨量的丢失。以上两者都证明了骨质疏松中肾虚和血瘀的关系密切，以及治疗中加入活血化瘀药的必要性。张俊中等[28]通过实验探讨补肾益气活血中药对骨质疏松的治疗作用和疗效作用机制，经中药治疗的去卵巢大鼠BGF、AKG显著低于模型组，水平显著升高，提示补肾益气活血药具有激素样作用，反映骨转换的指标显著增加，进一步证明了补肾益气活血药具有抑制骨转换、促进骨形成的作用。谭清武等[29]为了进一步探讨补肾健脾活血中药的作用机理，观察补肾健脾活血中药对老年骨质疏松大鼠血清IL-6的影响，发现补肾健脾活血药可减少IL-6分泌，降低血清IL-6水平，认为是其防治骨质疏松的机制。

2. 其他治疗

（1）针灸治疗：张丽[30]采用补肾益精、温阳壮火之法，选肾俞、脾俞、命门、关元、神阙、足三里、中脘、大椎、大杼等穴；并采用当归、熟地黄、蛇床子等中药制成药饼置穴位上，隔药饼灸治疗30例原发性骨质疏松症，通过GMY-1单光子骨密度仪检测右尺骨茎突上3～8 cm桡骨、尺骨段的骨密度，显示有提高，有统计学意义。刘献祥等[31]以补肾药条（陈艾绒、淫羊藿、补骨脂、刺五加、黄芪、当归尾、杜仲、桂枝、怀牛膝等）距皮肤1 cm处温和灸。穴位取大杼、大椎、命门、悬钟、膈俞、足三里。结果患者骨密度提高了2. 43%。

（2）穴位敷贴：艾双春等[32]以四物汤合左归丸为基础方，按膜型工艺制成补血益精药贴，隔日贴于神阙穴，每次保留24小时，共治疗6个月，采用定量超声骨密度仪测量患者治疗前后超声穿透速度SOS，并与口服邦得林组、补血益精药物组比较，结果显示三者均能极明显提高SOS，与治疗前比较有显著差异，而三者间无明显差异。

（3）广州中医药大学第一附属医院相关经验方：广州中医药大学第一附属医院脊柱骨科梁德教授根据长期临床经验，结合骨质疏松相关脊柱疾病的特点，认为骨质疏松症的基本病机为脾肾亏虚、气虚血瘀。由此认为骨质疏松症中医辨证治疗当以补益肝肾、健脾益气、活血化瘀为基本治则，依据多年临床用药经验，总结出“补肾健脾活血方”治疗骨质疏松症。本方由补骨脂15 g、骨碎补15 g、淫羊藿10 g、龟板20 g、杜仲15 g、续断10 g、黄芪15 g、党参20 g、陈皮10 g、丹参10 g、当归15 g、川芎10 g、大枣10 g、甘草6 g等药物组成。水煎2次后将药液混合，每日1剂，早晚各温服1次。方中淫羊藿、补骨脂和骨碎补有补肾壮骨、大补肾精、填精益髓之效。肾精充足，骨髓生化有源；杜仲、续断和龟板补肾滋阴益气辅，数药合用可滋补肾精、肾阴、肾阳，可协调肾中阴阳、填精益髓、生生不息、滋养骨髓；黄芪、党参、大枣、陈皮补气行气，健运脾胃，增补后天气血生化之源；丹参、当归、川芎为活血、通络、止痛之功效；甘草调和诸药。本方配伍合理，标本兼治，共奏补肾生髓、强筋壮骨、健脾益气、行气活血、化瘀止痛之效。本方为梁德教授多年临床治疗骨质疏松症的经验方，本方以补肾健脾活血为基础，临证时根据骨质疏松症患者体质及证候表现给予相应加减方药，如证候以肝肾亏虚为主者，可酌加狗脊、熟附子、肉桂、山萸肉、女贞子等温补肾阳、益肾填精；证候以脾胃气虚为甚者，可酌加山药、白术、茯苓健脾益胃、补益中气；证候以气滞血瘀为甚者，可酌加延胡索、鸡血藤、三棱、莪术等以行气活血、化瘀止痛。

另外，壮骨益寿丸亦是梁德教授的门诊常用膏方，不仅价格低廉，而且疗效确切，受到患者的肯定。本方由补骨脂、淫羊藿、山萸肉、云苓、龟板、丹参共6种传统中药组成。方中补骨脂温肾助阳；淫羊藿善补肾阳，强筋骨，祛风湿，二药相合，共为君药。山萸肉滋补肝肾，秘涩精气。肾主精，为水火之脏，内舍真阴真阳，阳气无阴则不化，所谓“善补阳者，必于阴中求阳，则阳得阴助而生化无穷”（《类经》），故配伍甘寒之龟板，能补肾益髓，二药合为臣药。君臣相使为用，以收蒸精化气，阴生阳长之效；云苓利水渗湿，为佐药，寓泻于补，俾邪去而补药得力，并制诸滋阴药之滋腻助湿，同时兼顾岭南病患多兼湿阻的特点。丹参活血散瘀，配伍补骨脂、淫羊藿则可调血分之滞，有助水湿祛除，为使药。诸药合用，补精之虚以养骨，助阳之弱以壮骨，使肾阳振奋，肾精充足，骨强筋韧。同时，前期研究证实，以上经验方中的补骨脂、淫羊藿可通过调控BMPs/TGF-β等多条重要信号通路，促进成骨细胞分化和增殖，纠正骨吸收与骨生成失衡，提升骨密度，达到防治OP的功效[33-35]；而我们的前期研究也证实，龟板能靶向调控Runx2、CTSK等成破骨调节因子的表达增加骨量及生物力学，达到有效防治OP的目的[36-38]。

参考文献

[1] 安胜军，李恩．雌激素受体基因多态性与女性绝经后骨质疏松症中医辨证分型关系的研究［J］．中国中西医结合杂志，2000，20（12）：907.

[2] 周修通．“龟鹿二仙汤”治疗骨质疏松症病例临床观察［J］．江苏中医，2001，22（6）：28.

[3] 谢林，姚共和，郭振球，等．健脾养胃法治疗骨质疏松症初探［J］．湖南中医学院学报，1996，16（4）：7-9.

[4] 王玲玲，刘跃光，李祥讳，等．绝经后骨质丢失病因病机的中医学分析［J］．南京中医药大学学报，1999，15（6）：324-325.

[5] 刘秋生．原发性骨质疏松症中医病机初探［J］．光明中医，2000，5（5）：5-6.

[6] 卢心宇．辨证治疗老年性骨质疏松症［J］．福建中医学院学报，1994，（1）：25-26.

[7] 眭承志，范燕妮．老年性骨质疏松血瘀病机的微观分子生物学研究［J］．中国骨质疏松杂志，2010，16（5）：325–330.

[8] 张荣华，朱晓峰．脾肾两虚兼血瘀与原发性骨质疏松关系的探讨［J］．四川中医，2003，21（5）：11–12.

[9] 郭芳．益肾养肝法治疗骨质疏松症患者30例临床观察［J］．现代诊断与治疗，2003，14（5）：269.

[10] 刘峰，梁翔，彭太平，等．中医药辨证治疗骨质疏松症128例［J］．实用中西医结合临床，2005，5（4）：52.

[11] 张华，朱洪民，宁显明，等．原发性骨质疏松症病因病机探析［J］．国医论坛，2001，16（2）：24–25.

[12] 罗毅文，刘海全，李爽，等．骨质疏松症的中医治则［J］．中国临床康复，2003，7（30）：4170.

[13] 朱运平．骨质疏松症从脾肾论治及相关机理探讨［J］．中医药临床杂志，2004，16（6）：589–590.

[14] 黄绍卫，吴浩祥．浅谈骨质疏松症的病机与经方治疗［J］．中医药导报，2006，12（12）：13–14.

[15] 陈丽琛，唐年亚，邱幸凡，等．骨质疏松症的病因病机及其防治探讨［J］．山西中医，2007，23（1）：4–6.

[16] 许建安，杨挺，邸振福．壮骨益髓汤治疗原发性骨质疏松症疗效观察［J］．中医正骨，2000，12（5）：17–18.

[17] 许正发，代玉金．右归丸治疗骨质疏松96例［J］．国医论坛，2012，17（2）：50.

[18] 孙湘．加味左归丸治疗骨质疏松症腰背痛临床疗效观察［J］．中国中医骨伤科杂志，2001，10（5）：36–37.

[19] 胡文，刘荷梅．青娥丸对实验性骨质疏松代谢的调节作用［J］．中国临床药学杂志，2002，10（5）：36–37.

[20] 崔巍．拟壮骨通痹汤治疗绝经后骨质疏松性骨痛临床观察［J］．实用中西医结合杂志，2002，2（4）：30–31.

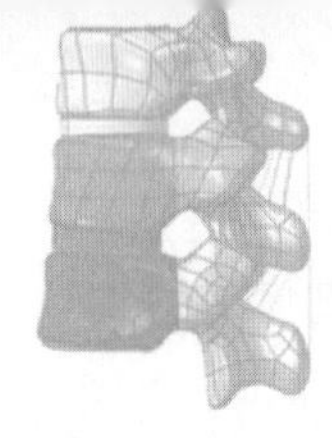

［21］王运泽，王建萍，李秀珍．益肾补骨片治疗老年性骨质疏松症临床研究［J］．山东中医杂志，2000，19（10）：590-591.

［22］朱小华，赵仓焕．从脾胃论治骨质疏松症［J］．新中医，2004，36（12）：3-4.

［23］钱会南．中医脾本质现代研究概况［J］．中国中医药信息杂志，2002，9（7）：85-87.

［24］朱凌凌，童瑶，陈慧娟，等．脾的中西医学比较研究［J］．浙江中医杂志，2006，41（1）：1-6.

［25］邵敏，黄宏兴，庄洪，等．骨康防治骨质疏松拆方的初步研究［J］．中国中医骨伤科杂志，2000，8（2）：7-11.

［26］水正，水森．益肾祛瘀法治疗老年骨质疏松症［J］．上海预防医学杂志，1995，7（5）：230.

［27］李芳芳，李恩，冬晓旭，等．补肾健脾和活血化瘀方药对去卵巢大鼠骨质疏松的比较性研究［J］，中国骨质疏松杂志，1998，4（1）：529.

［28］张俊中，蔡余力．补肾益气活血法治疗绝经后骨质疏松的实验研究［J］．中国骨伤，2002，15（4）：217-219.

［29］谭清武，陈俊文．补肾健脾活血方药对老年骨质疏松大鼠血清IL-6的影响［J］．中国中医药科技，2002，9（6）：331-339.

［30］张丽．隔物灸调节老年骨密度的研究［J］．中医函授通讯，1997，16（1）：35.

［31］刘献祥，吴明霞．针灸对原发性骨质疏松症影响的实验和临床研究［J］．中国骨伤，2000，13（9）：519-521.

［32］艾双春，路雪婧，廖方正，等．神阙穴贴药对原发性骨质疏松症超声穿透速度的影响［J］．中国针灸，2003，23（1）：17-18.

［33］刘小钰，宋敏，蒋林博，等．补骨脂活性成分对骨质疏松相关信号通路影响的研究概况［J］．中国骨质疏松杂志，2017，23（6）：831-836.

［34］赵文昌，宋丽军，温凯航，等．淫羊藿抗骨质疏松症的研究进展［J］．中国医药导报，2012，9（25）：20-25.

[35] 卢敏，王林华，罗毅文，等. 淫羊藿总黄酮胶囊治疗原发性骨质疏松症360例的多中心临床观察 [J]. 中国骨质疏松杂志，2013，19（3）：274–279.

[36] 沈耿杨，任辉，张志达，等. 龟板联合阿伦膦酸钠对激素性骨质疏松大鼠腰椎Runx2、CTSK表达的影响 [J]. 中华中医药杂志，2017，32（5）：2181–2185.

[37] 任辉，张志达，梁德，等. 龟板改善激素性骨质疏松大鼠骨量、骨微细结构、骨生物力学和骨代谢的机制探讨 [J]. 中华中医药杂志，2016，31（5）：1858–1862.

[38] LIANG D，REN H，QIU T，et al. Extracts from plastrum testudinis reverse glucocorticoid–induced spinal osteoporosis of rats via targeting osteoblastic and osteoclastic markers [J]. Biomed Pharmacother，2016，82：151.

第二章

骨质疏松性胸腰椎骨折的研究概况

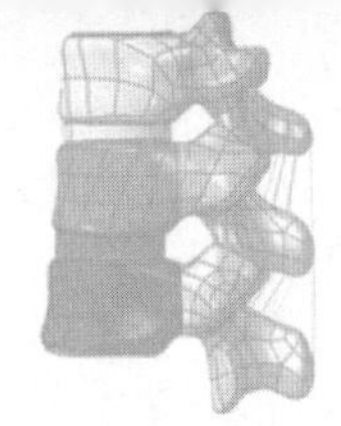

第一节
骨质疏松性胸腰椎骨折的概况

一、骨质疏松性胸腰椎骨折的流行病学

骨质疏松症是一种退化性疾病，随年龄增长，患病风险增加。随着人类寿命延长和老龄化社会的到来，骨质疏松症已成为人类的重要健康问题。目前，我国60岁以上老龄人口估计有1.73亿，是世界上老年人口绝对数量最多的国家。2003年至2006年一次全国性大规模流行病学调查显示，50岁以上人群以椎体和股骨颈骨密度值为基础的骨质疏松症总患病率女性为20.7%，男性为14.4%。60岁以上人群中骨质疏松症的患病率明显增高，女性尤为突出。按调查估算全国2006年在50岁以上人群中约有6 944万人患有骨质疏松症，约2.1亿人存在低骨量。

骨质疏松症的严重后果是发生骨质疏松性骨折（脆性骨折），即在受到轻微创伤或日常活动中即可发生的骨折。骨质疏松性骨折的常见部位是脊椎、髋部和前臂远端。骨质疏松性骨折的危害很大，导致病残率和死亡率的增加。如发生髋部骨折后1年之内，死于各种并发症者达20%，而存活者中约50%致残，生活不能自理，生活质量明显下降。而且，骨质疏松症及骨质疏松性骨折的治疗和护理，需要投入巨大的人力和物力，费用高昂，造成沉重的家庭、社会和经济负担。2013年国际骨质疏松基金会（International Osteoporosis Foundation，IOF）报告：全球每3秒有1例骨质疏松性骨折发生，约50%的女性和20%的男性在50岁之后会遭遇初次骨质疏松性骨折，50%初次骨质疏松性骨折患者可能会发生再次骨质疏松性骨折；女性骨质疏松性椎体骨折再骨折风险是未发生椎体骨折的4倍。

骨质疏松性椎体骨折的常见类型是骨质疏松症继发椎体压缩性骨折，或椎体骨折合并骨质疏松，称骨质疏松性椎体压缩骨折（osteoporotic vertebral compression fractures，OVCFs）。骨质疏松时椎体骨小梁数量减少，骨小梁变细，小梁间连接减少、间隙增宽等是发生骨折的结构学基础[1]。由于缺乏全球统一的脊椎骨折的定义，使对脊椎骨折的流行病学研究受到阻碍。而且，有很大部分脊椎变形在临床没有任何表现[2]。但是随着形态测量学描述以及半定量视觉技术的出现，已经有了一些关于椎体骨折流行病学的研究报道。只有1/3的影像学上的椎体变形的患者会去医院就诊，其中不到10%需要住院治疗[3]。

在美国明尼苏达州的罗彻斯特，50岁以上的女性中发生椎体变形的发生率为25.3%，在这些患者中，新的椎体变形的发生率为每年17.8/1 000[4]。与此相反，一项欧洲的椎体骨质疏松研究表明，50岁以上的女性和男性中有1/8的人有明显的椎体变形[5]。男性和女性的椎体变形发生率均随着年龄的增加而平稳上升，而女性的上升程度更加急剧。在欧洲范围内，不同国家椎体变形的发生率有着3倍的差异，而同一国家内不同中心之间变形的发生率也有着2倍的差异，这可能反映了椎体变形的发生有着遗传和环境两方面的因素。

在一些采用相近方法或骨折定义的研究中，椎体骨折的分布和髋部骨折相比在各地区间较为类似。例如，在日本广岛女性椎体骨折的发生率为20%～80%，超过美国明尼苏达州罗彻斯特的白人女性，尽管前者的髋部骨折发生率更低[6]。与此类似，在北京，绝经后妇女椎体骨折的发生风险为25%，低于明尼苏达州罗彻斯特的女性，而前者的髋部骨折发生率更低[7]。一项基于欧洲专利信息和文献系统的研究估计：75～79岁妇女椎体骨折的发生率为19%，80～84 岁为21.9%，>85岁为41.4%，这和来自其他人群的估计值较为一致[8]。同时，上述研究表明，只有1/4的椎体骨折是摔跤所致，大多数发生在日常活动中，如弯腰或举起较轻的物体，这些动作会产生压缩性的负荷。

二、骨质疏松性胸腰椎骨折的危险因素

1. 年龄因素

几乎所有类型骨折的危险性都随年龄的增长而增加。50岁以前脊柱骨折的发病

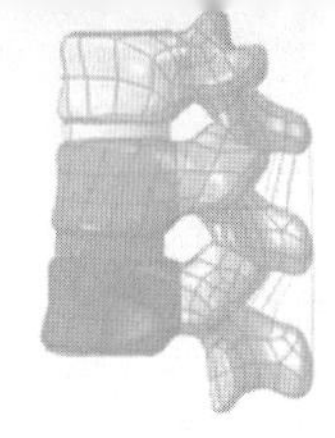

率几乎为0，55～59岁每年发生率为0.5%，而85岁以后的发病率几乎呈指数增长，每增加1岁而增加3%以上。年龄与骨折类型的关系显示，50岁时很少有髋骨和脊柱骨折，50岁末和70岁初易患腕部骨折，70～80岁的女性易患股骨和腰椎骨折，但是到了80岁，亚洲妇女髋骨骨折的危险性每年达到1%，其他部位的骨折（如骨盆和肋骨骨折）则可发生在整个绝经期[9]。造成这种差异的原因尚不清楚。

2. 性别因素

文献中报道女性骨质疏松发生率和骨折率均明显高于男性[10]。1999年的一项调查显示，老年人中女男比例脊柱骨折为7：1，髋部骨折为2：1。据推测，50岁以上者患髋部骨折的概率白人女性为14%，男性为5%～6%。

3. 平地跌倒

因老年人机体功能老化，导致反应迟钝，平衡能力减退，加之慢性腰腿痛等疾患，很容易跌倒。有人统计，女性65～69岁的跌倒率为30%，85岁以上上升至50%左右；男性65～69岁的跌倒率为13%，80岁以上达31%。由于老年人骨骼特点，跌倒后很容易导致骨折发生。

4. 吸烟、饮酒

吸烟与酗酒所导致的骨量减少将与伴随年龄增长而出现的骨量丢失相互叠加而引起骨质疏松。有人研究发现存在脊椎骨质疏松的男性患者中吸烟者的比例高达79%，而在对照组中占63%，二者相比有显著性统计学意义；酒精对成骨细胞有毒性作用，健康男性每日饮酒30g，3周后血中骨钙素浓度即可降低，这意味着成骨细胞活性下降，而停止饮酒后骨钙水平又可回升。

5. 既往非暴力骨折史

既往非创伤性骨折在临床中有非常重要的意义，它是独立于骨密度的骨折危险预告因子。低BMD和骨折史是发生骨折的相辅相成的危险因素，有这两种危险因素者发生骨折的危险比只有一种危险因素者大；而有其中一种危险因素者发生骨折的危险性则比无骨折危险因素者大。有脊椎骨折史使其他脊椎骨折和髋骨骨折的危险性分别增加5倍和3倍，对于没有脊椎骨折史的妇女，其他类型的骨折也使脊椎骨折和髋骨骨折的危险性分别增加1倍[11]。

6. 体重指数BMI（$kg \cdot cm^{-2}$）

在不同部位的骨质疏松性骨折中分布并不相同，对髋部骨折作用十分明显，髋部骨折患者呈低体重指数分布[12]。低体重指数是老年人发生髋部骨折的重要危险因子[13]，体重指数的增加可能有助于保护髋部骨折。那些体重大、体重指数高的人发生骨折的危险性明显减低[14]。另外体重指数（BMI）与骨密度呈显著相关性，身体瘦弱、运动量小者其发生骨质疏松的危险性较大。

三、骨质疏松性胸腰椎骨折的疼痛机制

OVCFs的致痛机制分析[15]

1. OVCFs引起患椎椎体内压力增加

骨折引起的疼痛和骨内压力的增加是有紧密联系性的[16]。椎体松质骨发生损伤时，根据骨折愈合规律，早期炎性反应物生成，造成组织内部肿胀，张力增高；同时椎体骨血运较丰富，炎症病灶充血，一并导致椎体压力增高，压迫神经末梢引起疼痛。现有试验表明[17]，正常椎体内因椎体的位置和体位的改变，骨小梁的排布不同，椎体某一部位的压力亦不同。故骨折断端的微动亦引起患椎椎体内同一位置压力改变，这是引起疼痛的因素之一。

2. OVCFs引起椎体形变

骨小梁数量减少、形态改变导致的结果就是固定弹性减弱，脆性增加，抗压力减低。骨质疏松症最多的并发症是椎体压缩性骨折，在没有外界作用力或仅仅受极小的外力作用就能发生骨的连续性中断。椎体为松质骨，脊柱的力学性能减弱，微小骨折稳定差，前柱和中柱稳定性和机械程度差，骨折断端微小移动，同时椎体骨小梁间隙增宽，椎体发生塌陷。当椎体发生骨折时，断裂的骨小梁根据患者体位的改变发生微动，引起疼痛。

3. OVCFs损伤前的微骨折

随着年龄的增长，骨骼也在发生进行性退变。成骨和破骨活动的动态平衡被打破，破骨细胞吸收功能大于成骨活性，即骨量减少，骨陷窝达25%，其间多被密度较高和未成熟的骨单位所填充，呈多孔疏松状态。椎体位于脊柱的前部，也同时

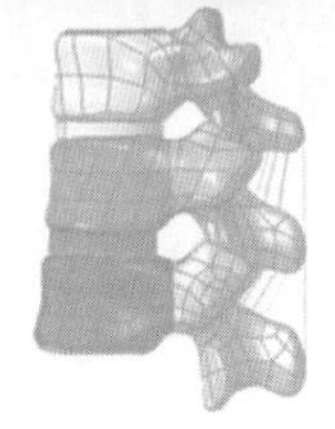

是椎骨最大的部分，根据力学需求是负重的主要部分。由于重力向下产生垂直方向的压应力，椎体骨内形成纵向、横行两类形成90°交错排列的骨小梁，椎体下部是承受应力最大的部分，骨小梁的走形主要是呈纵向，小梁粗大，可有效地预防椎体压缩；而由于椎体在水平位受到的力学作用最大的部位，骨小梁的走形是横行，为的是避免椎体前缘发生开裂。老年性骨质疏松患者，单位体积骨含量降低，横行骨小梁明显较正常细，甚至消失。而纵行骨小梁变粗，周围皮质变薄，椎体的强度与骨量有关，骨组织量每下降25%，椎体强度会对应减至50%。椎体因长时间承受重量，导致椎体缓慢压缩变扁，甚至变成楔形。

这样的骨组织，外形无明显变化，皮质骨变薄，骨小梁变细变短，数量减少（图2-1），但在骨小梁的吸收过程中引起，难以明确指出何处疼痛，疼痛性质从酸痛至剧痛不等。

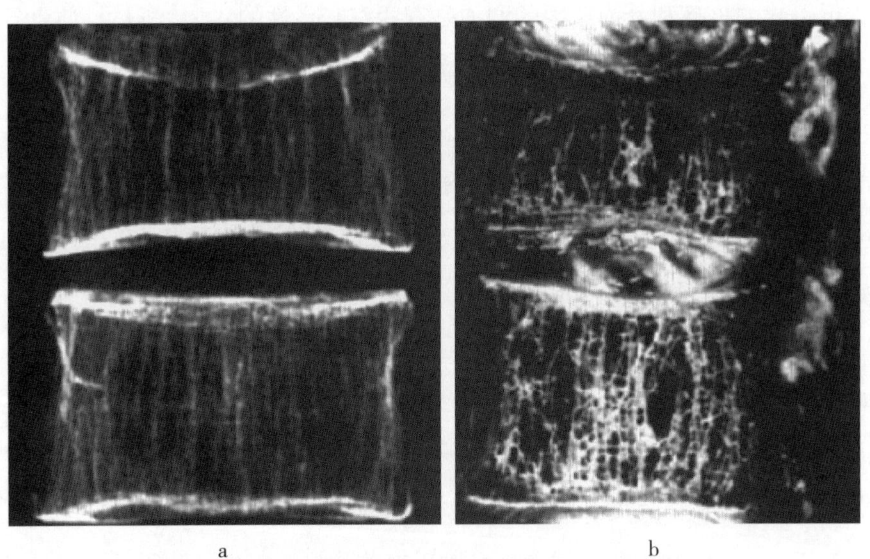

a b

a.骨透射性线改变；b. 骨小梁形态改变

图2-1 可见垂直骨小梁影像增强，而水平骨小梁被优先吸收。伴有椎体上缘压缩以及椎体上、下表面骨板更加清晰但变薄

4. OVCFs引起腰椎失稳

人体脊柱是一个复杂的结构，在进行正常功能时，通过椎间盘和周围的韧带和肌肉获得稳定力；其里面的稳定主要来自椎间盘和四周韧带，外面稳定主要靠周边

附着的软组织提供。脊柱的运动单元，大部分靠运动节段的两个毗邻脊椎和之间的软组织组成，节段前部含有两个相连的椎体、椎间盘和前、后纵韧带，后部分主要由椎弓、横突和脊椎的棘突、关节突组成的椎间关节和周围相关的韧带组成。各部分有其在正常人体运动中充当的作用。然而当脊柱压缩性骨折发生时，会造成后方小关节及周围软组织代偿性的受牵拉或激惹、骨关节应力增大，在已退变的脊柱运动系统中，增加不稳定性因素，产生失代偿，并引起疼痛。

（1）椎间盘在椎体之间类似一个缓冲垫，其功效是贮存能量和分散负荷。当椎间盘于挤压负荷时，每单位面积外负荷量的压力降为正常负荷量的1.5倍。由于髓核材料只能承受轻度压力，挤压负荷时椎间盘向外膨胀，外围的拉张应力乃由纤维环来承受。随着人体退化，椎间盘内部髓核亲水性糖氨聚糖含量减少，其承重、分散负荷及制约过多活动的功能减弱。

（2）关节突不仅影响各节段的运动，同时也起到负荷作用。当脊柱处于不同的位置时，椎间盘所承受的负荷也随之增重，关节突在脊柱做后伸运动时所承受的负荷最大，达到总体的30%。前屈时伴有旋转，故负荷也很大。其提供外在稳定性，当前柱退行性变，承重及分散负荷的能力减弱，势必关节突承受力的需求代偿性增加，造成小关节的退变。

（3）脊柱周围的韧带提供脊椎的内在稳定力，多数韧带含有高胶原量，使脊柱在活动时限制其伸展度，协助脊柱的内在稳定。由于脊柱的运动，导致韧带反复牵拉而发生退变，使脊柱的内在稳定性受到了威胁。

骨质疏松症患者所能承受的重力明显低于正常人，在躯干进行活动时，腰背部承受较大的作用力，失稳的腰椎承重，导致肌肉反复受力作用，进一步出现肌肉痉挛，产生肌肉及筋膜性腰背痛；根据 Denis脊柱的三柱理论，脊椎及椎旁结构由脊神经脊髓膜支（ 窦椎神经） 支配，它们源于背根神经节远侧的脊神经后支，通过椎间孔进入椎管，并发出痛觉纤维至脊柱内韧带、骨膜、椎间盘纤维环外层和关节囊，当关节囊和椎间盘韧带受到应力激惹时，引起疼痛。

除以上这些解剖原因外，一些常见的疼痛机制也很重要[18]。

（1）急性疼痛的机制：对疼痛发生的时相已经有了较清楚的了解，总结如图2-2。急性变化不仅发生在外周系统也发生在中枢神经系统内。急性骨折是一种组

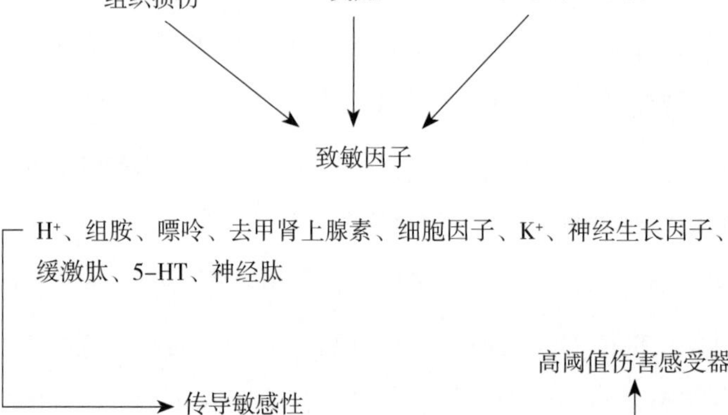

图2-2　周围神经致敏示意图

织损伤，导致出血和炎性渗出。不同的离子和化学介质如肽类和激素会使外周伤害感受器致敏化，导致其敏感性增加。这将使神经系统受到刺激后更容易兴奋。

神经系统有电传导和化学信号传导两种机制。周围组织受伤后几小时内的放电导致背角内的化学环境发生改变。随着畸形炎症期的缓解和愈合的开始，这些过程逐渐减少并恢复至受伤前状态。

（2）慢性疼痛的机制：随着周围组织刺激的持续存在，中枢发生致敏化，如图2-3所描述。脊髓的后角发生了重要的变化，这使该刺激产生更大的中枢

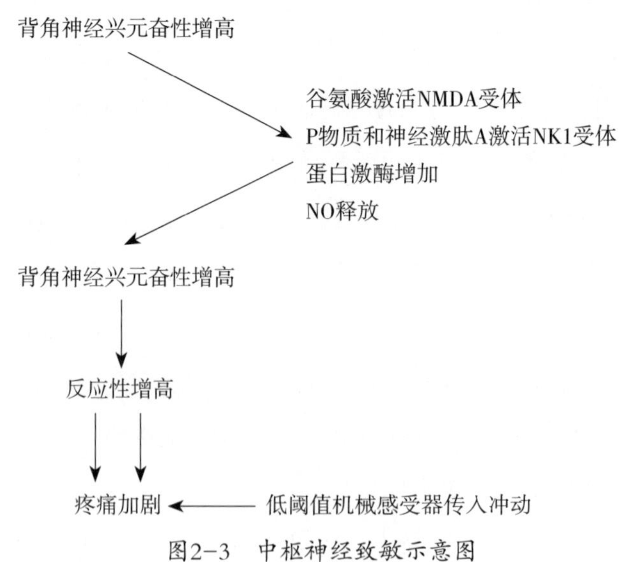

图2-3　中枢神经致敏示意图

效应[19]。特别是通过谷氨酸增加中间神经元的反应来激活了N甲基D天冬氨酸（NMDA）和神经激肽1（NK1）受体，增强了中间神经元的反应，引起“激惹”[20]。这导致初始刺激的反应扩大。

这种机制向中枢系统内大脑疼痛反应区域的延伸程度，如导水管周围灰质和周边系统，还不是很清楚。在神经性疼痛症状，如肢体幻痛，大脑疼痛过程的变化能够被显示。结果是刺激所致疼痛矩阵的活跃而不是通常的危害。这有时叫作“疼痛记忆”。在效果上，各种变异了的刺激或情景能够激发一种形式上的疼痛。据认为这些过程可能在非神经系统起源的慢性疼痛综合征中起作用。

参考文献

[1] 肖建德，阎德文，王大平，等. 骨质疏松性骨折的发生机制［M］. 实用骨质疏松学. 北京科学技术出版社. 2004：127-128.

[2] COOPER C，ATKINSON E J，O’FALLON W M，et al. Incidenceo fclinically diagnose dvertebral fractures：apopulation-based study in Rochester，Minnesota，1985-1989［J］. J Bone Miner Res，1992，7（2）：221-227.

[3] COOPER C，MELTON L J. Vertebralfracture［J］. BMJ，1992，304（6830）：793-794.

[4] MELTON L J 3rd，LANE A W，COOPER C，et al. Prevalencean dincidenceo fvertebralde formities［J］. OsteoporosInt，1993，3（3）：113-119.

[5] O’NEILL T W，FELSENBERG D，VARLOW J，et al. The prevalenceo fvertebralde formity in European men andwomen：The European Vertebral Osteoporosis Study［J］. J Bone Miner Res，1996，11（7）：1010-1018.

[6] ROSS P D，FUJIWARA S，HUANG C，et al. Vertebral fracture prevalence in women in Hiroshima compared to Caucasiansor Japanese in the US［J］. IntJEpidemiol，1995，24（6）：1171-1177.

[7] LING X，CUMMINGS S R，MINGWEI Q，et al. Vertebral fractures in Beijing，China：the Beijing Osteoporosis Project［J］. J Bone Miner Res，2000（10）：

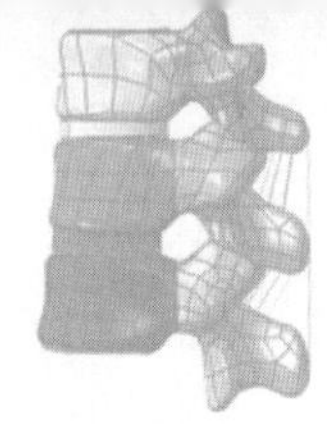

2019-2025.

[8] GRADOS F, MARCELLI C, DARGENT-MOLINA P, et al. Prevalence of vertebral fractures in French women older than 75 years from the EPIDOS study [J]. Bone, 2004, 34 (2): 362-367.

[9] 黄芝胜. 老年髋部骨质疏松性骨折危险预测 [J]. 中国骨质疏松杂志, 1998, 4 (3): 115.

[10] 闫丽娅. 中国沈阳髋部骨折的流行病学研究 [J]. 中国骨质疏松杂志, 1996, 2 (2): 69.

[11] 祝坤, 刘忠厚. 骨质疏松危险因素与骨折治疗 [J]. 中国骨质疏松杂志, 2000, 6 (4): 81.

[12] 王雪飞. 体重指数与骨折危险性预测 [J]. 中国骨质疏松杂志, 2001, 7 (2): 119.

[13] GUMMES M. The relationship between anthropometric measurement and fractures in women [J]. Bone, 1996, 19: 407.

[14] TESTA A. Body mass index has an effect on bone mineral density in pre-post-menopausal women, whereas phydical activity has not [J]. Eur J Intern Med, 1995, 6: 117.

[15] 金洁. 骨质疏松性椎体压缩骨折致痛机制及PKP的镇痛原理探讨 [D]. 湖北中医药大学, 2014.

[16] VCELAK J, TOTH L, SLEGL M. Vertebroplasty and kyphoplasty treatment of osteoporotic bertebral fractures [J]. Acta Chir Orthop Traumatol Cech, 2009, 76 (1): 54-59.

[17] The American society of neuroradiology. Standard for the performance of percutaneous vertebroplasty effective, 2000, 1 (1): 18.

[18] 党耘町, 骨质疏松性椎体压缩骨折 [M]. 人民卫生出版社, 2007.

[19] ZIMMERMANN M. Pathobiology of neuropathic pain [J]. Eur J Pharmacol, 2001 Oct19; 429 (1-3): 23-37.

[20] PARSONS C G. NMDA receptors as targets for drug action in neuropathic pain [J]. Eur J Pharmacol, 2001 Oct 19; 429 (1-3): 71-78.

第二节
骨质疏松性胸腰椎骨折的生物力学特点

骨质疏松症是一种以骨量减少和骨微结构破坏为特点的系统性疾病。骨质疏松性椎体压缩骨折（osteoporotic vertebral compression fractures，OVCFs）是骨质疏松患者最常发生的一种骨折，全球每年约有140万老年人患上该病，其常常引起明显的腰背痛和驼背畸形，对老年人的生活质量和社会产生极大的影响[1]。

了解骨折的病理机制有助于制定相关措施预防骨折。从工程学的角度看，骨折是由于骨的结构失效。骨的结构失效是因为骨承载的应力超过了其本身的承载能力。骨的承载能力由三大因素决定。这三大因素分别是骨组织（材料行为）、几何特点（大小、形状及骨量分布）和应力状态（载荷大小及方向）。因此，除了骨组织和骨结构，应力状态也是决定骨折风险的重要因素，这已经得到很多临床研究的证实[2, 3]。

使用工程学方法评价结构失效可以帮助理解骨脆性与骨承载的应力的相互作用。工程学设计一个结构需综合考虑结构的几何形状、大小、材料类型以及将要承受的应力。结构的几何形状、大小、材料类型决定了结构的屈服应力。比较结构的屈服应力和结构将要承载的应力可以评价结构的安全性。因此，可以通过改变结构的几何形状（例如增加结构的大小），使用更坚强的材料或者降低结构将要承载的应力以保证结构的安全性。事实上，准确评估结构的强度和将要承载的应力往往会很困难。所以，为了最大限度保证结构的安全性，结构常常被设计为强度远远大于结构预期需承载的应力。

把工程学的理念用于解释骨折的病理机制，Hayes等[4]引入“风险指数”这一参数。风险指数Φ定义为应力与骨承载能力的比值，即应力与屈服应力之比：Φ=

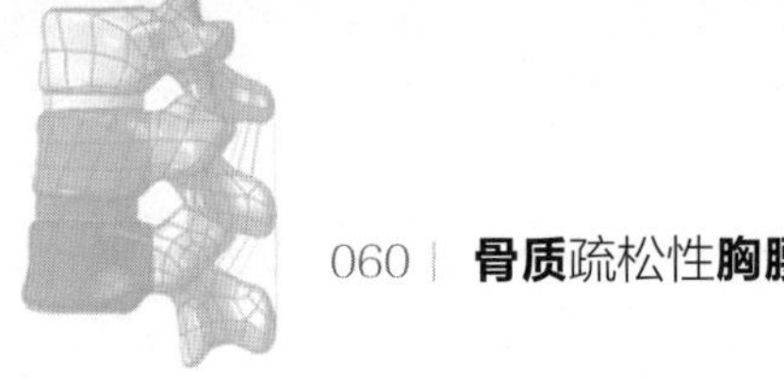

应力/屈服应力。

因此，Φ值低（Φ＜1）表明应力小于屈服应力，骨折风险较低；Φ值高（Φ＞1）表明应力大于屈服应力，骨折风险较高。风险指数高可以是因为骨脆性增加（例如骨质疏松），也可以是因为骨承载较大的应力（例如创伤）。老年性骨折常常是骨脆性增加和外伤频率增加共同作用的结果。

把危险指数用在研究OVCFs，必须识别骨承载的应力和导致骨折所需的应力。例如，大部分的OVCFs是外伤导致，所以，为了计算外伤时OVCFs的风险指数，必须识别外伤时椎体承载的应力和椎体的最大承受应力能力。这种计算方法理论上是很简单，但实际上却是很困难。因为很少数据描述日常活动中和外伤时骨承载的应力以及应力的方向。另外，由于骨骼复杂的形态结构和相关肌肉肌腱，所以计算骨真实承载的应力往往会很困难。并且人体结构随着衰老、药物干预、疾病等改变，骨的结构属性和应力状态也会随着改变。但是，尽管很多不确定性，目前已有研究粗略地估算了椎体骨折的风险指数，为老年相关的脆性骨折病理机制提供见解[4-8]。

这一章节将回顾性分析OVCFs生物力学方面的实验和临床研究，包括骨骼承载应力的影响因素和骨承载应力能力的影响因素。

OVCFs是所有骨质疏松性骨折中最常见的类型，约占27%[9]，大于50岁的人群中，其发病率为30%～50%[10, 11]。导致椎体骨折的危险因素很多，包括高龄[12-14]、女性[14]、低骨密度[14, 15]、骨折病史[14, 16]和胸椎后凸畸形[17]。骨密度是最主要的影响因素，约39%OVCFs归因于低骨密度[15]，其次是骨折病史，合并骨折病史的患者发生OVCFs的概率约为未合并骨折病史患者的4倍[14, 18]。

研究OVCFs的病因及力学特点相对比较困难是因为以下几个原因：第一，对于OVCFs的精确定义仍然存在争议性[19, 20]；第二，医学影像并不能发现全部的OVCFs，且不能确定OVCFs发生的原因[21, 22]；第三，除了外伤，很多OVCFs发生的原因还不能明确[21, 23, 24]。最后，并非所有的OVCFs均在外伤等情况下急性发病，很多OVCFs的发生是骨质疏松导致骨结构慢性破坏的过程，这些椎体变形一般没有临床症状[25]。因此，关于OVCFs发生的原因，目前仍然存在很多的不确定性。

一、脊柱应力的影响因素

研究者通过回顾患者病例资料或与患者交谈的方式分析了受伤程度与OVCFs的相关性。一项来源于急诊部门的研究表明83%的OVCFs是低能量损伤[24]。但一项病例回顾性横断面调查研究分析两所中国医院10年的OVCFs患者的病例资料表明，45%的OVCFs是由于摔伤，28%是因为其他外伤，27%是因为不明原因外伤[26]。一项对比研究表明，44%症状性OVCFs的发病原因是摔伤，38%属于自发或者是不明原因[21, 23]。这些研究同时表明只有15%的无症状性OVCFs得到确诊。因此，这些研究提示至少有一半或者超过一半OVCFs的发病原因还不能明确。搬重物和弯腰被认为是引起OVCFs的两大主要诱因，尽管目前还没有被相关研究数据证实。Cooper研究表明，只有10%症状性OVCFs是搬重物所致，39%是因为摔伤，有39%是属于自发[21]。但是，日常生活中的搬运和弯腰所产生的应力很可能是自发性骨折的原因，其机制在于应力疲劳和蠕变[27, 28]。总体而言，将来还需要更多的研究阐明导致OVCFs的应力模式。

虽然不能在活体直接测量椎体的应力情况，但是可以采用运动学分析、肌电图测量、椎间盘内压测量和生物力学模型分析脊柱在不同运动状态下的应力情况[29]。生物力学模型采用最优化技术评估脊柱在不同工况下躯干肌肉力和压应力。生物力学模型最早被用于研究下腰痛和工人外伤的潜在机制，其用于建模的数据均来源于年轻、健康成人，因此这些模型只局限于用于评价腰部椎体力。随后，Wilson[30]把生物力学模型拓展到中胸段和下胸段，并且采用QCT扫描的方法把老年人的躯干几何形态插入生物力学模型。Ilyer等[31]通过插入肋骨和胸骨进一步拓展了胸腰椎生物力学模型。纳入胸骨和肋骨在屈曲工况下可降低椎体应力33%，在侧屈工况下降低椎体应力18%。将来需要在胸段和胸腰段等椎体骨折好发区域的建模方面进一步提高以更好地了解这些区域的应力情况。

除了创伤等外在因素，很多内在因素也会影响椎体的应力。这些内在因素包括椎间盘退变、脊柱曲度、人体姿势、神经肌肉协调性和躯干肌肉力量。椎间盘属于粘弹性结构。退行性改变会影响椎间盘的几何形态和材料属性，从而明显影响椎间盘和椎体之间的应力传导。例如，在一项体外生物力学研究，Adams等[32]发现，

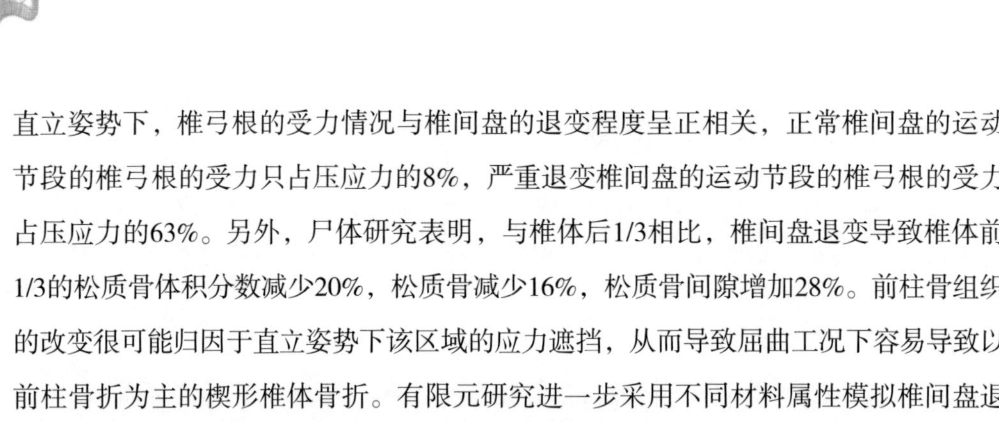

直立姿势下，椎弓根的受力情况与椎间盘的退变程度呈正相关，正常椎间盘的运动节段的椎弓根的受力只占压应力的8%，严重退变椎间盘的运动节段的椎弓根的受力占压应力的63%。另外，尸体研究表明，与椎体后1/3相比，椎间盘退变导致椎体前1/3的松质骨体积分数减少20%，松质骨减少16%，松质骨间隙增加28%。前柱骨组织的改变很可能归因于直立姿势下该区域的应力遮挡，从而导致屈曲工况下容易导致以前柱骨折为主的楔形椎体骨折。有限元研究进一步采用不同材料属性模拟椎间盘退变，研究表明，椎间盘退变导致应力从髓核转移至纤维环，从松质骨转移至皮质骨。这种改变会增加皮质骨和终板骨折的风险，同时会导致骨重建，从而导致松质骨进一步衰弱[33]。因此，椎间盘退变与OVCFs有明显的相关性，将来需要更深入的研究。

一项前瞻性老年女性队列研究表明胸椎后凸畸形是OVCFs的危险因素[17]。进一步研究表明，后凸畸形会影响椎体的应力，从而导致OVCFs风险增加。Briggs等[34]采用不同脊柱曲度的个性化生物力学模型研究后凸畸形对脊柱应力的影响，研究表明，高度后凸畸形产生的压应力比轻度后凸畸形产生的压应力高14%。后凸畸形导致力臂增加，与肌肉力协同增加椎体的压应力[35]。目前已经有很多研究表明，后凸畸形会增加椎体的压应力，但后凸畸形是否真的会增加椎体骨折的风险，将来需要更深入的研究。

研究表明，既往骨折也是将来骨折的危险因素。因为椎体骨折会导致后凸畸形增加，所以既往骨折会增加将来骨折的风险的原因被认为是既往骨折增加了后凸畸形，从来增加了椎体应力。这种现象被称为“骨折层叠效应”[35]。Briggs等[36]采用个性化生物力学模型比较合并椎体骨折与未合并椎体的椎体应力情况。研究发现，合并骨折的模型的椎体应力比未合并椎体骨折的椎体应力大。他们考虑的原因在于两组患者曲度不一样。这些学者进一步探讨不同曲度对椎体应力的影响。研究发现，丢失20%椎体前缘高度会增加下位椎体直立位时50%～72%体重的椎体应力，丢失40%椎体前缘高度会增加下位椎体直立位时50%～94%体重的椎体应力。

全身体位也会对椎体应力产生影响。部分研究显示尽管个体的胸椎后凸角不同，但是为保持平衡和直视前方，不同胸椎后凸角的个体均把他们的重心保持在一个相对固定的位置[37-40]。这些体位调整包括骨盆倾斜、髋后伸、膝屈曲和踝背伸。这些体位改变均为了平衡后凸畸形导致的重心前移。研究表明，这些姿势改变可以部分缓解后凸畸形导致的椎体应力增加[41]。

二、椎体强度的影响因素

采用无创性方法评价活体椎体强度是基于椎体骨密度和几何形态决定了椎体强度的假说。类似于其他骨，椎体骨的材料属性和几何形态决定了其承载能力。椎体是由松质骨以及包围在松质骨周围的皮质骨构成。在脊柱，压应力通过椎间盘传导至椎体，所以老年退行性变导致椎间盘、椎体松质骨和皮质骨材料属性的改变均会影响椎体的承载能力。人在20～40岁期间，椎体皮质骨的厚度为400～500 μm，在70～80岁期间，椎体皮质骨厚度减为200～300 μm，对于骨质疏松的患者，皮质骨的厚度只有120～150 μm[42]。这些椎体形态改变会影响脊柱的应力传导。虽然皮质骨和松质骨对椎体强度的贡献仍然具有争议性，但是普遍认为，对于健康个体，皮质骨构成椎体强度的10%～30%，对于骨质疏松个体，由于松质骨明显减少，皮质骨构成椎体强度的50%～90%。进一步研究表明椎体不同位置的皮质骨和松质骨构成也不一样，椎体中部皮质骨构成椎体强度的比值高于松质骨，椎体邻近上下终板的上下部松质骨构成椎体强度的比值高于皮质骨[43]。了解衰老对皮质骨和松质骨的影响有助于开发新药强化骨骼。

部分研究探讨了人类腰椎和胸椎强度与年龄、骨密度和椎体几何形态的相关性。这些研究表明，20～30岁人类胸腰椎体的强度为8 000～10 000 N，70～80岁人类胸腰椎体的强度则减少至1 000～2 000 N[42]，对于严重骨质疏松的患者，椎体的承载能力则更差[44]。还有研究表明，与单纯压缩相比，前屈状态下的椎体强度减少约40%[45]。

人类椎体强度与骨密度和椎体几何形态密切相关。很多研究表明椎体强度与DXA测出的椎体骨密度密切相关（r^2=0.28–0.88）[44]。采用QCT测出的骨密度与椎体强度的相关性存在类似的相关性（r^2=0.37–0.72）[46]。与单纯测量骨密度相比，综合椎体几何形态和椎体内部不同位置的骨密度信息可以更准确地预测椎体的屈服应力[47]。进一步研究表明，椎体强度主要与垂直方向松质骨的数量密切相关[48]。

由于机械测量同时考虑到材料属性变异和几何形态，所以有限元预测椎体

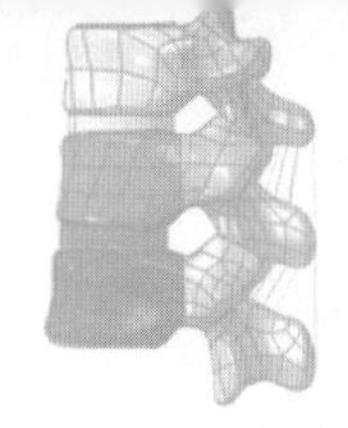

强度的准确度并没有机械测量的准确度高，尽管这样，基于QCT的有限元模型预测的椎体强度与机械实验测出的椎体强度密切相关（r^2=0.80–0.96）[45]。与直立状态相比较，屈曲状态下测量的椎体强度与骨密度的相关性较差（机械测量技术r^2=0.16–0.18，有限元测量技术r^2=0.37–0.43）[49]。但是有限元测量技术与机械测量技术均显示，与轴向压缩相比，屈曲状态下测量的椎体强度均较低，这提示有限元测量技术在测量活体椎体强度方面仍然具有一定的价值[45]。但是，有限元测量技术测量椎体强度的载荷是直接施加在骨性终板上，体外实验的载荷是施加在固定终板的聚甲基丙烯酸甲酯固定架上。相反，活体椎体的载荷是通过椎间盘传导至椎体，由于在压缩状态下，椎间盘的膨胀导致终板承受高张力应变[50]。因此使用有限元测量技术预测椎体强度时，边界条件的施加需要尽可能接近活体。

整体而言，无创状态下测量的骨密度可以精确评估椎体的压缩强度，综合椎体的几何形态和材料属性则更准确。但是与单纯轴向压缩相比，屈曲状态下测量的椎体强度与骨密度的相关性较差。考虑到大部分椎体骨折均在屈曲状态下发生，将来需要提升有限元测量技术预测屈曲状态下椎体强度的准确度。

三、总结

在这一章节，我们强调骨折是指骨承载的应力超过了骨的承载能力，从而导致骨的结构失效。以这种方式理解骨折，必须了解骨的承载能力和骨承受应力的影响因素。通过了解骨的承载能力和骨承载的应力状态可以识别骨折风险，从而指导治疗。但是，由于不能准确测量骨承载的应力状况，所以目前不能准确评估骨折的风险。不能准确测量骨承载的应力状况考虑与以下几个因素有关：首先，目前还不清楚不同类型跌倒所产生的应力大小和应力方向以及生物力学模型的验证仍然存在一定挑战性；其次，个体差异也会影响测量骨承载的应力状况；最后，肌肉等软组织也会对骨承载的应力状况产生明显的影响。

目前，对于预防OVCFs，研究主要专注于治疗骨质疏松。但是，OVCFs的生物力学研究表明降低椎体的应力也是一种可以选择的方法。减少摔伤的概率和降低摔伤导致的椎体应力显然是阻止OVCFs发生的一个重要因素。识别高危活动和对高危人群进行教育也许可以减低OVCFs的发生率。考虑椎间盘退变、脊柱曲度和体位等影响椎体应力的因素对降低OVCFs是另一个很重要的因素。为了达到降低OVCFs发生率的目标，应该做到限制高危活动，治疗骨质疏松和降低受伤时椎体的应力。

参考文献

[1] JOHNELL O, KANIS J A. An estimate of the worldwide prevalence and disability associated with osteoporotic fractures [J]. Osteoporos Int, 2006, 17 (12): 1726-1733.

[2] HWANG H F, LEE H D, HUANG H H, et al. Fall mechanisms, bone strength, and hip fractures in elderly men and women in Taiwan [J]. Osteoporos Int, 2011, 22 (8): 2385-2393.

[3] WEI T S, HU C H, WANG S H, et al. Fall characteristics, functional mobility and bone mineral density as risk factors of hip fracture in the community-dwelling ambulatory elderly [J]. Osteoporos Int, 2001, 12 (12): 1050-1055.

[4] DUAN Y, DUBOEUF F, MUNOZ F, et al. The fracture risk index and bone mineral density as predictors of vertebral structural failure [J]. Osteoporos Int, 2006, 17 (1): 54-60.

[5] DUAN Y, SEEMAN E, TURNER C H. The biomechanical basis of vertebral body fragility in men and women [J]. J Bone Miner Res, 2001, 16 (12): 2276-2283.

[6] MELTON L J, RIGGS B L, KEAVENY T M, et al. Structural determinants of vertebral fracture risk [J]. J Bone Miner Res, 2007, 22 (12): 1885-1892.

[7] MELTON L J, RIGGS B L, KEAVENY T M, et al. Relation of vertebral deformities to bone density, structure, and strength [J]. J Bone Miner Res, 2010, 25 (9): 1922-1930.

[8] WANG X, SANYAL A, CAWTHON P M, et al. Prediction of new clinical vertebral fractures in elderly men using finite element analysis of CT scans [J]. J

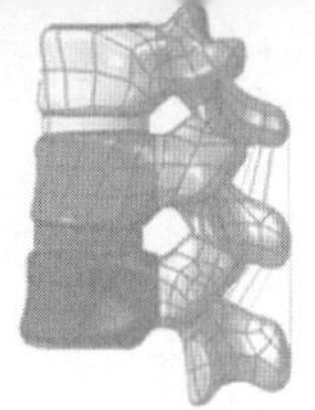

Bone Miner Res，2012，27（4）：808-816.

[9] BURGE R，DAWSON-HUGHES B，SOLOMON D H，et al. Incidence and economic burden of osteoporosis-related fractures in the United States，2005-2025 [J]. J Bone Miner Res，2007，22（3）：465-475.

[10] MELTON L J，KAN S H，FRYE M A，et al. Epidemiology of vertebral fractures in women [J]. Am J Epidemiol，1989，129（5）：1000-1011.

[11] MELTON L J，LANE A W，COOPER C，et al. Prevalence and incidence of vertebral deformities [J]. Osteoporos Int，1993，3（3）：113-119.

[12] ISMAIL A A，COOPER C，FELSENBERG D，et al. Number and type of vertebral deformities：epidemiological characteristics and relation to back pain and height loss. European Vertebral Osteoporosis Study Group [J]. Osteoporos Int，1999，9（3）：206-213.

[13] ROY D K，O' NEILL T W，FINN J D，et al. Determinants of incident vertebral fracture in men and women：results from the European Prospective Osteoporosis Study（EPOS）[J]. Osteoporos Int，2003，14（1）：19-26.

[14] VAN DER KLIFT M，DE LAET C E，MCCLOSKEY E V，et al. The incidence of vertebral fractures in men and women：the Rotterdam Study [J]. J Bone Miner Res，2002，17（6）：1051-1056.

[15] STONE K L，SEELEY D G，LUI L Y，et al. BMD at multiple sites and risk of fracture of multiple types：long-term results from the Study of Osteoporotic Fractures [J]. J Bone Miner Res，2003，18（11）：1947-1954.

[16] BLACK D M，ARDEN N K，PALERMO L，et al. Prevalent vertebral deformities predict hip fractures and new vertebral deformities but not wrist fractures. Study of Osteoporotic Fractures Research Group [J]. J Bone Miner Res，1999，14（5）：821-828.

[17] ROUX C，FECHTENBAUM J，KOLTA S，et al. Prospective assessment of thoracic kyphosis in postmenopausal women with osteoporosis [J]. J Bone Miner Res，2010，25（2）：362-368.

[18] KLOTZBUECHER C M, ROSS P D, LANDSMAN P B, et al. Patients with prior fractures have an increased risk of future fractures: a summary of the literature and statistical synthesis [J]. J Bone Miner Res, 2000, 15 (4): 721-739.

[19] FERRAR L, JIANG G, ADAMS J, et al. Identification of vertebral fractures: an update [J]. Osteoporos Int, 2005, 16 (7): 717-728.

[20] FERRAR L, JIANG G, ARMBRECHT G, et al. Is short vertebral height always an osteoporotic fracture? The Osteoporosis and Ultrasound Study (OPUS) [J]. Bone, 2007, 41 (1): 5-12.

[21] COOPER C, ATKINSON E J, O' FALLON W M, et al. Incidence of clinically diagnosed vertebral fractures: a population-based study in Rochester, Minnesota, 1985-1989 [J]. J Bone Miner Res, 1992, 7 (2): 221-227.

[22] DELMAS P D, VAN DE LANGERIJT L, WATTS N B, et al. Underdiagnosis of vertebral fractures is a worldwide problem: the IMPACT study [J]. J Bone Miner Res, 2005, 20 (4): 557-563.

[23] FREITAS S S, BARRETT-CONNOR E, ENSRUD K E, et al. Rate and circumstances of clinical vertebral fractures in older men [J]. Osteoporos Int, 2008, 19 (5): 615-623.

[24] OUDSHOORN C, HARTHOLT K A, ZILLIKENS M C, et al. Emergency department visits due to vertebral fractures in the Netherlands, 1986-2008: steep increase in the oldest old, strong association with falls [J]. Injury, 2012, 43 (4): 458-461.

[25] ADAMS M A, DOLAN P. Biomechanics of vertebral compression fractures and clinical application [J]. Arch Orthop Trauma Surg, 2011, 131 (12): 1703-1710.

[26] WANG H, LI C, XIANG Q, et al. Epidemiology of spinal fractures among the elderly in Chongqing, China [J]. Injury, 2012, 43 (12): 2109-2116.

[27] POLLINTINE P, LUO J, OFFA-JONES B, et al. Bone creep can cause progressive vertebral deformity [J]. Bone, 2009, 45 (3): 466-472.

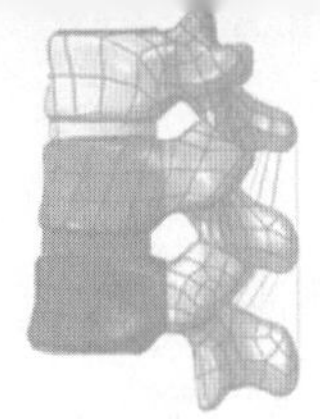

[28] LUO J, POLLINTINE P, GOMM E, et al. Vertebral deformity arising from an accelerated "creep" mechanism [J]. Eur Spine J, 2012, 21 (9): 1684-1691.

[29] ADAMS M A, DOLAN P. Spine biomechanics [J]. J Biomech, 2005, 38 (10): 1972-1983.

[30] WILSON S. Development of a Model to Predict the Compressive Forces on the Spine Associated with Age-Related Vertebral Fractures [J]. Master's degree, Massachusetts Institute of Technology, 1994.

[31] IYER S, CHRISTIANSEN B A, ROBERTS B J, et al. A biomechanical model for estimating loads on thoracic and lumbar vertebrae [J]. Clin Biomech (Bristol, Avon), 2010, 25 (9): 853-858.

[32] ADAMS M A, POLLINTINE P, TOBIAS J H, et al. Intervertebral disc degeneration can predispose to anterior vertebral fractures in the thoracolumbar spine [J]. J Bone Miner Res, 2006, 21 (9): 1409-1416.

[33] HOMMINGA J, AQUARIUS R, BULSINK V E, et al. Can vertebral density changes be explained by intervertebral disc degeneration? [J]. Med Eng Phys, 2012, 34 (4): 453-458.

[34] BRIGGS A M, VAN DIEEN J H, WRIGLEY T V, et al. Thoracic kyphosis affects spinal loads and trunk muscle force [J]. Phys Ther, 2007, 87 (5): 595-607.

[35] BRIGGS A M, GREIG A M, WARK J D. The vertebral fracture cascade in osteoporosis: a review of a etiopathogenesis [J]. Osteoporos Int, 2007, 18 (5): 575-584.

[36] BRIGGS A M, WRIGLEY T V, VAN DIEEN J H, et al. The effect of osteoporotic vertebral fracture on predicted spinal loads in vivo [J]. Eur Spine J, 2006, 15 (12): 1785-1795.

[37] GEIGER E V, MULLER O, NIEMEYER T, et al. Adjustment of pelvispinal parameters preserves the constant gravity line position [J]. Int Orthop, 2007,

31（2）：253–258.

[38] LAFAGE V，SCHWAB F，SKALLI W，et al. Standing balance and sagittal plane spinal deformity：analysis of spinopelvic and gravity line parameters [J]. Spine（Phila Pa 1976），2008，33（14）：1572–1578.

[39] SCHWAB F，LAFAGE V，BOYCE R，et al. Gravity line analysis in adult volunteers：age-related correlation with spinal parameters，pelvic parameters，and foot position [J]. Spine（Phila Pa 1976），2006，31（25）：E959–967.

[40] SCHWAB F，LAFAGE V，PATEL A，et al. Sagittal plane considerations and the pelvis in the adult patient [J]. Spine（Phila Pa 1976），2009，34（17）：1828–1833.

[41] ROUSSOULY P，NNADI C. Sagittal plane deformity：an overview of interpretation and management [J]. Eur Spine J，2010，19（11）：1824–1836.

[42] MOSEKILDE L. Osteoporosis-mechanisms and models. In：Whitfield J，Morley P，editors. Anabolic Treatments for Osteoporosis. Boca Raton，FL：CRC Press LLC；1998. p. 31–58.

[43] ESWARAN S K，GUPTA A，ADAMS M F，et al. Cortical and trabecular load sharing in the human vertebral body [J]. J Bone Miner Res，2006，21（2）：307–314.

[44] MORO M，HECKER A T，BOUXSEIN M L，et al. Failure load of thoracic vertebrae correlates with lumbar bone mineral density measured by DXA [J]. Calcif Tissue Int，1995，56（3）：206–209.

[45] BUCKLEY J M，KUO C C，CHENG L C，et al. Relative strength of thoracic vertebrae in axial compression versus flexion [J]. Spine J，2009，9（6）：478–485.

[46] MCBROOM R J，HAYES W C，EDWARDS W T，et al. Prediction of vertebral body compressive fracture using quantitative computed tomography [J]. J Bone Joint Surg Am，1985，67（8）：1206–1214.

[47] CODY D D，GOLDSTEIN S A，FLYNN M J，et al. Correlations between vertebral

regional bone mineral density（rBMD）and whole bone fracture load［J］. Spine（Phila Pa 1976）, 1991, 16（2）: 146–154.

［48］FIELDS A J, LEE G L, LIU X S, et al. Influence of vertical trabeculae on the compressive strength of the human vertebra［J］. J Bone Miner Res, 2011, 26（2）: 263–269.

［49］BUCKLEY J M, CHENG L, LOO K, et al. Quantitative computed tomography–based predictions of vertebral strength in anterior bending［J］. Spine（Phila Pa 1976）, 2007, 32（9）: 1019–1027.

［50］FIELDS A J, LEE G L, KEAVENY T M. Mechanisms of initial end plate failure in the human vertebral body［J］. J Biomech, 2010, 43（16）: 3126–3131.

第三节
骨质疏松性椎体骨折的研究进展

随着人口老龄化加剧，骨质疏松症等病理性因素并发椎体压缩骨折的患者日渐增多。在美国，每年因骨质疏松症而发生椎体骨折的患者约有70万人[1]。除引起剧烈疼痛外，还会严重影响患者的生活质量甚至导致残疾，并且增加个人或社会的经济负担[2]。骨质疏松性椎体骨折发病率较高、危害性较大，现已得到脊柱外科医生和相关领域科研学者的重点关注。在实施研究时，建立有效的骨折模型是开展研究的前提要求。

一、理想模型应该尽量满足以下条件

1. 重复性

即在不同实验人员或不同时期，只要在相同或相似条件干预下，模型均能很好地被重复建立。

2. 相似性

（1）宏观表现相似性：所选载体建模后所表现的症状、体征及各项检查均与临床相似。

（2）微观表现相似性：所建模型的椎体骨微细结构变化和骨代谢机理在造模前后的变化情况与临床相仿。

（3）干预措施相似性：建模方式尽可能与临床发病病因相似。

3. 可行性

（1）客观可行性：所选建模载体应价格低廉、获取途径简便及建模时间较短。

（2）操作可行性：所选建模载体应能耐受所需的建模干预措施，其中对于活体造模则要求其能耐受该类手术且建模后便于取材；而对于离体造模则要求保留有较为完整的研究结构。

二、动物模型

（一）常用的骨质疏松性椎体骨折动物模型及其特点

1. 小鼠

小鼠是动物模型中最常用的一种，即便其购买、饲养方便，价格低廉，但是由于其骨骼太小[3]，手术器械要求精度高，极易造成脊髓不同程度的损伤。另外，由于其血清标本量及骨标本量太少，所以对于标本的检测需要更为苛刻的技术。所以野生小鼠通过手术建立椎体骨折模型，所面临的挑战仍较为巨大。尽管手术造模难度较大，但是由于小鼠基因组结构与人类相近[4]，且低骨量小鼠极易发生自发性骨折[5]，所以通过建立骨质疏松转基因小鼠模型，使其自发骨折，则成为小鼠椎体骨折模型的突破点。V.Geoffroy等[6]利用雄性C57B1/6和BALB/c杂交小鼠与雌性C57B1/6和BALB/c F1杂交小鼠交配，同种繁殖6代后获得雌性Runx2基因高表达小鼠，通过X线拍摄，4周龄小鼠则出现散在的椎体压缩骨折，到13周时，则出现胸腰段广泛的骨折，并且从组织形态学探讨中，也得到与人类胸腰段骨折相似的表现（具

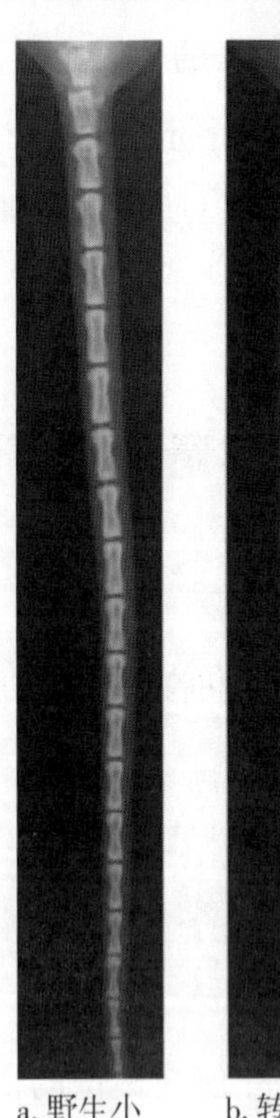

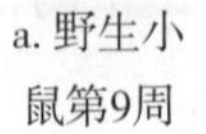

a. 野生小鼠第9周

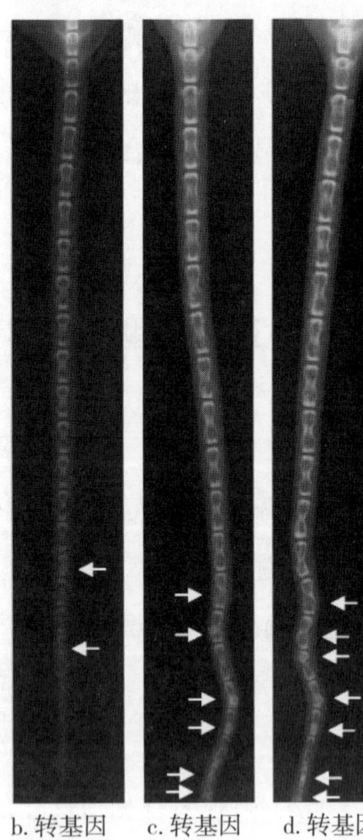

b. 转基因小鼠模型第0周　c. 转基因小鼠模型第5周　d. 转基因小鼠模型第9周

图2-4　雌性Runx2基因高表达小鼠自发椎体骨折的X线表现：模型建立后第5周、第9周X线中可以看到多个椎体高度变窄，可见骨折线

体见图2-4）。同样地，SAMP6小鼠衰老加快，与老年性骨质疏松症相类似，随着月龄增加，骨量迅速丢失且出现快速自发性椎体骨折[7-9]。

2. 大鼠

大鼠的饲养方式简便，购买方便，价格较低廉，其骨标本量和血清标本量较小鼠多，生命力顽强，可耐受一定的手术打击，是椎体骨折模型实验中较为理想的载体。尽管是正常椎体骨组织，但是长期载荷情况下，椎体因反复受压、骨小梁断裂，可出现椎体缓慢性的塌陷[10, 11]。同样地在大鼠活体内，Pollintine及Kummari等通过载荷实验，发现大鼠椎体内骨小梁断裂、松质骨压缩，最后皮质骨沿着薄弱处形成裂隙，最后蠕变成一个塌陷椎体，其显微结构与人类脊柱压缩骨折的病理表现相近，这为研究骨折微环境提供了相近的模型[12, 13]（具体见图2-5）。而椎体蠕变压缩通常伴有不同程度的骨代谢性疾病，所以，附加一定的骨代谢疾病干预措施，对于研究、探讨复杂因素骨折的机理有一定的指导意义。Do-Gyoon Kim等切除大鼠卵巢，建立去卵巢骨质疏松大鼠模型，对离体椎体施加固定载荷，使骨折形变程度更为明显，同时其加载时间及负荷则进一步减少[14]。

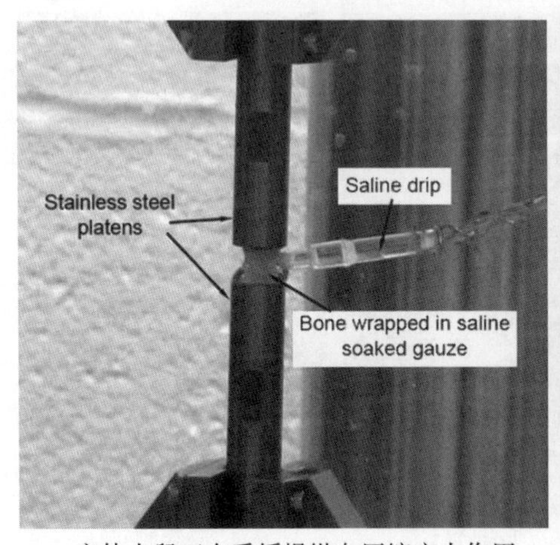

a. 离体大鼠正在受缓慢纵向压缩应力作用

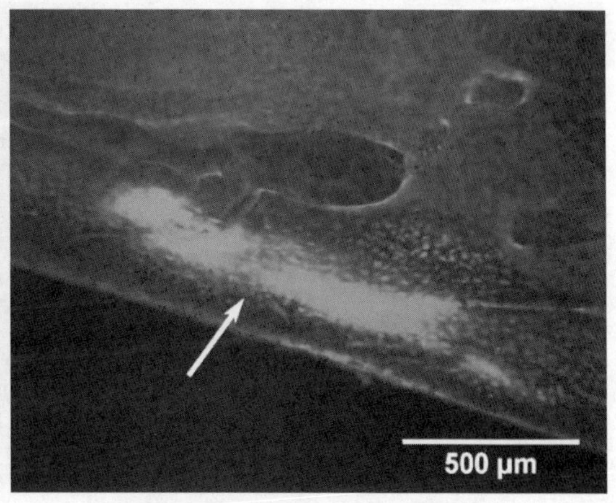

b. 受压椎体经电镜扫描后，箭头所指区域为皮质骨发生皱褶压缩的区域

图2-5　椎体压缩后骨皮质改变情况

3. 兔

兔模型主要包括家兔和新西兰兔两大类，缘其体积较大，骨标本量充足，手术

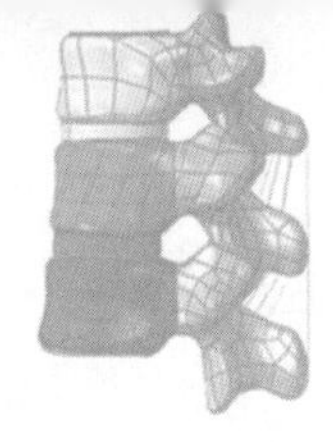

造模难度远较大鼠小，并且其血液标本较多，可满足多次采血的要求。更重要的是，性成熟后兔具有与人类相接近的哈弗氏系统[15]和骨骼转化迅速[16]等特点，现在已经成为骨科常见疾病的造模载体。由于兔前肢欠发达，负重集中在后肢，生活体位以半直立屈曲位为主，脊柱在此负重状态下，椎体受压，最终能模拟人体椎体压缩改变[17]。基于兔这些特点，其作为活体骨质疏松性椎体压缩骨折模型的较佳，也能借此研究骨折愈合机理，但由于其手术耐受性相对较差，故目前仍未应用于大样本的研究中。

4. 猪

由于猪骨骼的生理病理以及解剖结构与人类有较多相似点，所以其在骨科研究领域中的地位正日渐提升。既往传统的建模方式，是利用活体通过去势、激素性等方式建立骨质疏松模型，然后取标本做轴向压缩从而建立骨质疏松椎体压缩骨折模型。但这种方式的造模周期长、饲养困难，较少被采纳。而程自申等则把离体椎体浸泡在乙二胺四乙酸二钠溶液中脱钙，再行压缩实验从而快速建立骨质疏松压缩骨折模型[18]（图2–6）。该法简便易行，重复性高，所以被广泛用于相关力学研究范畴中。

5. 羊

常用于动物实验的羊包括有山羊和绵羊。两者均性格温顺，饲养容易，体格较大，可在实验中反复取出骨组织标本和血尿标本；椎体结构与人类相似，易于植入人工假体，所以除了研究不同的分子生物机理外，还可用于外科技术的探讨。闫宏伟等[19]结合山羊的生活习性以及wolf定律，在手术刮除椎体内松质骨后将山羊置于一笼底一侧垫高至40° 坡度的笼子内饲养，将饲料置于最高处顶端，模拟人类

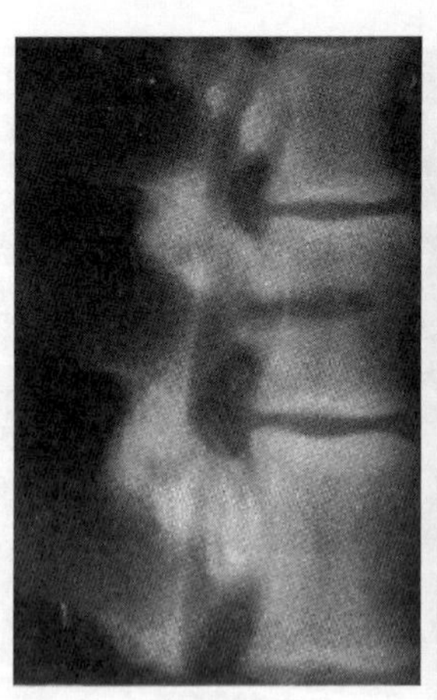
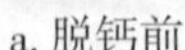
a. 脱钙前

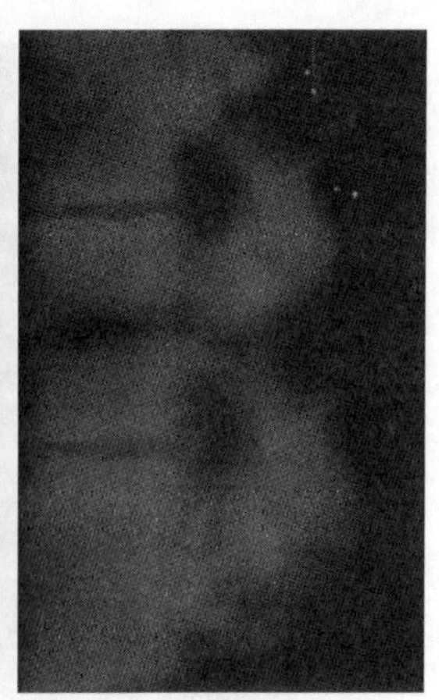
b. 脱钙13天

图2–6 图中所示为猪离体脊柱，其中责任椎体经钻孔后行X线检查，检查后整段脊柱浸泡于乙二胺四乙酸二钠溶液中脱钙，脱钙13天重新拍摄X线片，可见脱钙后椎体显影较前模糊，并且以钻孔区域更为显著

活动直立行走的姿势。这有助于研究动物体位改变对骨折愈合的影响及进行其他机理性探讨。虽然该实验中，山羊并无骨量低下的干预方式，但如果在手术前予以各种诱导骨量丢失的干预方式，则能成为一个很好的骨质疏松性椎体骨折模型。

6. 非人类灵长类动物

灵长类动物与人类属于近亲关系，在进化史上一脉相承；并且大部分灵长类动物生活中多保持直立状态，骨骼的生物力学特点及骨代谢特点均与人类相近，所以在医学研究中价值最大，意义最深。然而，由于动物伦理及法律保护方面的限制，其来源十分有限；且其价格昂贵、饲养困难，所以目前尽管其实验价值最高，仍无法用于骨质疏松性椎体骨折模型建立及研究实验中。

（二）常用胸腰椎椎体骨折动物模型的建模方法

除了动物的选择外，造模方式也多种多样。目前对于骨质疏松的建模方法已非常完善，常见的包括去势、激素性、转基因以及离体椎体的EDTA脱钙法。在建立骨质疏松症动物模型基础上，如何诱导椎体骨折，则需根据不同的实验要求而选择。目前，对于诱发椎体骨折的方式有很多，如转基因法、骨缺损法、骨横断法、离体压缩暴力法等。

1. 转基因法

转基因法主要是指通过基因工程技术，使骨转换中的基因无法表达或过度表达，促使骨量快速丢失，使其自发出现椎体骨折。由于该项技术需要多次繁衍，受基因组研究复杂程度影响，所以对手术造模困难的小鼠较为适用[6]。

2. 骨缺损法

骨缺损法是指通过手术刮除目标椎体内松质骨结构，人为创造骨缺损区域，但由于该方式对骨皮质破坏甚少，或仅残留一个小缺口，对力学性能的改变与真正椎体骨折有一定的区别[20]，所以它仅能通过观察及干预缺损区域，从而探讨骨折愈合机制[19]。因该项技术需要手术操作，所以要求动物的体格应能允许常规手术器械的操作，故可在大鼠、兔、猪和羊等大中型动物中使用[19]。

3. 骨横断法

骨横断法是指在活体内，在椎体前缘横行离断椎体，造成横断骨折，从而观察

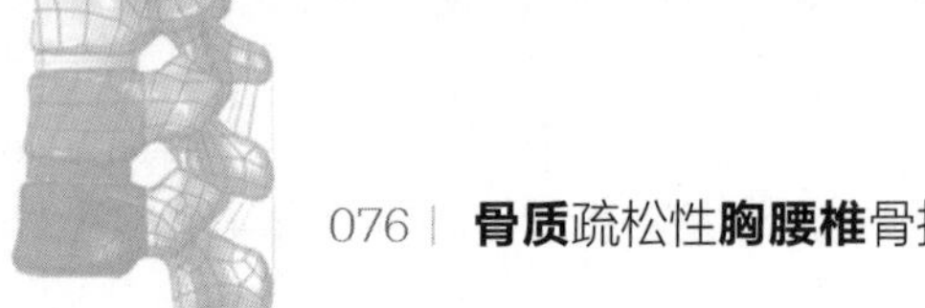

该椎体的力学变化情况及愈合情况[12, 13]。由于这项技术同属手术操作，所以也要求在大中型动物中使用。值得注意的是，考虑与临床常见骨折表现的相似性，这种造模方式可选择性地造成骨皮质和骨松质的破坏及骨缺损的区域，所以能更好地模拟临床的常见骨折类型[13]。

4. 离体压缩暴力法

离体压缩暴力法主要是指在动物尸体中取出椎体标本，施加纵向载荷以建立骨折模型。这种方法多用于探讨骨折发生机理、应力改变及外固定技术，却无法探讨骨折愈合机理及愈合后力学改变情况[21]。由于该类型骨折模型属于离体模型，受机器限制，建议用于较大型动物。当然，椎体骨折除了受外伤影响外，还可能受自身病理性因素影响，所以提前建立骨质疏松模型也是椎体骨折干预措施之一。

（三）骨质疏松性椎体骨折动物模型的建模方法介绍

既往研究证实，椎体骨缺损动物模型（如大鼠、羊、犬、猪）可用于描述临床椎体骨折的相关特性[22]，然而，关于骨质疏松性椎体骨缺损动物模型（可较好的模拟临床上骨质疏松性椎体骨折）的相关研究仍较局限。据报道，目前骨质疏松性骨折动物模型仅局限于兔和羊[23, 24]。然而，去卵巢术诱导兔骨质疏松模型的成功率较低[25]，且羊具有骨密度、血生化指标及骨组织形态学的季节波动性[26]。另外，FDA在1994发布的指南中明确指出，新型抗骨质疏松方案必须经过前临床研究中至少两个动物物种的验证。因此，为了构建合适的动物模型用于骨质疏松性椎体骨折的修复（如新型生物材料的植入），梁德教授、江晓兵副教授团队成功构建了一个新型的骨质疏松性椎体骨缺损/骨折大鼠模型，并评估了其有效性。具体方法及结果如下：

1. 骨质疏松大鼠模型的构建

运用经典的去卵巢术构建大鼠骨质疏松模型（图2-7），并用双能X线骨密度仪验证骨质疏松模型（图2-8）。结果表明，大鼠骨质疏松模型构建成功，且骨缺损造模后16周，大鼠椎体仍然处于骨质疏松状态。

2. 骨质疏松性椎体骨缺损大鼠模型的构建及验证

去卵巢术后3个月，利用电钻（钻头为直径为3 mm的圆球）在大鼠L6椎体构建

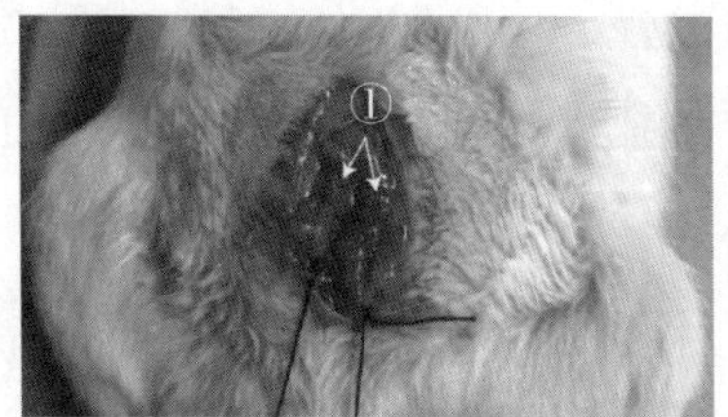

a. 双侧卵巢离体外观照

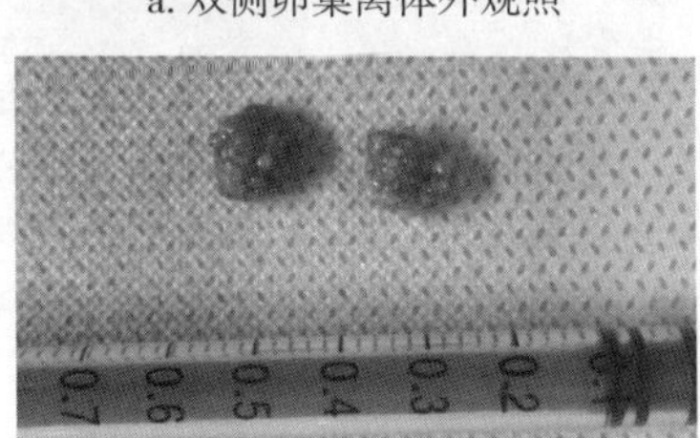

b. L6椎体离体外观照

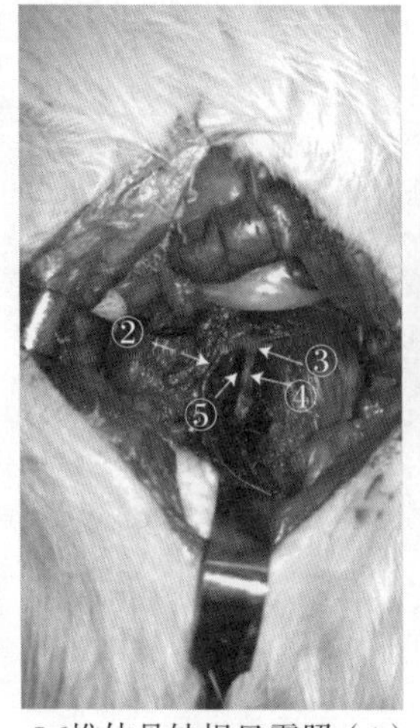

c. L6椎体骨缺损显露照（1）

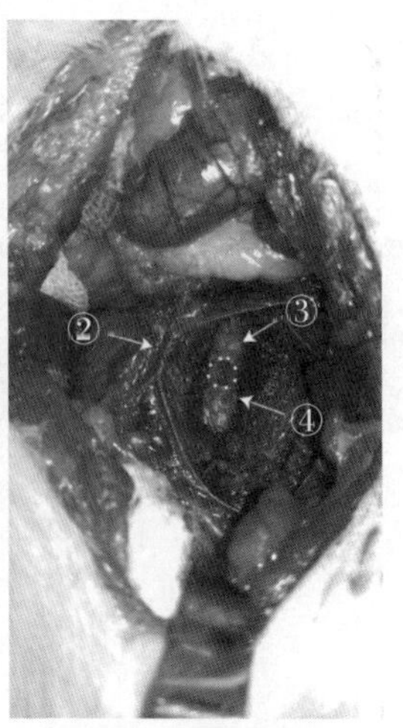

d. L6椎体骨缺损显露照（2）

①：卵巢；②：腹主动脉；③：椎间盘；④：椎体；⑤：椎体滋养血管入口

图2-7　去卵巢术构建大鼠骨质疏松模型

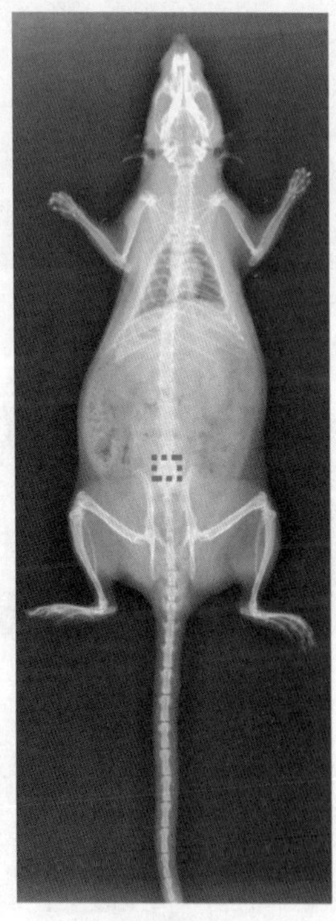

a. 双能X线骨密度仪扫描部位（虚线框处）

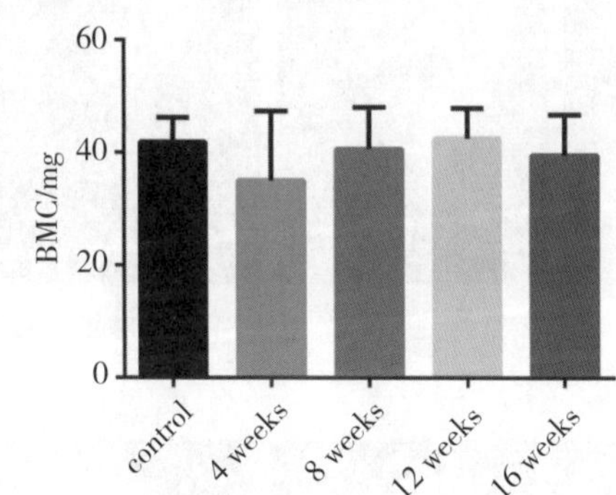

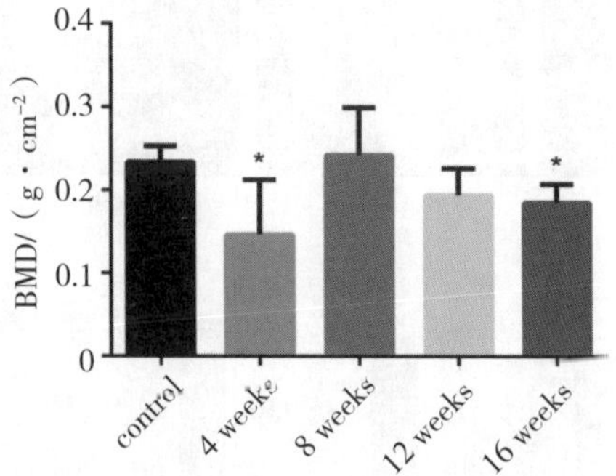

b. 骨矿含量（BMC）及骨密度（BMD）的变化

图2-8　骨质疏松模型验证

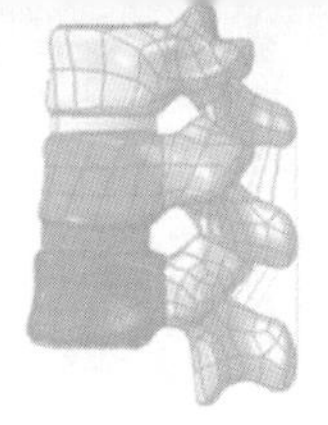

骨缺损模型（图2–9），并在第4、8、12、16周利用X线（图2–10）、micro–CT（包括三维图、相对骨体积、骨皮质厚度、体积骨密度，图2–11）及病理染色（包括HE

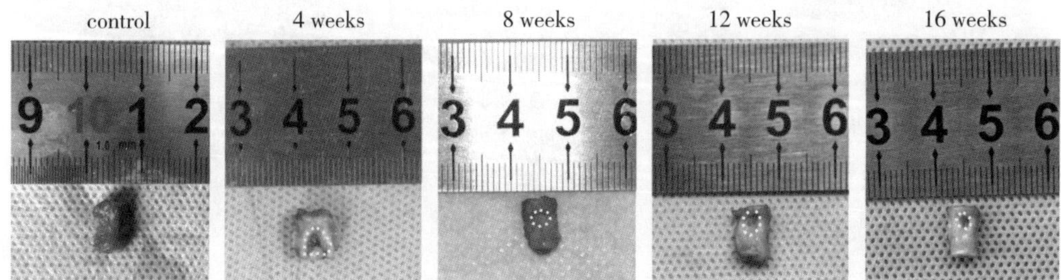

图2–9　骨缺损构建后不同时间点腰6椎体离体外观照（黄色虚线圈为骨缺损部位）

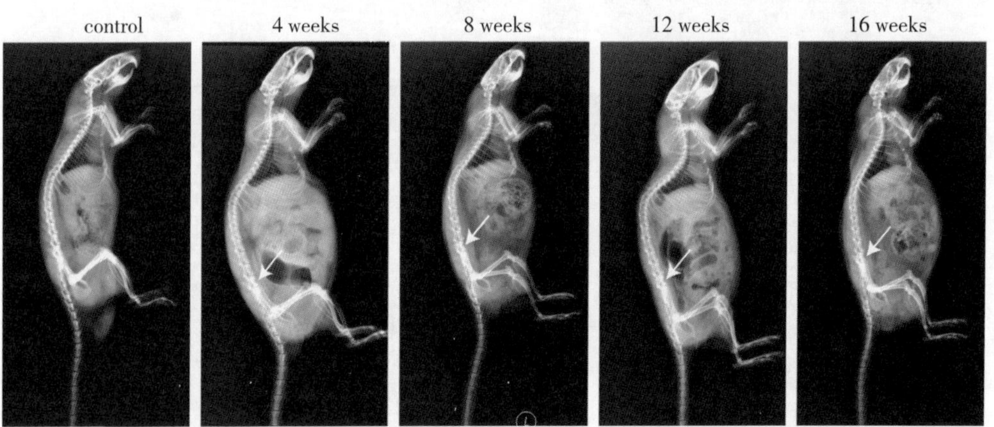

图2–10　骨缺损构建后不同时间点腰6椎体X线表现（黄箭头指向骨缺损部位）

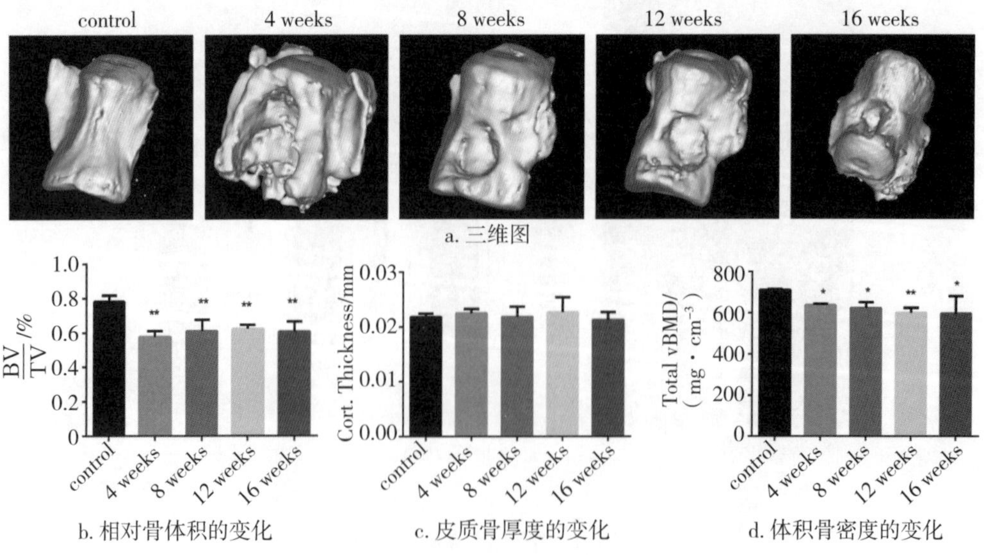

a. 三维图

b. 相对骨体积的变化　c. 皮质骨厚度的变化　d. 体积骨密度的变化

图2–11　骨缺损构建后不同时间点L6椎体骨微细结构表现

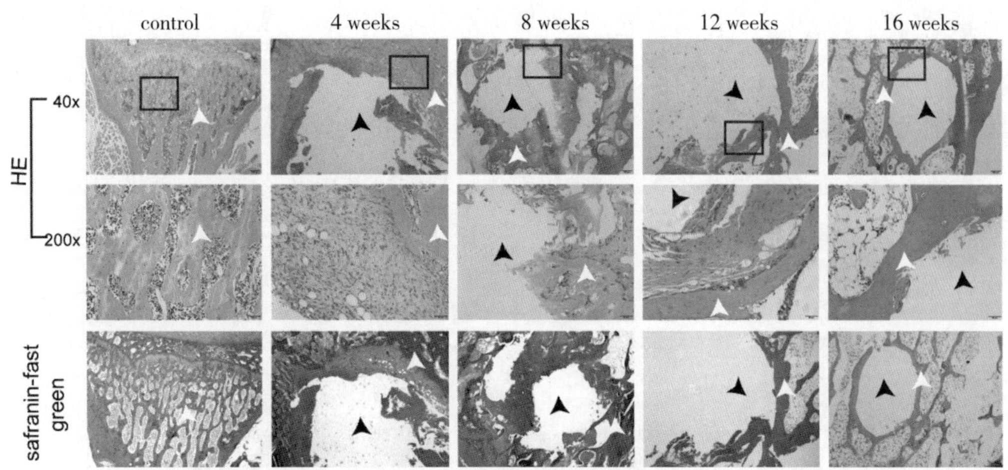

图2-12　骨缺损构建后不同时间点L6椎体病理学表现（HE染色及番红固绿染色）

染色及番红固绿染色，图2-12）观察骨质疏松对骨缺损的影响。结果表明，造模后第16周，L6椎体仍可见明显的不愈合骨缺损，表明骨质疏松性椎体骨缺损大鼠模型构建成功。

三、人体模型

随着动物研究的深入，研究者发现动物模型与人类存在一定的差异。因此，人类尸体模型及基于人体数据的有限元模型得到快速发展，并应用于各种研究。

（一）骨质疏松性椎体骨折的尸体模型

在研究人类自身疾病时，没有比在人体内做实验所得数据及资料更准确的方法。尤其是胸腰椎椎体骨折的研究，因为目前大多数动物的生活体位多为四肢着地的爬行体位，故脊柱椎体受张应力影响，这与直立行走的人类中椎体受压应力相比，椎体力线及强度存在一定的差异。但是由于受诸多因素的限制，人体实验较难开展。尽管如此，人类尸体椎体的利用，为骨质疏松性椎体骨折的力学研究及外科治疗技术的发展提供了一个有效的模型载体。

随着骨质疏松症的发生率逐年上升，骨质疏松性椎体压缩骨折患者逐渐增多。针对该疾病流行病学的特点，Alexander C. Disch等[22]对确诊骨质疏松症患者尸体的

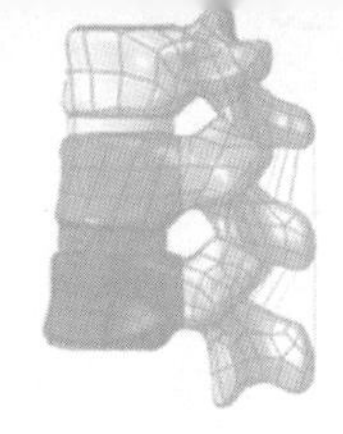

椎体进行独立研究，与传统方法[23]类似，采取纵向压缩，诱发责任椎体骨折。由于研究中仅采用3个连续椎体，上下椎体已行骨水泥包埋，中间椎体相对薄弱，故实验前无须对责任椎体行预损伤即可得到相应的骨折椎体模型[22]（图2-13）。由于椎体自身骨量较低、强度下降，骨折建模过程中压缩程度及破坏程度更为可控，可针对不同的实验要求，建立25%、50%，乃至更严重的椎体压缩比[24]。由于低能量性椎体骨折后，稳定性影响较爆裂骨折少，分型相对简单，所以该类模型较适用于作为包括椎体成形术在内的各种外科治疗技术的载体。

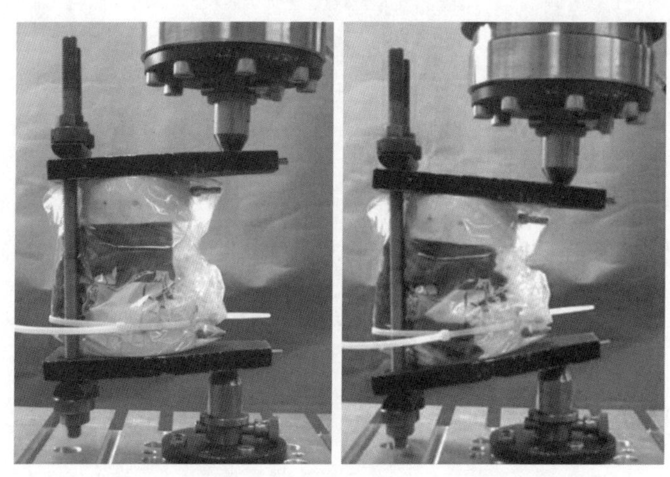

图2-13　骨质疏松症患者椎体经压缩试验后形成椎体骨折

（二）骨质疏松性椎体骨折的有限元模型

随着脊柱疾病诊疗技术需求逐渐增加，有限元分析法逐渐应用到脊柱外科领域。由于其资料基于CT三维重建扫描所得，所以其模型与人类相吻合。并且其模块齐全，故在探讨力学改变时，能够把邻近软组织也计算在内；另外，由于模型属于计算机数据，具有无限重复性，能够针对某一特定干预因素或不同干预因素进行反复操作，以推算出相关数据[25]。尤其是胸腰椎椎体结构的特点、骨折类型多样以及外科治疗技术快速发展等因素[26]，促使骨质疏松性椎体骨折有限元模型的建立和不断完善。

与尸体模型一样，有限元技术同样能够应用于病理性骨折当中，其中以骨质疏松性椎体压缩骨折更为普及。而国内的费琦等[27]从新近患有骨质疏松性椎体骨折的患者身上获取相关责任椎体的数据，研究骨折发生后，椎体、椎间盘及周围韧带等组织的力学改变特点。另外，E. Dall’Ara等[28]直接借助患有骨质疏松症的尸体椎体，在QCT密切监测下纵向载荷后获得楔形变的椎体，最终得出在椎体形变过程中应力集中区域的变化特点。

四、总结与展望

随着科学技术逐渐进步以及骨质疏松性椎体骨折逐渐得到重视，其发生机理及外科治疗技术日渐成为脊柱外科医生的研究重心。尤其是外科治疗技术更是医患双方都关注的方面，这为椎体骨折模型提供了原动力。

目前椎体骨折模型分为动物模型和人体模型两大方面，其中动物模型可应用在活体实验中以更好的探索椎体愈合情况，但是动物模型毕竟与人体存在一定的差异性，尤其是力学特点及外科技术均无法完全等同，故目前仅在骨折愈合研究中占有较有利的优势。与之相对的是，人体模型受伦理学及法律的限制，活体实验难以实施，所以在人体模型中难以探讨骨折愈合情况。尽管如此，目前利用尸体以及有限元等人体模型研究，能够较为有效的模拟出椎体骨折特点，这为骨折机理以及外科治疗技术的深入研究提供了强大的帮助。

在骨质疏松性椎体骨折的研究中，由于各种模型之间存在着不同的优势和劣势，这无疑制约着全面研究的步伐。但是，在不断与临床发现相结合的过程中，如何巧妙地结合动物和人体两大类模型用于胸腰椎骨质疏松性椎体骨折的骨折机理、骨折愈合以及外科治疗技术等相关研究，这将成为未来的研究方向。

参考文献

[1] COHEN L D. Fractures of the osteoporotic spine [J]. Orthop Clin North Am, 1990, 21 (1): 143-150.

[2] IVANCIC P C. Hybrid cadaveric/surrogate model of thoracolumbar spine injury due to simulated fall from height [J]. Accid Anal Prev, 2013, 59: 185-191.

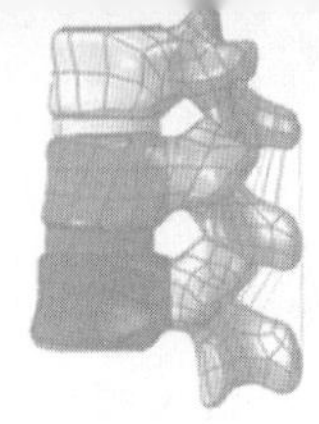

[3] 朱彦昭，史晓林，吴建民．骨质疏松症模型的动物选择［J］．中国骨质疏松杂志，2006，12（6）：631-634.

[4] 程少丹，王拥军，唐德志，等．OPG基因敲除小鼠骨质疏松情况的研究［J］．中国骨质疏松杂志，2008，14（1）：16-19.

[5] MANOLAGAS S C．Birth and death of bone cells：basic regulatory mechanisms and implications for the pathogenesis and treatment of osteoporosis［J］．Endocr Rev，2000，21（2）：115-137.

[6] GEOFFROY V，CHAPPARD D，MARTY C，et al．Strontium ranelate decreases the incidence of new caudal vertebral fractures in a growing mouse model with spontaneous fractures by improving bone microarchitecture［J］．Osteoporos Int，2011，22（1）：289-297.

[7] EGERMANN M，GOLDHAHN J，SCHNEIDER E．Animal models for fracture treatment in osteoporosis［J］．Osteoporos Int，2005，16 Suppl 2：S129-138.

[8] SILVA M J，BRODT M D，UTHGENANNT B A．Morphological and mechanical properties of caudal vertebrae in the SAMP6 mouse model of senile osteoporosis［J］．Bone，2004，35（2）：425-431.

[9] CHEN H，KUBO KY．Segmental variations in trabecular bone density and microstructure of the spine in senescence-accelerated mouse（SAMP6）：a murine model for senile osteoporosis［J］．Exp Gerontol，2012，47（4）：317-322.

[10] YAMAMOTO E，PAUL C R，CHAN D D，et al．Development of residual strains in human vertebral trabecular bone after prolonged static and cyclic loading at low load levels［J］．J Biomech，2006，39（10）：1812-1818.

[11] KIM D G，SHERTOK D，CHING T B，et al．Variability of tissue mineral density can determine physiological creep of human vertebral cancellous bone［J］．J Biomech，2011，44（9）：1660-1665.

[12] LYNCH J A，SILVA M J．In vivo static creep loading of the rat forelimb reduces ulnar structural properties at time-zero and induces damage-dependent woven bone formation［J］．Bone，2008，42（5）：942-949.

[13] KUMMARI S R，DAVIS A J，VEGA L A，et al. Trabecular microfracture precedes cortical shell failure in the rat caudal vertebra under cyclic overloading [J]. Calcif Tissue Int，2009，85（2）：127–133.

[14] KIM D G，NAVALGUND A R，TEE B C，et al. Increased variability of bone tissue mineral density resulting from estrogen deficiency influences creep behavior in a rat vertebral body [J]. Bone，2012，51（5）：868–875.

[15] 李冠武，汤光宇，李伟，等. 去势法联合皮质激素快速诱导兔骨质疏松模型 [J]. 临床放射学杂志，2011，30（7）：1055–1058.

[16] T MASHIBA D B B，CH TURNER M S，CAIN R L. Effects of human parathyroid hormone （1–34），LY333334，on bone mass，remodeling，and mechanical properties of cortical bone during the first remodeling cycle in rabbit [J]. Bone，2001，28（5）：538–547.

[17] 张淑娴，郭新全，邱玉金，等. 兔椎体骨折动物模型制备的初步探讨 [J]. 动物医学进展，2013，34（7）：131–134.

[18] 程自申，张智海，刘莉，等. 脱钙模拟椎体骨质疏松体外模型的建立 [J]. 中国骨质疏松杂志，2011，17（3）：208–212.

[19] 闫宏伟，梅玉峰，文波，等. CTM人工骨浆复合骨形态发生蛋白对山羊椎体骨缺损修复作用研究 [J]. 生物骨科材料与临床研究，2009，6（6）：1–5.

[20] MANRIQUE E，CHAPARRO D，CEBRIAN J L，et al. In vivo tricalcium phosphate，bone morphogenetic protein and autologous bone marrow biomechanical enhancement in vertebral fractures in a porcine mode [J] Int Orthop，2014，38（9）：1993–1999.

[21] TARSUSLUGIL S M，O'HARA R M，DUNNE N J，et al. Development of calcium phosphate cement for the augmentation of traumatically fractured porcine specimens using vertebroplasty [J]. J Biomech，2013，46（4）：711–715.

[22] DISCH A C，SCHMOELZ W. Cement augmentation in a thoracolumbar fracture model：reduction and stability after balloon kyphoplasty versus vertebral body

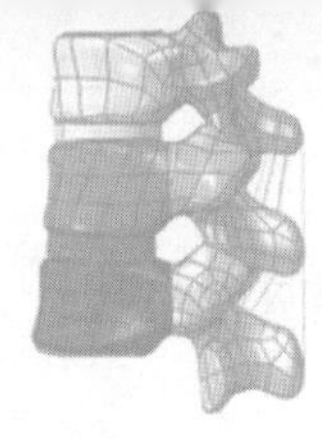

stenting [J] . Spine (Phila Pa 1976) , 2014, 39 (19) : E1147–1153.

[23] GROSSBACH A J, VILJOEN S V, HITCHON P W, et al. Vertebroplasty plus short segment pedicle screw fixation in a burst fracture model in cadaveric spines [J] . J Clin Neurosci, 2015, 22 (5) : 883–888.

[24] KHANNA A J, LEE S, VILLARRAGA M, et al. Biomechanical evaluation of kyphoplasty with calcium phosphate cement in a 2–functional spinal unit vertebral compression fracture model [J] . Spine J, 2008, 8 (5) : 770–777.

[25] FAGAN M J, JULIAN S, MOHSEN A M. Finite element analysis in spine research [J] . Proc Inst Mech Eng H, 2002, 216 (5) : 281–298.

[26] LEE C K, KIM Y E, LEE C S, et al. Impact response of the intervertebral disc in a finite–element model [J] . Spine (Phila Pa 1976) , 2000, 25 (19) : 2431–2439.

[27] 费琦，李秋军，杨雍，等. 胸腰段骨质疏松性椎体压缩骨折三维有限元模型的建立和应力分析 [J] . 中华医学杂志，2010，90 (41) : 2943–2946.

[28] DALL'ARA E, SCHMIDT R, PAHR D, et al. A nonlinear finite element model validation study based on a novel experimental technique for inducing anterior wedge–shape fractures in human vertebral bodies in vitro [J] . J Biomech, 2010, 43 (12) : 2374–2380.

第三章

骨质疏松性胸腰椎骨折的治疗选择

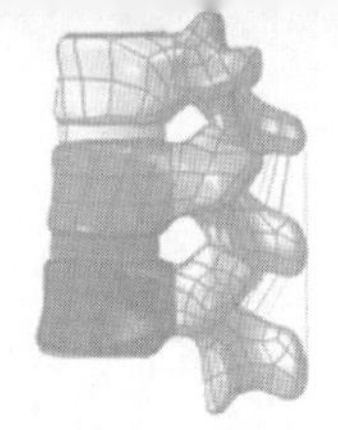

第一节
骨质疏松性胸腰椎骨折的分期分型论治

骨质疏松性椎体骨折（osteoporotic vertebral fracture，OVF）已逐渐成为老年人的一种常见疾病[1]。多数患者为椎体轻度骨折，表现为腰背局部疼痛、活动受限，少数患者因骨质疏松严重或治疗不恰当，可出现椎体爆裂骨折、椎体严重塌陷、脊柱后凸畸形等，导致脊髓神经损害症状，甚则影响患者心肺及胃肠道功能，增加了患者的死亡风险，严重影响了患者的日常生活质量，给个人、家庭、社会带来沉重负担[2-4]。

目前临床关于OVF的分期、分型及治疗方案尚无统一标准，给临床治疗带来了不便，也不利于学术交流进步。因此，如何结合患者的具体临床症状、病程及影像学表现，制定合理的临床分期、分型及治疗方案，使患者最大限度受益，成为亟待解决的问题。

一、骨质疏松性胸腰椎骨折的分析

目前OVF的具体分期尚无明确定义[5]，存在一定的争议，而OVF的具体分期与OVF的治疗密切相关，定义OVF的具体分期对指导治疗和学术交流具有重要意义。

Prather等[6]研究发现，多数OVF患者发病时无临床症状，仅有约1/3的OVF患者因疼痛而就诊，因此导致OVF的分期比较困难。Rousing、Kim等[7, 8]研究发现OVF患者通过6～8周的保守治疗，多数疼痛能明显缓解，因此定义OVF急性期为2周、亚急性期为2～8周、慢性期为大于2个月。Heran等[9]通过回顾文献认为，OVF急性期小于4周、亚急性期为4～12周、慢性期为大于3个月。

Nieuwenhuijse等[10]根据其临床经验，将OVF急性期定义为小于2个月、亚急性期为2～6个月、慢性期为大于6个月。Diamond等[11]对72例临床OVF患者行椎体强化术的同时取出少量骨折区骨组织进行组织形态学观察，发现多数2周内的患者表现为大量炎性反应及血肿，2～4周的患者表现为反应性骨基质形成和内生软骨形成，4～8周的患者表现为新的编织骨形成和内生软骨骨化，8周以后的患者表现为骨的塑形与重建。因此，结合Diamond等组织形态学的研究结果，可以认为Rousing、Kim等的OVF病程分期标准更为合理，即OVF病程2周内为急性期、2～8周为亚急性期、大于2个月为慢性期。

二、骨质疏松性胸腰椎骨折的临床分型

临床常用的OVF分型方法主要包括欧洲骨质疏松脊柱研究组（European vertebral osteoporosis study group，EVOSG）分型[12]、Genant半定量法分型[13]和Heini分型[14]。EVOSG分型是根据椎体形态学的改变提出的3种分型：楔形变型、双凹型、塌陷压扁型。Genant半定量法分型是根据标准侧位X线片椎体前缘高度和椎体投影面积分型，0型：椎体形态及大小正常；Ⅰ型（轻度）：椎体前缘高度降低20%～25%和椎体投影面积降低10%～20%；Ⅱ型（中度）：椎体前缘高度降低25%～40%和椎体投影面积降低20%～40%；Ⅲ型（重度）：椎体前缘高度和椎体投影面积降低均大于40%。Heini结合患者临床症状及影像学表现，将骨质疏松性椎体骨折分为4型。Ⅰ型：急性/亚急性单纯椎体压缩骨折；Ⅱ型：骨折后持续性椎体不稳，骨折不愈合；Ⅲ型：多节椎体压缩骨折合并进行性脊柱序列性改变；Ⅳ型：伴有继发性椎管狭窄，合并神经症状。

然而，上述3种常用分型均存在部分不足，不能涵盖所有类型OVF，导致不能较好地指导临床。Vaccaro等[15]结合骨折的形态、后方韧带复合体的完整性和神经功能状态提出的TLICS分型，是目前指导临床胸腰椎骨折治疗的重要分型系统，获得广泛认可。我们基于循证依据、患者症状、影像学表现和分期等，结合TLICS分型，我们建议将OVF分为新鲜期（含急性期及亚急性期，≤8周）及陈旧期（含陈旧性椎体骨折不愈合及陈旧性椎体骨折畸形愈合，＞8周）两大类型，新鲜期椎体压

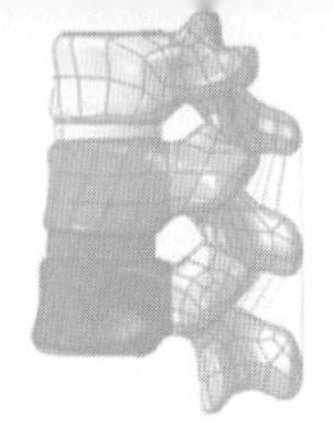

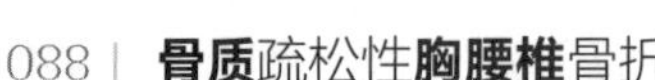

缩骨折根据TLICS评分系统分为轻、中、重3型，陈旧性椎体骨折不愈合分为可复位型（A1型、A2型）及难复位型（B型）[16]，陈旧性椎体骨折畸形愈合分为有症状型及无症状型，再针对不同类型推荐相应的治疗方案。

TLICS分型应用于指导新鲜期OVF治疗，具体如下：①轻度OVF：TLICS评分≤3分，首先行非手术治疗（图3-1）；②中度OVF：TLICS评分=4分，不伴有神经症状的，首先行非手术治疗，伴有神经症状的，早期行手术减压复位固定（图3-2）；③TLICS评分≥5分，建议早期行手术减压复位固定（图3-3）；④新鲜期OVF，

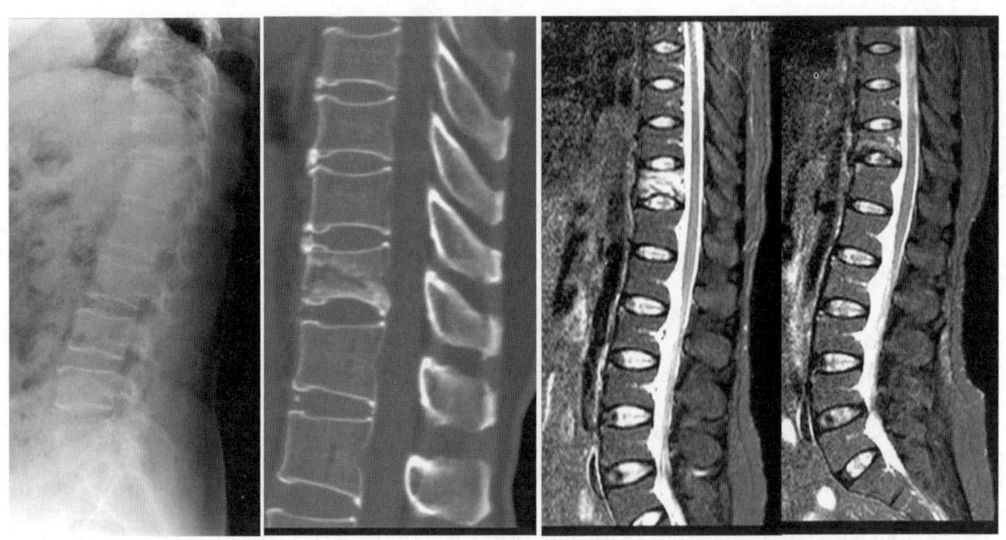

图3-1　T11新鲜OVF，TLICS评分≤3分，保守治疗6个月后愈合

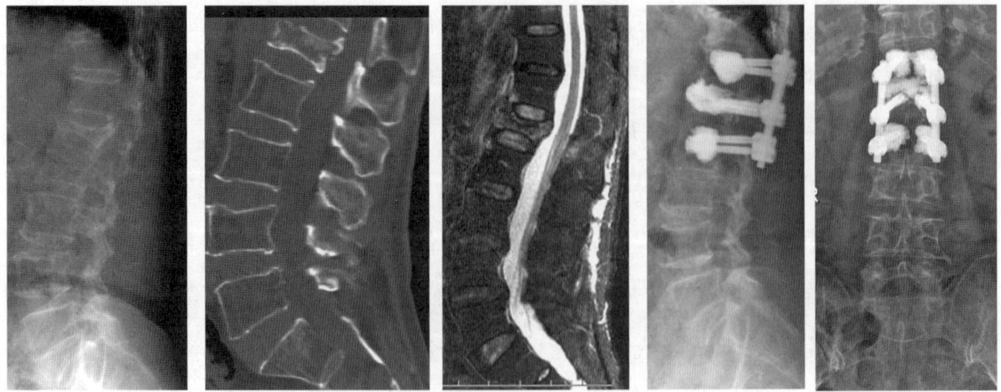

图3-2　L1新鲜OVF合并后方韧带复合损伤，伴有左大腿外侧麻木、疼痛，TLICS评分=4分，行骨折椎体强化加原位融合内固定术

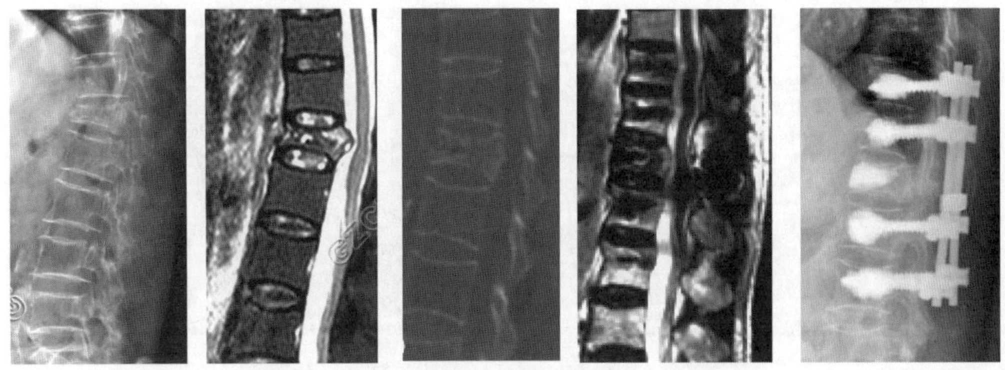

图3-3　T12新鲜OVF合并后方韧带复合损伤，伴有双侧大腿前方外侧麻木、疼痛，鞍区麻木，TLICS评分=7分，行骨折椎体强化加原位融合内固定术

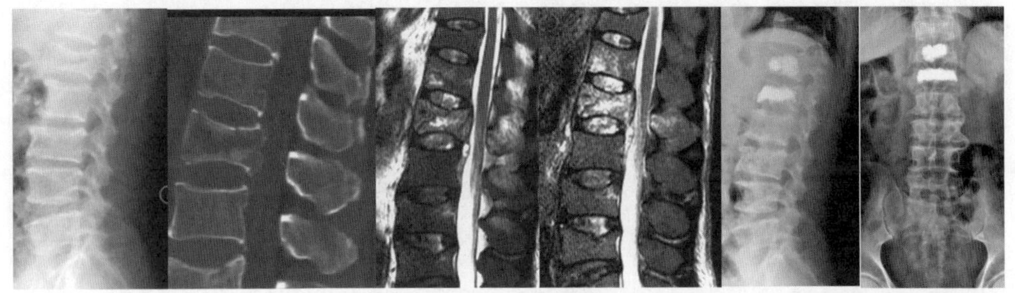

图3-4　T12、L1新鲜OVF合并后方韧带复合损伤，TLICS评分=4分，行骨折椎体强化术

TLICS≤4分，非手术治疗无效、疼痛明显或不宜长时间卧床及不能耐受疼痛者，及时行椎体强化术治疗（图3-4）。

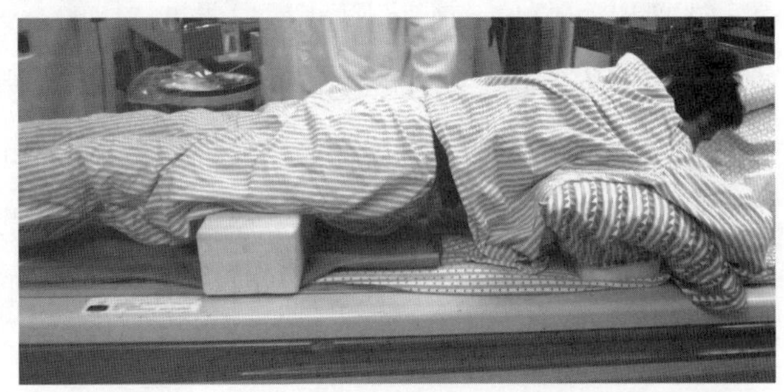

图3-5　过伸位示意图

对于陈旧性椎体骨折不愈合，我们基于过伸位CT检查（图3-5）所显示的骨折椎体的复位程度及骨折形态，进行个性化治疗。A1型（可复位、骨折稳定型，图3-6、图3-7）：过伸位CT显示塌陷椎体高度显著恢复、后凸畸形矫正效果≥50%，椎体后缘骨块可以复位，导致继发性椎管狭窄的椎体后方骨块显著复位，骨折线以横断面方向为主，椎体后方骨块前后径≥椎体前后径1/2，骨折椎体形态相对完整、未累及椎体中柱结构，此型患者建议行经皮椎体强化

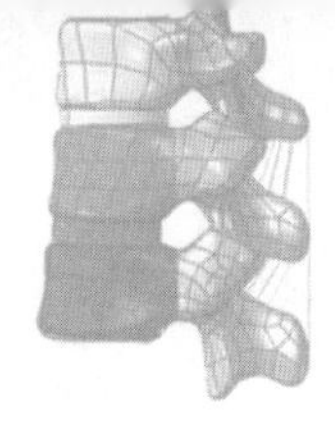

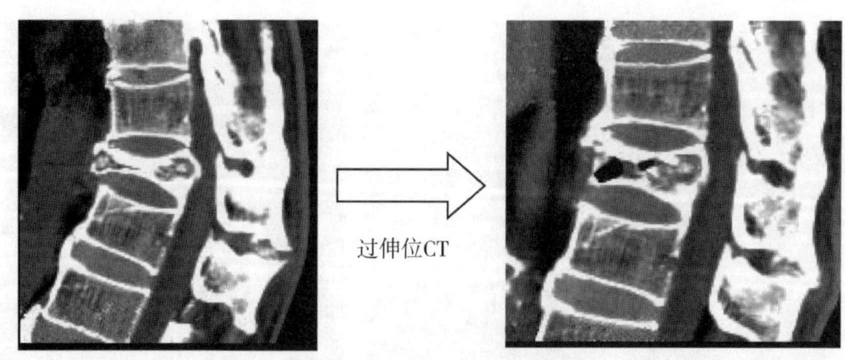

图3-6　A1型（可复位、骨折稳定型）

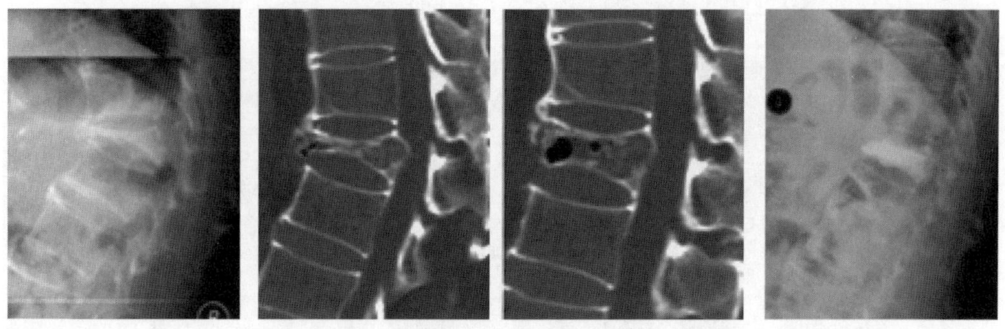

图3-7　A1型（可复位、骨折稳定型），T12 PVP

术。A2型（可复位、骨折不稳定型，图3-8、图3-9）：过伸位CT提示的塌陷椎体复位程度及椎管狭窄间接减压效果与A1型相同，但骨折线方向多样化，椎体后方存在游离骨块或后方骨块前后径＜椎体前后径1/2，此型的复位效果虽良好，但椎体骨折累及中柱或在椎体后壁有游离骨块。对于这类患者，鉴于单纯行椎体强化术可能无法达到良好的固定支撑效果，同时骨水泥向椎管内渗漏的风险也大为增加，因而建议行骨折椎体的强化加原位融合固定术。B型（难复型，图3-10、图3-11、图3-12）：过伸位下骨折椎体的塌陷矫正效果＜50%，或椎体后缘骨块无明显复位、继发性椎管狭窄解除不满意者。这类患者过伸体位下的复位及间接减压效果不理想，常因局部后凸畸形导致矢状面失平衡，出现轴性背痛或因骨块突入椎管导致神经刺激，建议行后路责任椎截骨减压加融合固定术。

行后路矫形内固定术治疗OVF时，具体截骨方式参考Schwab[17]提出的6级截骨方案（图3-13）。对于后路原位融合者，推荐1级截骨方案；对于难复型陈旧性

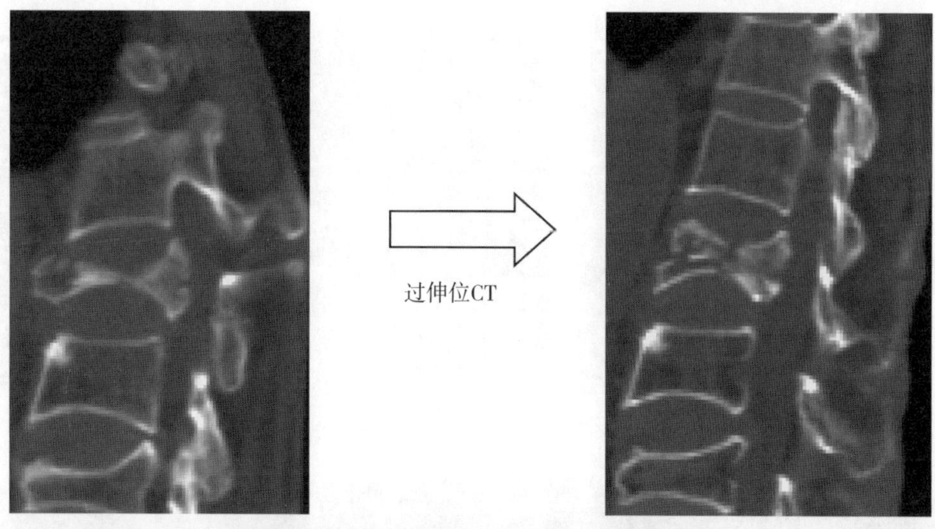

图3-8　A2型（可复位、骨折不稳定型）

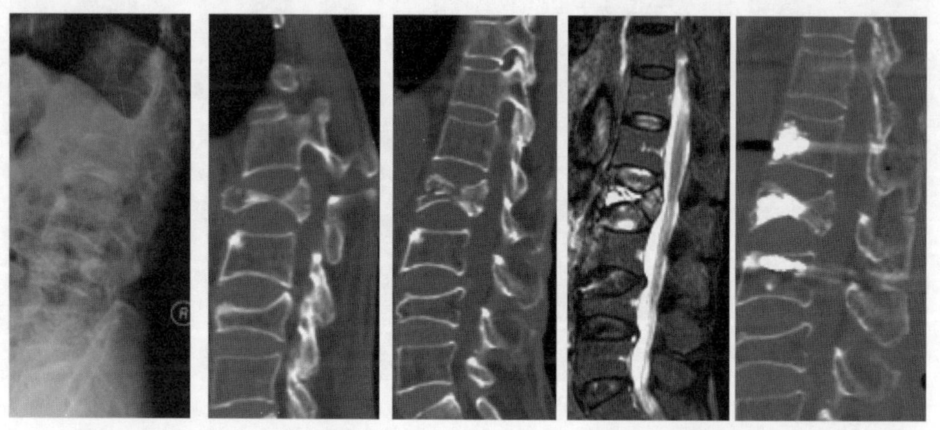

图3-9　A2型（可复位、骨折不稳定型），L2 PVP加原位融合内固定术

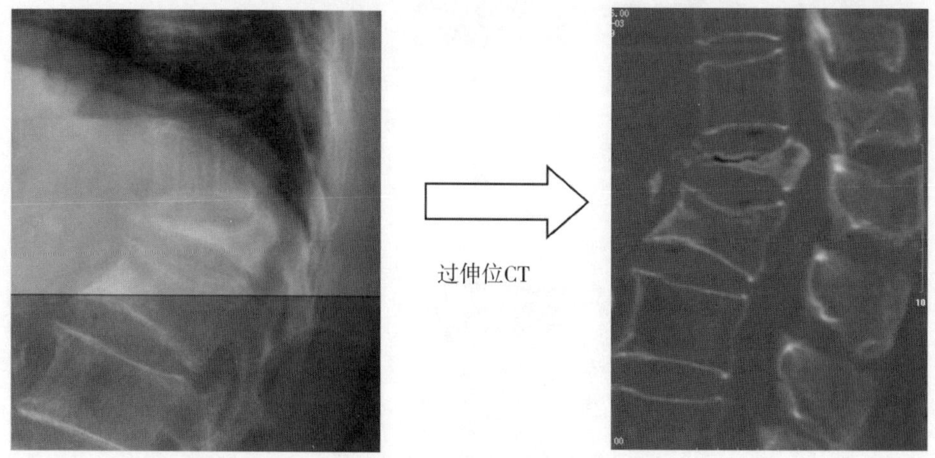

图3-10　B型（难复型）

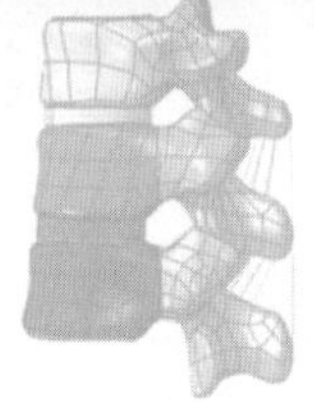

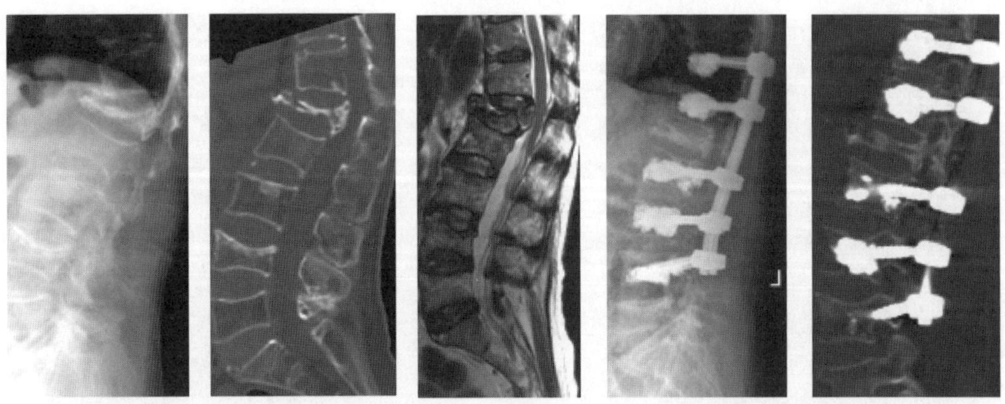

图3-11　B型（难复型），后路L1 PSO加融合内固定术

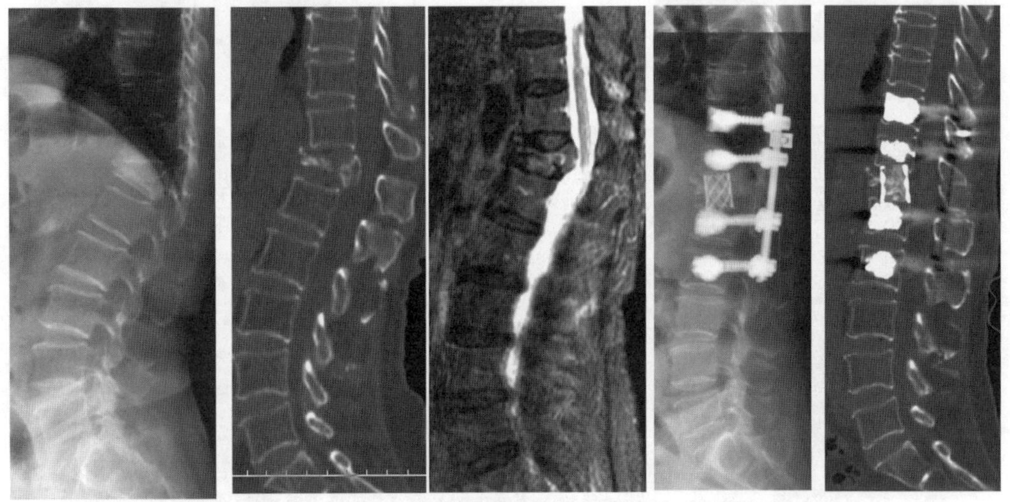

图3-12　T12陈旧性骨折畸形愈合，后路T12椎体切除支撑重建加融合内固定术

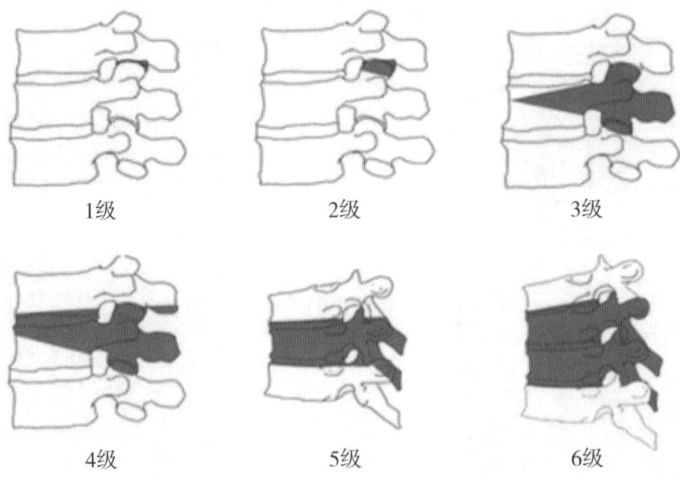

图3-13　Schwab 6级截骨示意图

椎体骨折不愈合及伴有顽固性腰背痛或神经症状的陈旧性椎体骨折畸形愈合患者，根据局部后凸角度及骨折椎体形态，选择Schwab 2级（SPO）、3级（PSO）、4级（VCR）和5级截骨方式。

三、骨质疏松性胸腰椎骨折的分型论治

1. 非手术治疗

（1）治疗目的：缓解疼痛，便于患者早期活动，维持脊柱的矢状面和冠状面稳定，预防晚期的神经压迫。

（2）适应证：症状及体征较轻，无合并基础病，影像学检查为轻度压缩骨折，新鲜期OVF，TLICS≤4分，无法耐受手术者。

（3）治疗方法：卧床休息4～6周，腰背部垫软枕，具体根据骨折损伤程度决定。下地活动时建议戴支具。应用镇痛剂可缓解患者疼痛症状，应用降钙素可减少骨折后的急性骨丢失，并可减轻骨折后的急性骨痛。低强度脉冲超声（LIPUS）、功能性电刺激（FES）、振动波和局部热敷等物理治疗方法，有助于促进患者早期康复。

（4）抗骨质疏松药物治疗：钙剂、维生素D、抑制破骨细胞生成药物、促进成骨细胞形成药物、中成药等。

2. 单纯椎体强化术治疗

（1）适应证：非手术治疗无效、疼痛明显；不宜长时间卧床者；不稳定压缩骨折；骨折块不愈合或内部囊性变，椎体骨坏死；不能耐受疼痛；非手术治疗失败者；新鲜期OVF，TLICS≤4分或稳定可复位型椎体骨折不愈合患者；能耐受手术。

（2）绝对禁忌证：无法耐受麻醉、手术的患者，无疼痛的OVF。相对禁忌证：有出血情况者，身体其他部位有活动性感染。

（3）治疗方法：可选择经皮后凸成形术（PKP）、经皮椎体成形术（PVP）或经皮囊袋成形术，建议术中同时行活检术。

3. 内固定手术治疗

（1）适应证：新鲜期OVF，TLICS>4分或伴有神经症状的4分；可复位、不稳

定型椎体骨折不愈合患者；难复型椎体骨折不愈合患者；椎体骨折畸形愈合，且伴有显著后凸畸形及难以缓解的轴性背痛、神经症状等；能耐受手术。

（2）绝对禁忌证：无法耐受麻醉、手术的患者，无疼痛的OVF，凝血功能障碍者，身体其他部位有活动性感染。

（3）治疗方法：原位融合加伤椎强化固定术或截骨矫形重建术。

分型论治流程见图3-14。

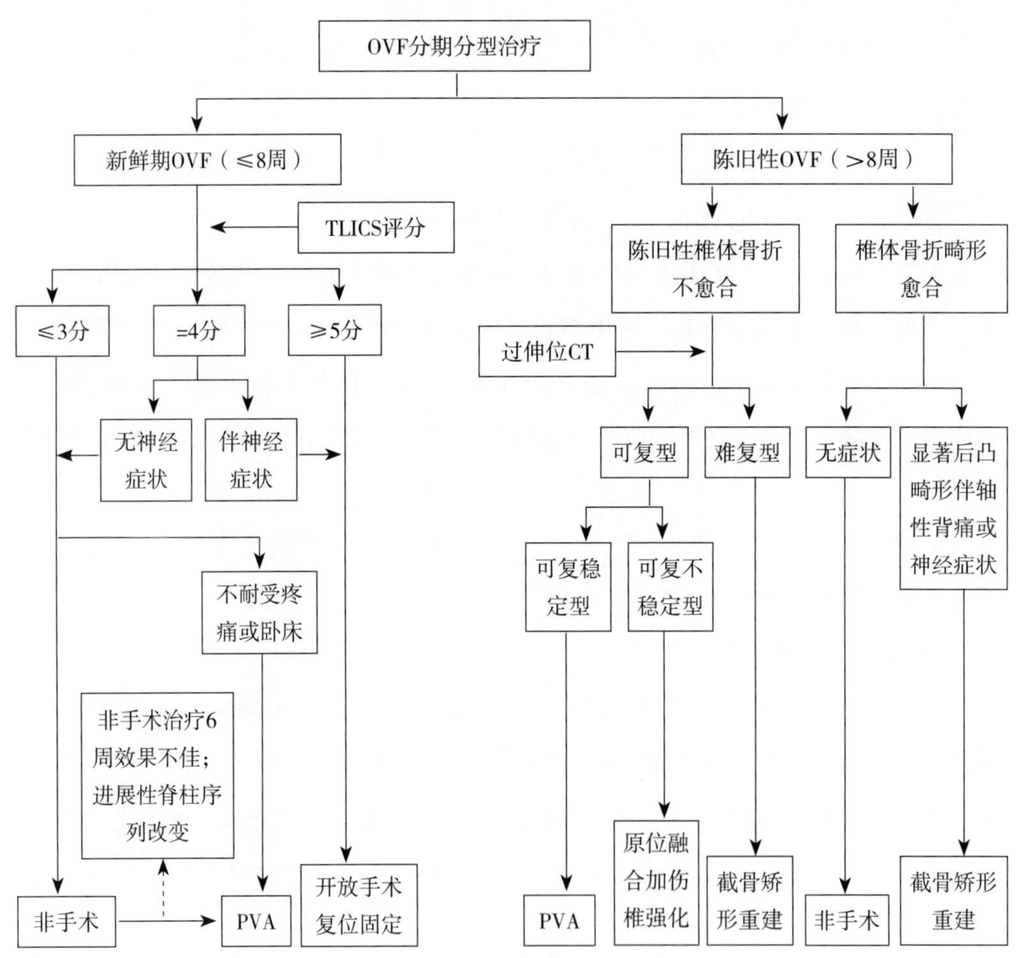

图3-14 OVF分型论治流程

参考文献

[1] EPOS Group，FELSENBERG D，SILMAN A J，et al. Incidence of vertebral fracture in Europe：results from the European Prospective Osteoporosis Study（EPOS）[J]. J Bone Miner Res，2002，17（4）：716-724.

[2] 印平，马远征，马讯，等. 骨质疏松性椎体压缩骨折的治疗指南[J]. 中国骨质疏松杂志，2015，21（6）：643-648.

[3] EDIDIN A A，ONG K L，LAU E，et al. Mortality risk for operated and non-operated vertebral fracture patients in the medicare population [J]. JBMR，2011，26（7）：1617-1626.

[4] TRIANTAFYLLOPOULOS I K，LAMBROPOULOU-ADAMIDOU K，NACOPOULOS C C，et al. EMAS position statement：the management of postmenopausal women with vertebral osteoporotic fracture [J]. Maturitas，2014，78（2）：131-137.

[5] 梁德，唐永超，江晓兵，等. 骨质疏松性椎体骨折分期、分型及治疗研究进展[J]. 中国脊柱脊髓杂志，2016，26（3）：276-278.

[6] PRATHER H，WATSON J O，GILULA L A. Nonoperative management of osteoporotic vertebral compression fractures [J]. Injury，2007，38（Suppl. 3）：S40-S48.

[7] ROUSING R，HANSEN K L，ANDERSEN M O，et al. Twelve-Months follow-up in forty-nine Patients with acute/semiacute osteoporotic vertebral fractures treated conservatively or with percutaneous vertebroplasty：A Clinical Randomized Study [J]. Spine，2010，35（5）：478-482.

[8] KIM D H，VACCARO A R. Osteoporotic compression fractures of the spine：current options and considerations for treatment [J]. Spine J，2006，6（5）：479-487.

[9] HERAN M K，LEGIEHN G M，MUNK P L. Current concepts and techniques in percutaneous vertebroplasty [J]. Orthop Clin N Am，2006，37（3）：409-434.

[10] NIEUWENHUIJSE M J，VAN ERKEL A R，DIJKSTRA P D. Percutaneous

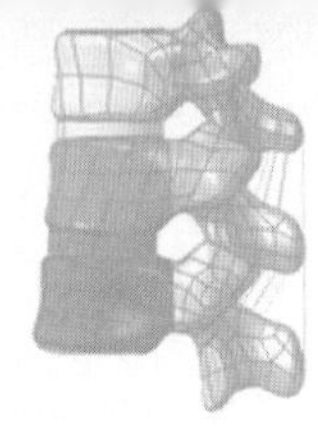

vertebroplasty for subacute and chronic painful osteoporotic vertebral compression fractures can safely be undertaken in the first year after the onset of symptoms [J]. J Bone Joint Surg Br, 2012, 94(6): 815–980.

[11] DIAMOND T H, CLARK W A, KUMAR S V. Histomorphometric analysis of fracture healing cascade in acute osteoporotic vertebral body fractures [J]. Bone, 2007, 40(3): 775–780.

[12] ISMAIL A A, COOPER C, FELSENBERG D, et al. Number and type of vertebral deformities: epidemiological characteristics and relation to back pain and height loss [J]. Osteoporos Int, 1999, 9(3): 206–213.

[13] GENANT H K, WU C Y, KUIJK C V, et al. Vertebral fracture assessment using a semiquantitative technique [J]. J Bone Miner Res, 1993, 8(9): 1137–1148.

[14] HEINI P F. The current treatment—a survey of osteoporotic fracture treatment. Osteoporotie spine fractures: the spine surgeon's perspective [J]. Osteoporos Int, 2005, 16(Suppl 2): 85–92.

[15] VACCARO A R, LEHMAN R A Jr, HURLBERT R J, et al. A new clsssification of thoracolumbar injuries: the importance of injury morphology, the integrity of the posterior ligamentous complex, and neurologic status [J]. Spine, 2005, 30(20): 2325–2333.

[16] 张顺聪，江晓兵，梁德，等. Ⅲ期Kümmell's病的过伸位CT分析及意义[J]. 中国脊柱脊髓杂志，2012，22(5)：387–392.

[17] SCHWAB F, BLONDEL B, CHAY E, et al. The comprehensive anatomical spinal osteotomy classification [J]. Neurosurgery, 2015, 76(Suppl 1): S33–S41.

第二节
骨质疏松性椎体压缩骨折非手术治疗现状

骨质疏松性椎体压缩骨折（osteoporotic vertebral compression fractures，OVCFs）是骨质疏松患者最常发生的一种骨折，全球每年约有140万老年人患上该病，其常常引起明显的腰背痛和驼背畸形[1]。OVCFs的治疗目标包括止痛、改善功能障碍和减少再骨折。非手术治疗是OVCFs的传统一线治疗手段[2]。疼痛得到明显缓解一般需要3个月。一项研究表明，非手术治疗3周后疼痛能得到缓解的患者，其改善情况有95%的概率可持续至12个月[3]。非手术治疗方式主要包括卧床休息、戴支具、功能锻炼和药物治疗等，药物治疗主要包括止痛、抗抑郁、抗骨质疏松等治疗。

一、卧床休息

卧床休息可以减轻脊柱负重，对缓解疼痛有一定作用，但一般只被推荐用于早期不能耐受的急性疼痛，一旦患者可以耐受疼痛，建议早期活动，因为卧床会引起骨丢失、压疮、深静脉血栓等不良并发症[4]。美国骨科医师协助颁布的关于症状性OVCFs治疗指南指出，没有确定的证据证实卧床休息对治疗OVCFs有益[5]。

二、戴支具

因为OVCFs属于稳定性骨折，并且没有合并神经症状，所以支具常被用于治疗OVCFs，理论上，它可以通过限制脊柱屈曲，稳定骨折区，减少椎体应力，为骨折愈合提供一个良好的力学环境。因为长时间戴支具，躯干活动被长时间限制，会引

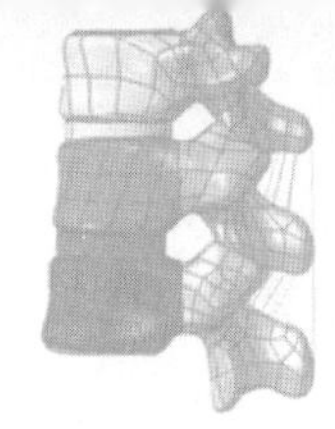

起躯干肌肉萎缩，所以建议戴不超过3个月[6]。戴支具引起的不便对改善生活质量没有好处，因此，对于OVCFs是否使用支具治疗一直存在争议。此外，一项研究表明，戴与不戴三点支具对功能障碍指数和椎体高度丢失的影响没有统计学差异[7]。同时，美国骨科医师协助颁布的关于症状性OVCFs治疗指南指出，没有充足的证据证实戴支具可以有效治疗OVCFs[5]。然而，有研究表明，相对于戴三点支具，戴动力背心更有利于缓解OVCFs引起的疼痛，并且能减少肌肉萎缩及呼吸系统等的并发症[8]。

三、功能锻炼

当急性疼痛得到缓解，建议尽早进行腹肌和腰背肌功能锻炼。研究表明，对于OVCFs患者，功能锻炼可以减少止痛药的使用，改善患者的生活质量和提高骨密度[9]。常规肌肉强化训练可以减少再骨折和慢性腰背痛的发生[10]。

四、药物治疗

药物治疗包括止痛、抗抑郁、抗骨质疏松等治疗。非甾体类抗炎药属于OVCFs患者用于止痛的一线选择药物，它的不良反应包括胃肠道出血、胃肠道穿孔、肾损害及心脑血管事件等。当非甾体类抗炎药等一线止痛药的疗效不佳时，可联合使用阿片类止痛药，阿片类止痛药的不良反应包括便秘、恶心、嗜睡及上瘾等。对于一些慢性疼痛的患者，可联合使用抗抑郁药，但抗抑郁药存在降低骨密度和增加骨折风险等不良反应。

对于OVCFs患者，除了治疗骨折引起的症状外，治疗骨质疏松同样重要。研究表明，鲑鱼降钙素除了可以治疗骨质疏松外，还可以有效缓解OVCFs引起的急性疼痛，帮助OVCFs患者早期进行功能锻炼，肌内注射效果更佳[11，12]；双磷酸盐可以有效抑制破骨细胞活性，减缓骨流失，减少再骨折的发生[13]；作为促进成骨的唯一药物，特立帕肽可以减少骨折椎体高度进行性丢失，同时在一定程度上也能减轻OVCFs引起的疼痛[14，15]。

参考文献

[1] JOHNELL O, KANIS J A. An estimate of the worldwide prevalence and disability associated with osteoporotic fractures [J]. Osteoporos Int, 2006, 17 (12): 1726-1733.

[2] MCCONNELL C T Jr, WIPPOLD F J Ⅱ, RAY C E Jr, et al. ACR appropriateness criteria management of vertebral compression fractures [J]. J Am Coll Radiol, 2014, 11 (8): 757-763.

[3] LEE H M, PARK S Y, LEE S H, et al. Comparative analysis of clinical outcomes in patients with osteoporotic vertebral compression fractures (OVCFs): conservative treatment versus balloon kyphoplasty [J]. Spine J, 2012, 12 (11): 998-1005.

[4] BARR J D, JENSEN M E, HIRSCH J A, et al. Position statement on percutaneous vertebral augmentation: a consensus statement developed by the Society of Interventional Radiology (SIR), American Association of Neurological Surgeons (AANS) and the Congress of Neurological Surgeons (CNS), American College of Radiology (ACR), American Society of Neuroradiology (ASNR), American Society of Spine Radiology (ASSR), Canadian Interventional Radiology Association (CIRA), and the Society of Neurointerventional Surgery (SNIS) [J]. J Vasc Interv Radiol, 2014, 25 (2): 171-181.

[5] McGUIRE R. AAOS Clinical Practice Guideline: the Treatment of Symptomatic Osteoporotic Spinal Compression Fractures [J]. J Am Acad Orthop Surg, 2011, 19 (3): 183-184.

[6] CHANG V, HOLLY L T. Bracing for thoracolumbar fractures [J]. Neurosurg Focus, 2014, 37 (1): E3.

[7] KIM H J, YI J M, CHO H G, et al. Comparative study of the treatment outcomes of osteoporotic compression fractures without neurologic injury using a rigid brace, a soft brace, and no brace: a prospective randomized controlled non-inferiority trial [J]. J Bone Joint Surg Am, 2014, 96 (23): 1959-1966.

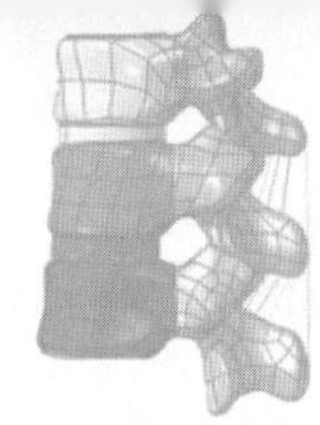

[8] MECCARIELLO L, MUZII V F, FALZARANO G, et al. Dynamic corset versus three-point brace in the treatment of osteoporotic compression fractures of the thoracic and lumbar spine: a prospective, comparative study [J]. Aging Clin Exp Res, 2017, 29 (3): 443-449.

[9] EVSTIGNEEVA L, LESNYAK O, BULTINK I E, et al. Effect of twelve-month physical exercise program on patients with osteoporotic vertebral fractures: a randomized, controlled trial [J]. Osteoporos Int, 2016, 27 (8): 2515-2524.

[10] RAJASEKARAN S, KANNA R M, SCHNAKE K J, et al. Osteoporotic Thoracolumbar Fractures—How Are They Different?—Classification and Treatment Algorithm [J]. J Orthop Trauma, 2017, 31 (Suppl 4): S49-S56.

[11] KNOPP-SIHOTA J A, NEWBURN-COOK C V, HOMIK J, et al. Calcitonin for treating acute and chronic pain of recent and remote osteoporotic vertebral compression fractures: a systematic review and meta-analysis [J]. Osteoporos Int, 2012, 23 (1): 17-38.

[12] KNOPP J A, DINER B M, BLITZ M, et al. Calcitonin for treating acute pain of osteoporotic vertebral compression fractures: a systematic review of randomized, controlled trials [J]. Osteoporos Int, 2005, 16 (10): 1281-1290.

[13] BYUN J H, JANG S, LEE S, et al. The Efficacy of Bisphosphonates for Prevention of Osteoporotic Fracture: An Update Meta-analysis [J]. J Bone Metab, 2017, 24 (1): 37-49.

[14] TSUCHIE H, MIYAKOSHI N, KASUKAWA Y, et al. The effect of teriparatide to alleviate pain and to prevent vertebral collapse after fresh osteoporotic vertebral fracture [J]. J Bone Miner Metab, 2016, 34 (1): 86-91.

[15] PARK J H, KANG K C, SHIN D E, et al. Preventive effects of conservative treatment with short-term teriparatide on the progression of vertebral body collapse after osteoporotic vertebral compression fracture [J]. Osteoporos Int, 2014, 25 (2): 613-618.

第四章

骨水泥强化在骨质疏松性胸腰椎骨折的应用及创新研究

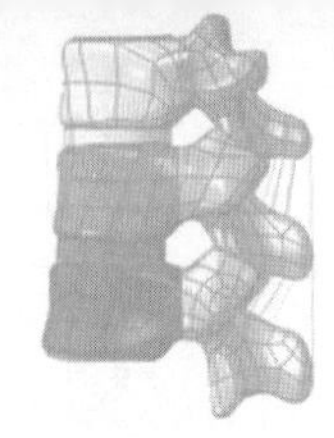

第一节
经皮椎体强化术

一、经皮椎体强化术靶椎体的定位

经皮椎体强化术（percutaneous vertebral augmentation，PVA）是治疗新鲜或陈旧不愈合的骨质疏松性椎体压缩骨折（osteoporotic vertebral compression fractures，OVCFs）的有效方法[1]。准确定位实施手术的靶椎体，是保证治疗成功的关键。目前诊断骨质疏松性椎体压缩骨折的方法主要有X线、计算机断层扫描（computed tomography，CT）、核磁共振成像（magnetic resonance imaging，MRI）及放射性核素检查等。

研究证实，术前应用MRI能较准确地鉴别新鲜椎体骨折及陈旧已愈合的骨折椎体，从而定位靶椎体[2]。新鲜OVCFs通常在MRI T1WI像表现为低信号，T2WI像表现为高低混杂信号，脂肪抑制像表现为高信号（图4-1）。

临床上部分患者可能因体内植入顺磁性金属材料或患有幽闭恐惧症不宜接受MRI检查，而X线片及CT只能从形态上对骨折椎体结构进行分析，难以区分新鲜骨折椎及陈旧畸形愈合椎，此时可采用单光子发射计算机断层摄像联合同机CT扫描（single photon emission computed tomography and computer X-ray tomography，SPECT-CT）的图像融合技术确定椎体强化术的靶椎体。这项技术利用SPECT图像中的放射性核素浓集部位来确定伤椎所处区域，通过融合CT重建图像来清晰定位伤椎（图4-2），仔细分析伤椎局部CT图像，在排除肿瘤性或感染性骨破坏后可确定骨质疏松性椎体压缩骨折的临床诊断[3, 4]。

除新鲜椎体压缩骨折外，陈旧性椎体骨折不愈合的椎体也是PVA术的靶椎体

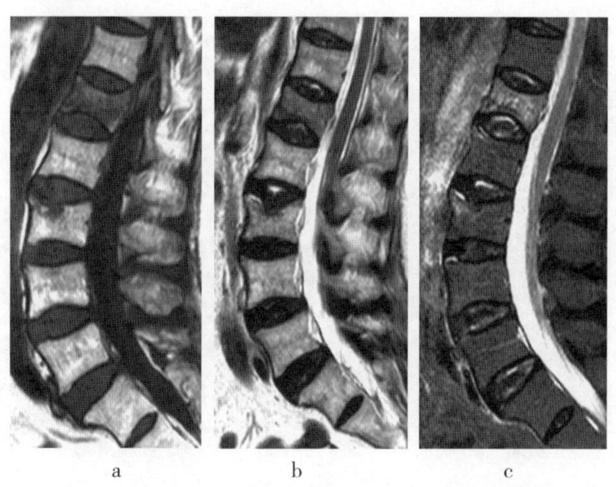

a. T1WI像，显示T12椎体低信号；b. T2WI像，显示T12椎体高低混杂信号；
c. 脂肪抑制像，显示T12椎体高信号

图4-1　新鲜OVCFs的MRI表现

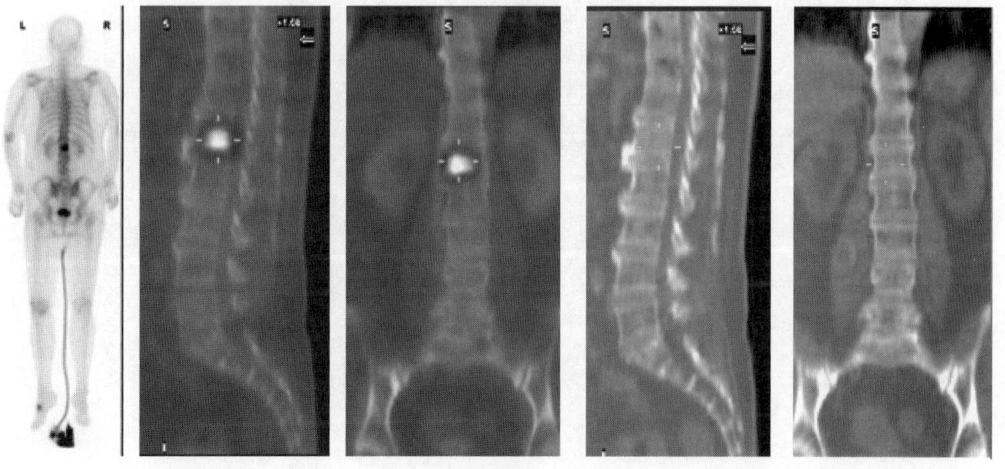

图4-2　患者，女性，L1椎体压缩骨折，通过SPECT-CT定位骨折椎体

之一，其主要表现为椎体内裂隙形成，可以通过CT多平面重建、MRI来评估。根据CT及MRI可以发现，陈旧性椎体骨折不愈合的裂隙区分为两大类型：液性填充区（图4-3、图4-4）和气体填充区（图4-5、图4-6）。CT显示椎体内裂隙形成、真空征改变，伴或不伴有椎体内假关节（图4-3、图4-5），MRI显示椎体内有液性充填区（T1WI像为低信号，T2WI像及脂肪抑制像为高信号，图4-4）或者气体填充区（T1WI像、T2WI像及脂肪抑制像均为低信号，图4-6），说明椎体内存在骨折不愈合。

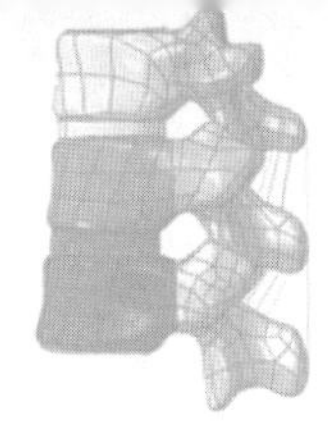

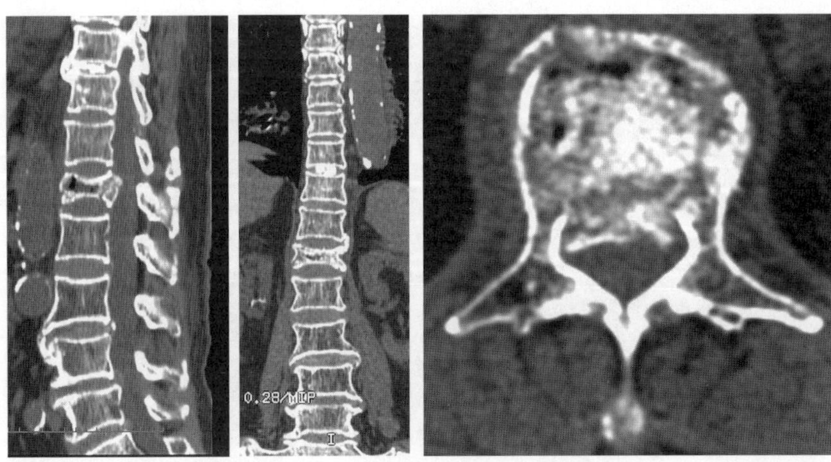

图4-3 CT显示L1椎体内存在裂隙

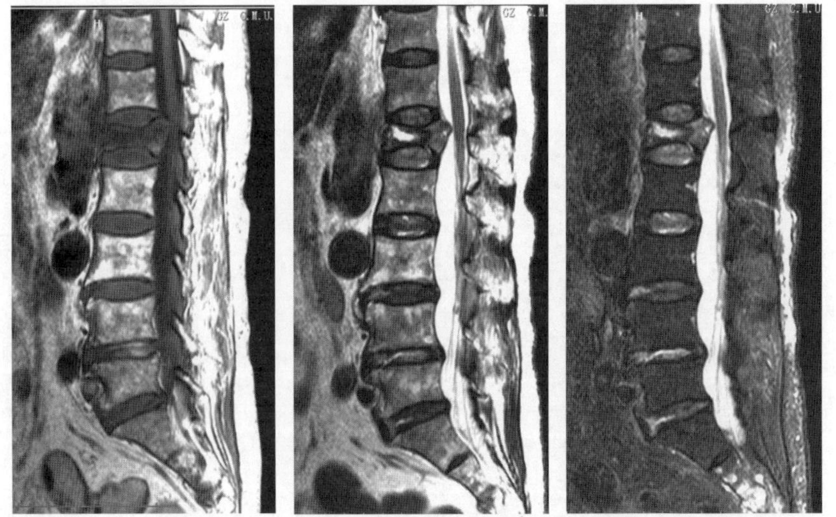
图4-4 MRI T2WI像及脂肪抑制像显示L1椎体内高信号，考虑有液性填充区

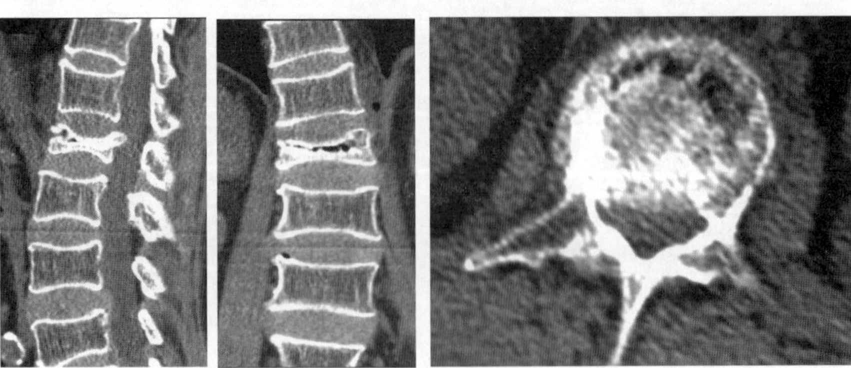
图4-5 CT显示L2椎体内存在裂隙

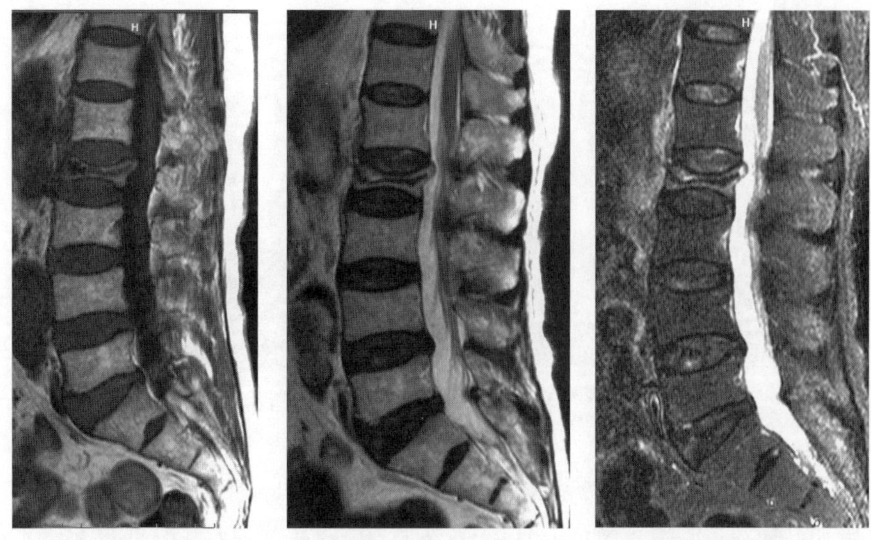

图4-6　MRI显示L2椎体内存在低信号裂隙区域，考虑有气体填充区

二、常见的经皮椎体强化术术式及技术操作要点

随着脊柱外科微创技术的不断发展，PVA已成为治疗OVCFs的有效方法之一。目前，PVA的手术方式主要有经皮椎体成形术（percutaneous vertebroplasty，PVP）及经皮椎体后凸成形术（percutaneous kyphoplasty，PKP）。PVP 是在严密透视下，通过经皮穿刺，经椎弓根至椎体内后，向无空间的椎体内直接高压注射骨水泥，使椎体得到强化和稳定，从而有效减轻患者的疼痛症状（图4-7）。PKP是在传统椎体成形术的基础上发展起来的一种改良技术，其将可扩张球囊置入压缩骨折椎体内，

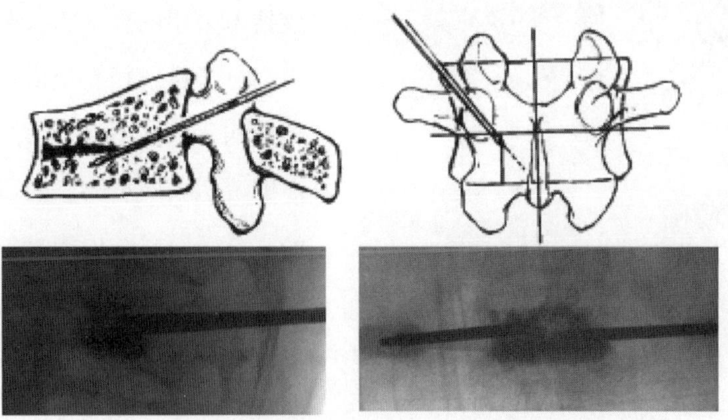

图4-7　经皮椎体成形术（PVP）示意图及术中透视

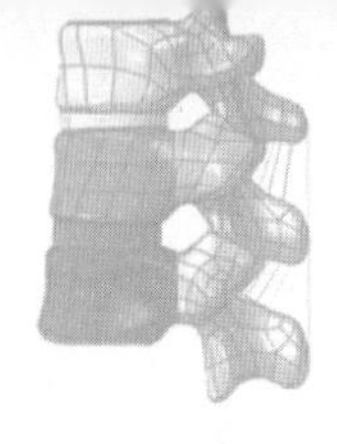

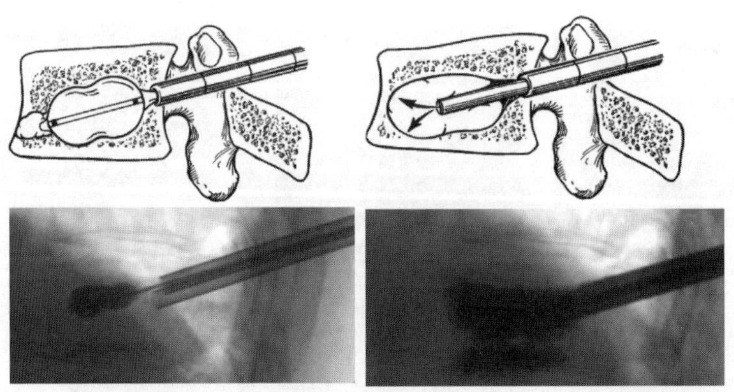

图4-8　经皮椎体后凸成形术（PKP）示意图及术中透视

并对球囊进行扩张，使压缩骨折椎体得以复位、脊柱后凸畸形得以改善，然后在扩张形成的低压状态的空腔内注入骨水泥（图4-8），以降低骨水泥注射时的渗漏风险。

国内外研究证实，PVP与PKP对于OVCFs患者的疼痛缓解、功能改善的效果相似，但是PVP不能对压缩椎体进行主动有效复位，纠正后凸畸形的效果不及PKP。由于术中利用球囊在椎体内扩张，因此PKP对椎体高度恢复效果可能优于PVP，对后凸畸形的纠正效果也可能更明显。但也有研究表明，椎体压缩骨折获得高度恢复主要与体位复位有关，体位复位结合PVP同样可以获得良好的复位效果[5]。骨水泥渗漏是 PVP与PKP的常见并发症，研究证实，PKP较PVP具有更低的骨水泥渗漏率[6]。

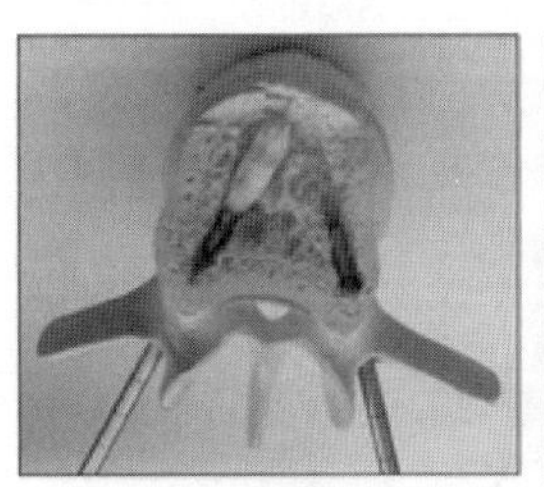
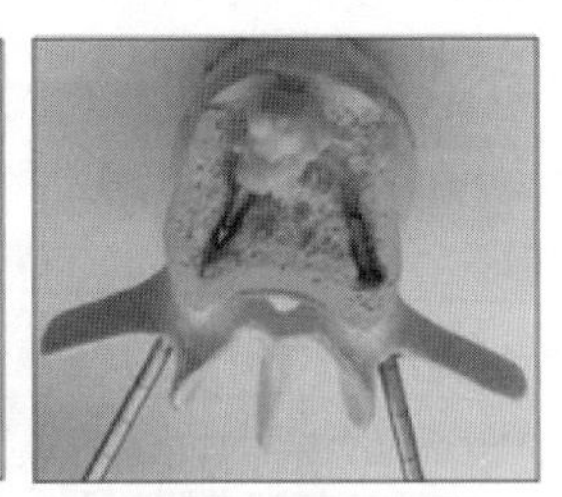
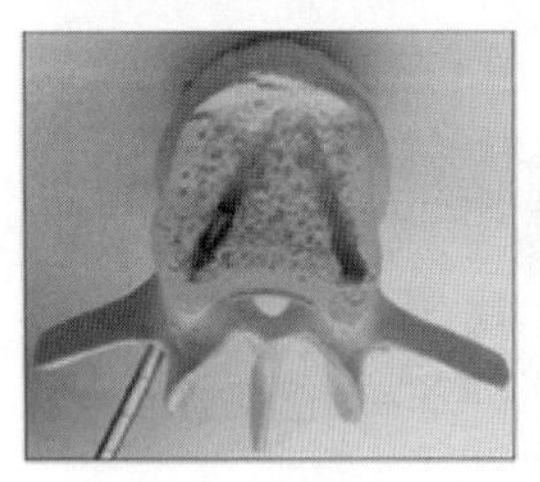
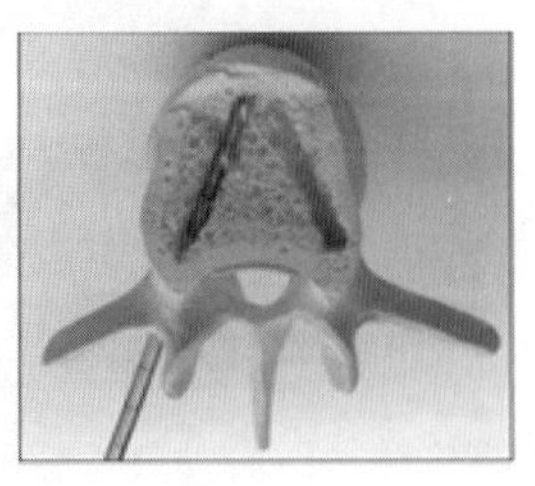

图4-9　骨囊袋填充椎体成形术示意图

2007年，有学者设计了新型骨囊袋填充椎体成形术（vesselplasty），该技术采用的Vessel-X囊袋填充器是由高分子材料相互交错编织成的网袋状结构，向其中直接灌注黏稠的骨水泥即可达到网袋膨胀的目的，其致密的高分子网层结构能够包裹大部分骨水泥，并且允许少量的骨水泥渗到网层之外，与骨组织耦合（图4-9）；并且，其囊袋的形状在膨胀后相对固定，能够较好地控制骨水泥的分布，进一步降低骨水泥渗漏，提高手术的安全性。国内外相关研究证实，囊袋成形术是一种安全有效的治疗OVCFs的方式[7, 8]。

参考文献

[1] CHANG X, LV Y F, CHEN B, et al. Vertebroplasty versus kyphoplasty in osteoporotic vertebral compression fracture: a meta-analysis of prospective comparative studies [J]. Int Orthop, 2015, 39 (3): 491-500.

[2] SPIEGL U J, BEISSE R, HAUCK S, et al. Value of MRI imaging prior to a kyphoplasty for osteoporotic insufficiency fractures [J]. Eur Spine J, 2009, 18 (9): 1287-1292.

[3] 江晓兵，罗耀武，梁德，等. SPECT-CT图像融合技术对老年椎体压缩骨折患者选择椎体强化术靶椎体的应用价值[J]. 中国脊柱脊髓杂志，2012，22（4）：330-334.

[4] 江晓兵，莫凌，姚珍松，等. SPECT、SPECT-CT与MRI对新鲜骨质疏松性椎体压缩骨折的诊断价值[J]. 中国脊柱脊髓杂志，2013，23（10）：891-897.

[5] 梁德，江晓兵，姚珍松，等. 过伸体位下椎体成形术治疗Kümmell病的近期疗效[J]. 中国脊柱脊髓杂志，2010，20（3）：260-261.

[6] WANG H, SRIBASTAV S S, YE F, et al. Comparison of Percutaneous Vertebroplasty and Balloon Kyphoplasty for the Treatment of Single Level Vertebral Compression Fractures: A Meta-analysis of the Literature [J]. Pain Physician. 2015, 18 (3): 209-222.

[7] FLORS L, LONJEDO E, LEIVA-SALINAS C, et al. Vesselplasty: a new technical approach to treat symptomatic vertebral compression fractures [J]. AJR Am J Roentgenol, 2009, 193 (1): 218-226.

[8] 汪李军，杨惠林，王根林，等. 编织袋椎体后凸成形术治疗椎体压缩骨折的初步疗效[J]. 中国脊柱脊髓杂志，2011，21（2）：170-171.

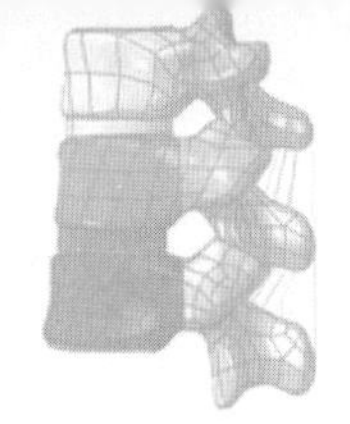

第二节 椎体骨折区域的评价及骨水泥弥散的重要性

一、新鲜椎体骨折区域的观察及定义

新鲜OVCFs在X线片上通常表现为椎体压缩性改变，椎体高度丢失（图4-10a），术前MRI或CT三维重建有助于判断椎体内骨折区域所处位置，根据观察研究，骨折区域可以分为嵌插型（图4-10）和裂隙型（图4-11、图4-12）。嵌插型指椎体骨折区域存在骨质压缩嵌插表现，由于该区域骨质密度增高，在MRI T1WI或T2WI中均为低信号的条带区（图4-10b），在CT图像中则表现为局限性密度增高的条带区（图4-10c）。裂隙型根据裂隙内填充物的性质，可分为气体型及液体型。在新鲜椎体骨折中见到的裂隙，考虑是压缩骨折发生后随体位改变骨折椎体复位后产生的椎体内裂隙，如为气体型裂隙，则在MRI T1WI、T2WI像及脂肪抑制像中均为低信号的条带区（图4-11b），如为液体型裂隙，则在MRI T1WI像中为低

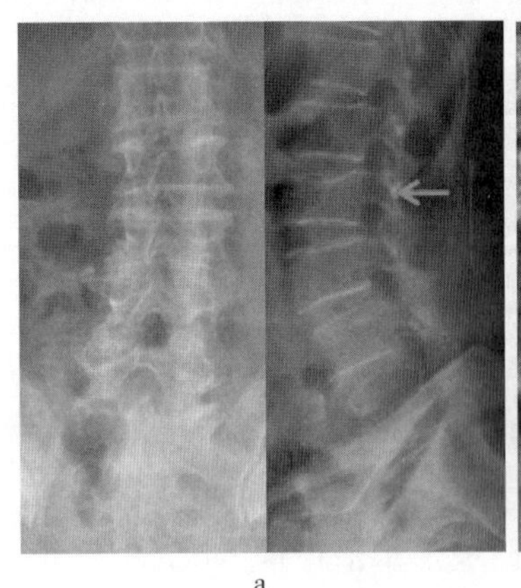

a

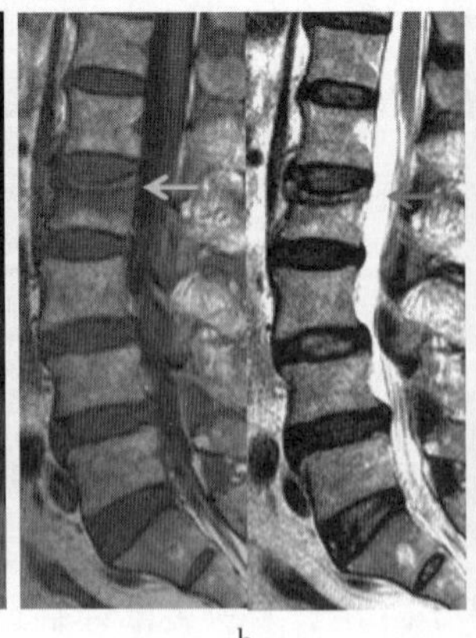

b

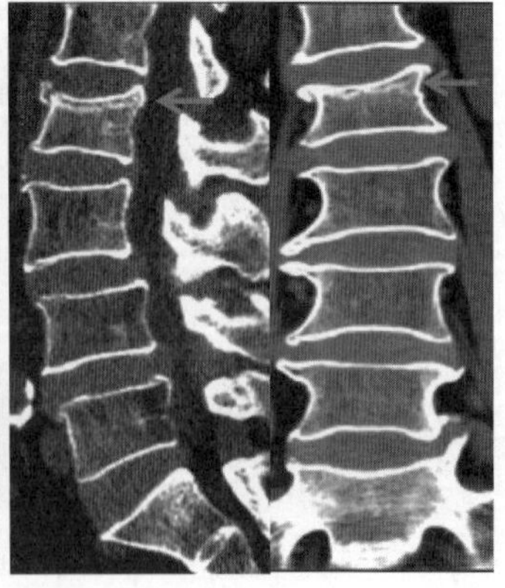

c

图4-10　新鲜椎体骨折嵌插型区域

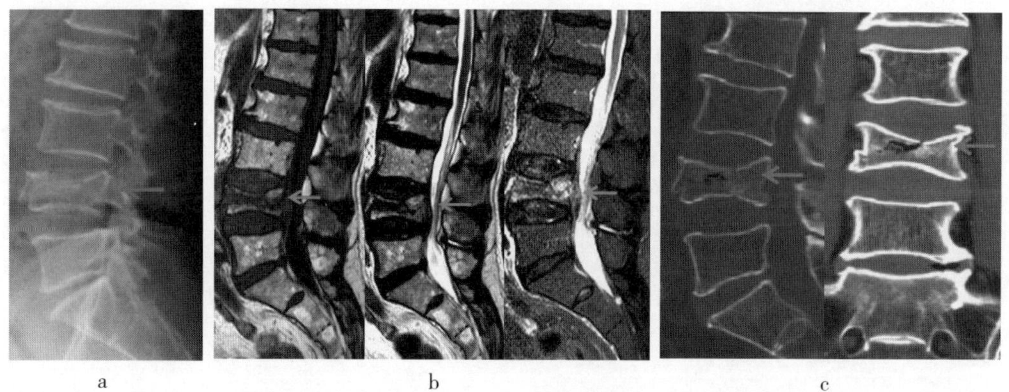

a　　b　　c

图4-11　新鲜椎体骨折裂隙型区域（气体型）

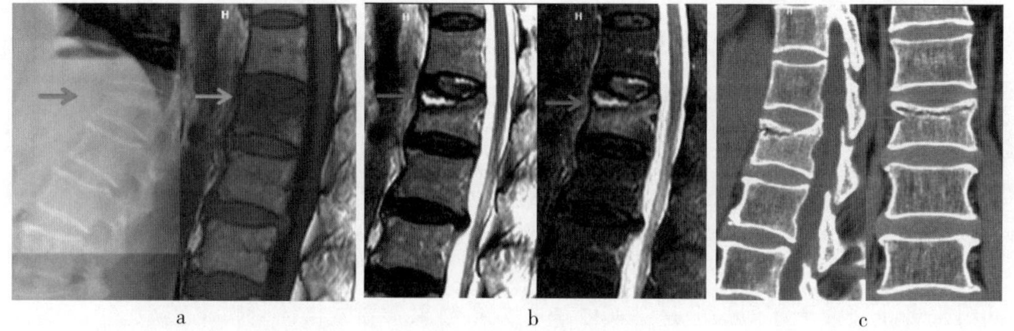

a　　b　　c

图4-12　新鲜椎体骨折裂隙型区域（液体型）

信号（图4-12a），在T2WI像、脂肪抑制像中为高信号（图4-12b）。此外，结合影像中发现的椎体周围皮质裂口位置，可以更清晰地确定骨折线的具体走向（图4-10c、图4-11c、图4-12c）。因此，通过术前影像检查可以清晰地定位椎体骨折区域。

二、椎体强化术起效机制及疗效的影响因素

关于PVA的止痛机制仍存在争议，目前公认的止痛机制可能与以下因素有关[1-4]。

1. 力学强度恢复及稳定重建

骨膜和椎体终板异常活动、椎体微小的骨折及骨折线微动对椎体内的神经末梢产生刺激引起疼痛，而PVA通过注入骨水泥弥散到断裂的骨小梁中，可起到固定骨折和强化椎体的作用，使骨折椎体承受的异常应力及骨折椎的异常活动度降低，达

到减少刺激骨折椎体周围骨膜及伤害性感受器的目的，从而使疼痛减轻。

2. 热学因素

骨水泥聚合时产生的热量引起神经组织、伤害性感受器发生热学坏死。

3. 化学因素

骨水泥单体瞬时聚集的浓度产生毒性引起神经末梢坏死。

虽然许多研究报道PVA疗效显著，且PVA可以有上述多种起效机制，但并非所有患者术后都能取得理想的止痛效果，临床上仍有部分患者术后疼痛缓解不明显，或者术后残留反复的疼痛。对于PVA疗效存在差异的原因尚不明确，骨水泥注射量与骨水泥在椎体的分布情况可能是影响PVA疗效的因素。既往有学者对PVA骨水泥注入量进行研究，证实合适的骨水泥量有助于恢复椎体刚度、强度[5]，随着骨水泥量的增加，其渗漏也会增加。但是，骨水泥量多少与疼痛缓解无相关性[6]。然而，骨水泥在椎体内分布情况是否影响PVA疗效的相关研究较少。Tanigawa等[7]对76例OVCFs患者行椎体强化术，通过X线及CT观察术后骨水泥在椎体中的分布模式，根据观察结果，将患者分为结实团块状分布组和海绵状分布组，术后随访发现两组患者止痛效果相似，但是结实团块状分布组患者新发椎体骨折率较高。

三、骨水泥在椎体骨折区域弥散的意义——“稳定性重建”原理

四肢骨干骨折的治疗理念对躯干部位骨折的治疗有借鉴价值，对于四肢骨干骨折，术前分析骨折线走向及形态类型有助于预判螺钉、克氏针等内固定物的置入位置及合适长度，从而保证跨骨折线固定，以重建骨折部位的稳定性，减少骨折端异动，促进骨折愈合。与此相似，既往研究已表明椎体成形术可以起到稳定椎体骨折和强化骨折椎体的效果，除骨质疏松性椎体压缩骨折外，近年来甚至还有学者将PVA用于治疗椎体劈裂骨折、爆裂骨折及Kümmell's病等，也起到了良好的止痛效果[8, 9]，这更说明PVA可以对不稳定的骨折椎体起到重建稳定的效果。根据这一原理，我们认为骨水泥在椎体内固化后可起到类似“内固定”的作用。从这一机制分析，有理由相信椎体骨折区域是否有骨水泥弥散很可能是影响PVA治疗结果的因素之一。

我们通过回顾性病例研究[10]，通过综合观察患者术前X线片、CT、MRI等影像

学资料，观察到椎体内骨折区域的位置，根据术后X线、CT检查评价骨水泥是否在骨折线内充分弥散，出现以下情况则定义为骨水泥在骨折线内弥散不佳[10]：术后X线侧位片、CT矢状位图像提示骨水泥未达到骨折线所在位置（图4–13a～b），或者虽然X线侧位片、CT矢状位图像提示骨水泥弥散至骨折线处，但X线正位片或CT冠状位图像提示骨水泥在骨折线区域内的填充范围小于1/2。反之，则定义为骨水泥在骨折线内弥散良好（图4–14a～b）。

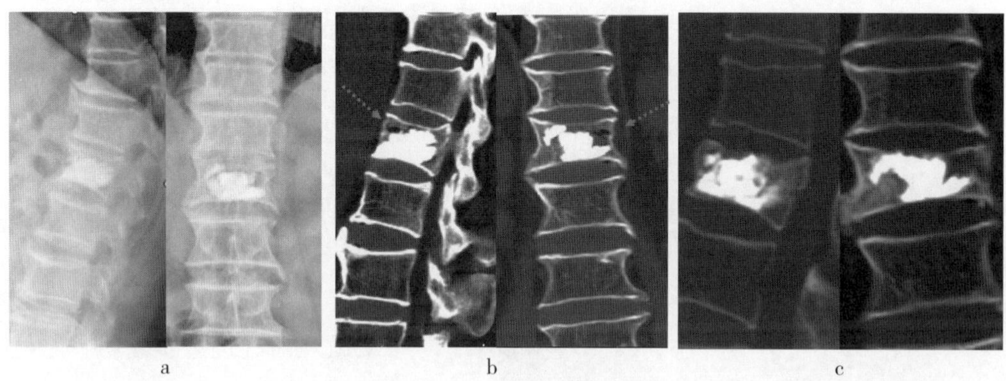

a. 腰椎X线正侧位片，L1椎体成形术后改变，椎体高度及局部Cobb角度得到改善；b. 术后多平面重建CT矢状位、冠状位图像提示骨水泥在骨折线内弥散不佳（虚线箭头所指），部分真空裂隙未得到填充；c. 术后12个月，CT显示L1椎体出现塌陷

图4–13　骨水泥在骨折线内弥散不佳

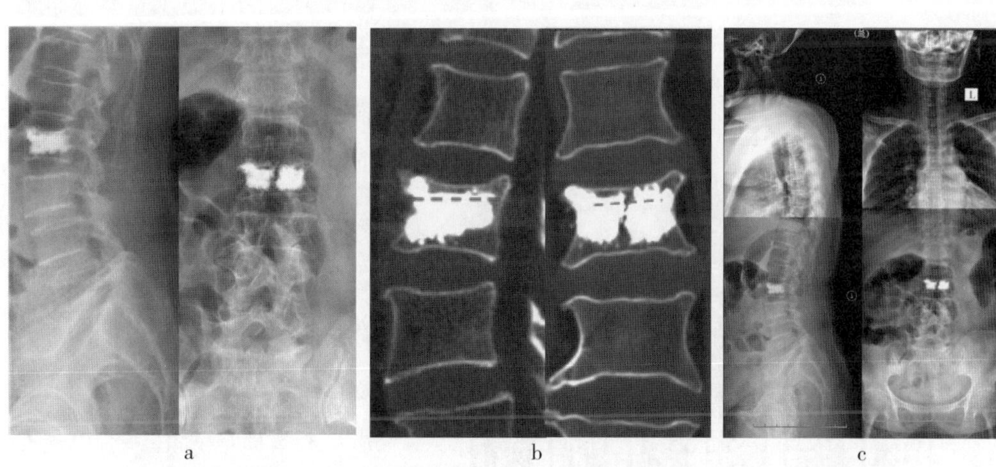

a. 腰椎正侧位片显示L2椎体成形术后改变；b. 术后多平面重建CT矢状位、冠状位图像提示骨水泥在骨折线内弥散良好（虚线为骨折线所在），未见骨水泥渗漏；c. 术后14个月，L1椎体未见明显塌陷

图4–14　骨水泥在骨折线内弥散良好

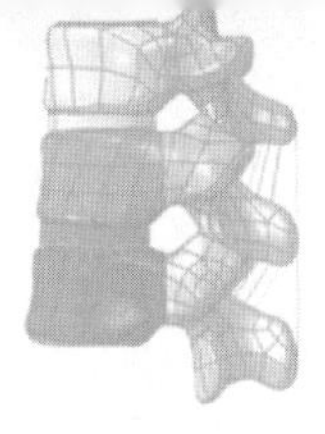

通过记录术前、术后3天及末次随访期间的疼痛视觉模拟评分（visual analogue scale，VAS）、Oswestry功能障碍指数（Oswestry disability index，ODI）及局部后凸Cobb角，将末次随访中与术后3天局部Cobb角之差定义为后凸纠正丢失量，对比分析两组上述指标的差异，并记录相关并发症。结果发现，术后3天的VAS评分、ODI评分相比术前值的改善程度（术前至术后3天）骨水泥弥散良好组优于骨水泥弥散不佳组，骨水泥弥散不佳组末次随访的后凸Cobb角较术后3天的Cobb角显著增大（$P<0.05$），骨水泥弥散良好组后凸纠正丢失量（末次随访中与术后3d局部Cobb角之差）显著小于骨水泥弥散不佳组。

此外，我们还设计建立了OVCFs三维有限元模型（图4-15、图4-16），应用三维有限元分析法对PVA骨水泥在骨折区域不同分布类型进行全面、系统的对比分析，从微观角度进一步阐明骨水泥在骨折区域弥散不佳导致PVA术后疼痛缓解不佳和强化椎再发塌陷的发生机理[11]（图4-17）。结果显示：骨水泥在骨折区域分布不佳会导致强化椎骨折端的最大位移值显著增加，这可能是部分OVCFs患者接受PVA后疼痛缓解不佳的主要原因；骨水泥在骨折区域弥散不佳和不对称会显著增加强化椎松质骨及（或）皮质骨的最大米塞斯应力值，这可能是强化椎发生后续塌陷的主要原因（图4-18至图4-22）。因此，为OVCFs患者实施PVA要

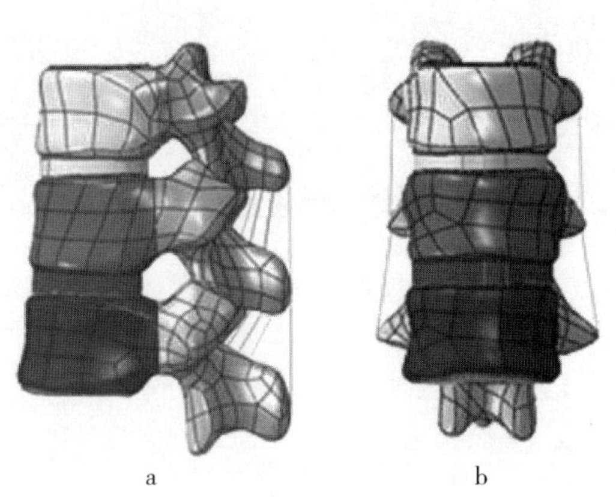

a. 侧面观；b. 正面观

图4-15　胸腰段三维有限元模型的正、侧面观

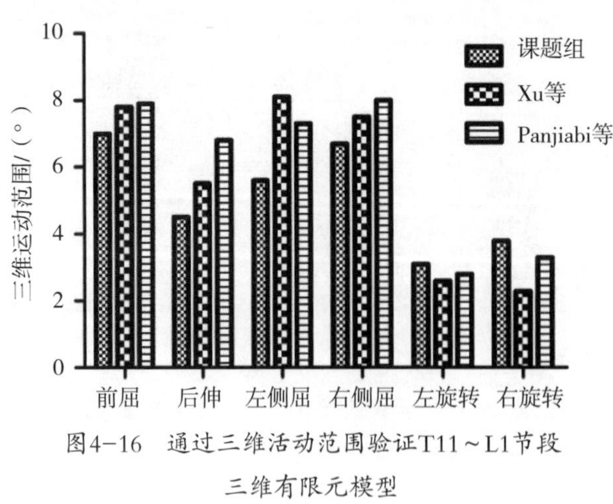

图4-16　通过三维活动范围验证T11～L1节段三维有限元模型

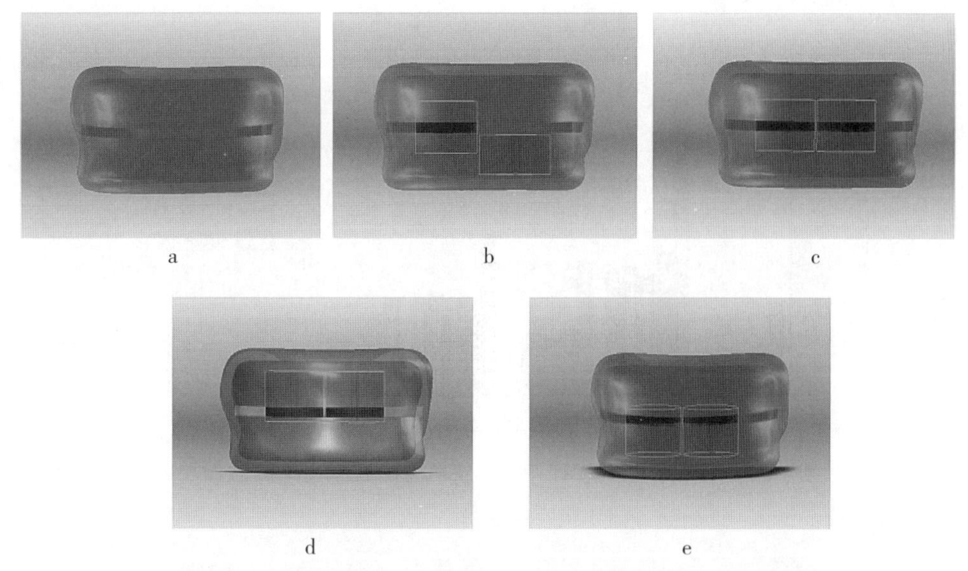

a. OVCFs；b. 填充不佳；c. 填充充分；d. 填充偏上；e. 填充偏下

图4-17　OVCFs及骨水泥在骨折区填充情况和分布方式三维模型

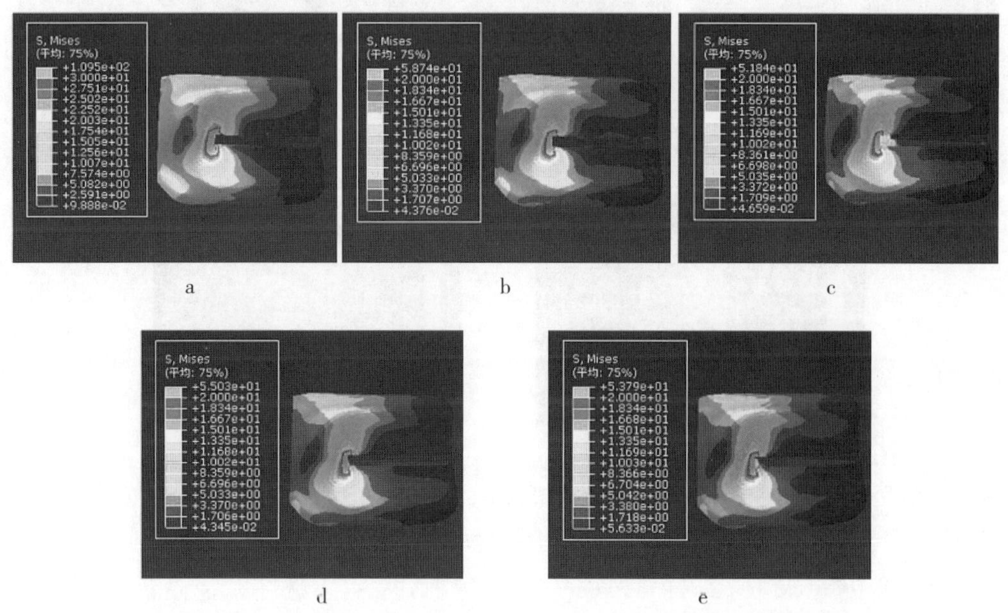

轴向压缩载荷边界条件下皮质骨的应力云图显示，骨水泥没有改变皮质骨的应力分布，术前和术后皮质骨的应力均主要分布在椎体后柱的未骨折区域（a～e），前屈、后伸及左右侧屈等载荷边界条件下可见相似结果

图4-18　轴向压缩载荷边界条件下皮质骨的应力云图

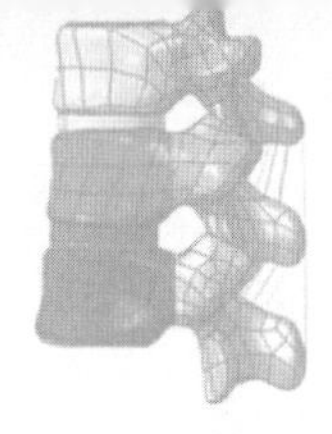
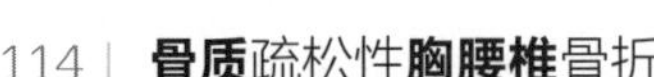

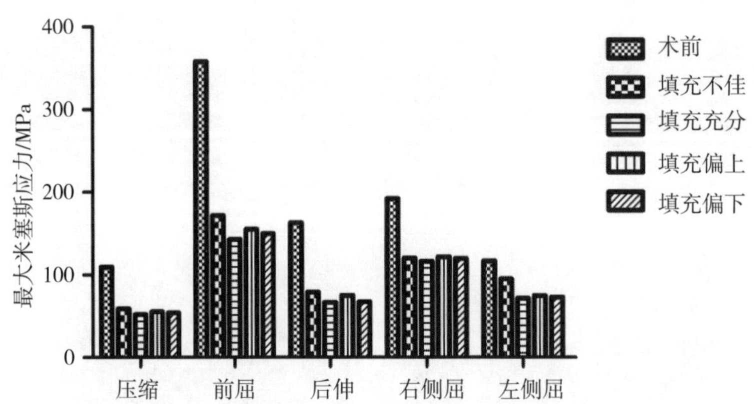

图4-19　术前及术后不同骨水泥填充情况及填充方式下皮质骨的最大米塞斯应力

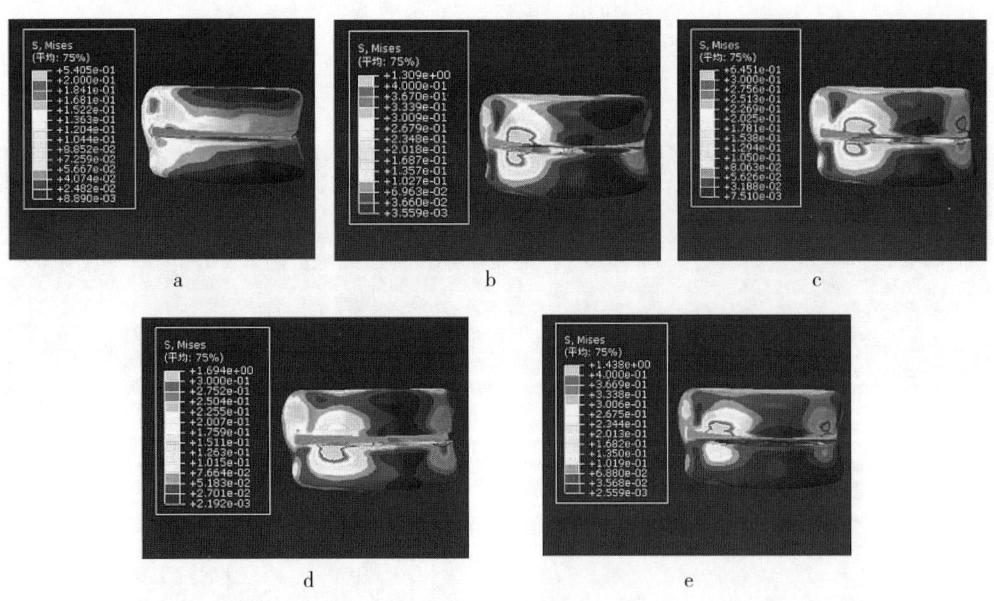

轴向压缩载荷边界条件下松质骨的应力云图显示，术前的应力主要分布在椎体后柱的未骨折区域（a），术后的应力转移至与骨水泥相接触的区域（b～e）；此外，填充上下对称（填充充分和填充不佳）时的应力在骨折区上下对称分布（b、c），填充上下不对称（填充偏上和填充偏下）时的应力主要分布在骨水泥填充较少的一侧（d、e），前屈、后伸及左右侧屈等载荷边界条件下可见相似结果

图4-20　轴向压缩载荷边界条件下松质骨的应力云图

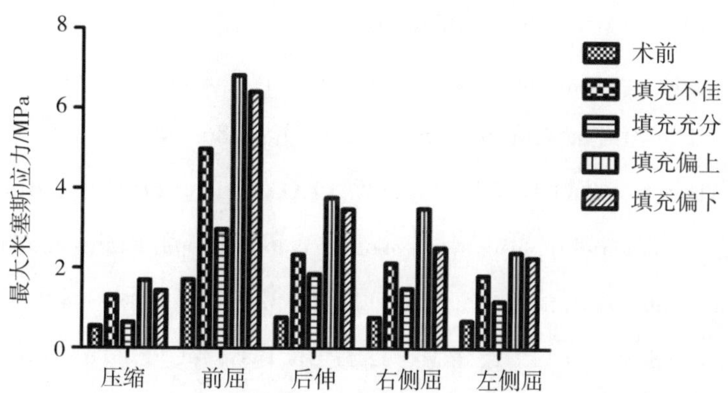

图4-21　术前及术后不同骨水泥填充情况及填充方式下松质骨的最大米塞斯应力

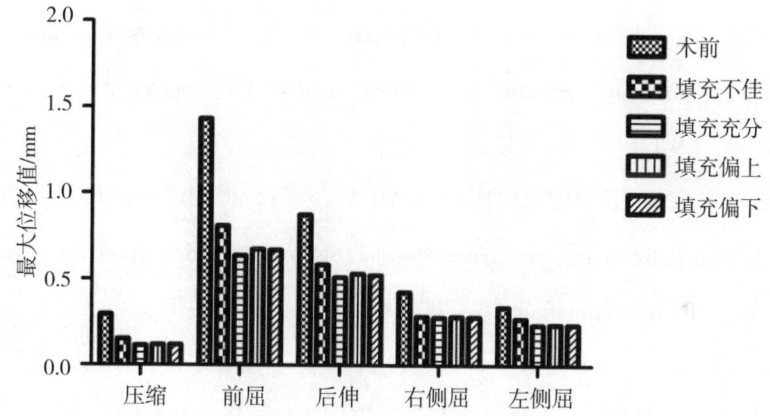

图4-22　术前及术后不同骨水泥填充情况及填充方式下骨折端最大位移值

尽量使骨水泥在骨折区域充分和对称弥散。

综上所述，骨水泥在骨折区域内弥散不佳可能会影响椎体成形术的近期疗效，并且可能是椎体成形术后骨折椎体仍发生进展性后凸畸形的危险因素。

参考文献

[1] BARR J D，BARR M S，LEMLEY T J，et al. Percutaneous vertebroplasty for pain relief and spinal stabilization [J]. Spine，2000，25（22）：923-928.

[2] FRANCIS R M，ASPRAY T J，HIDE G，et al. Back pain in osteoporotic vertebral fractures [J]. Osteoporos Int，2008，19（7）：895-903.

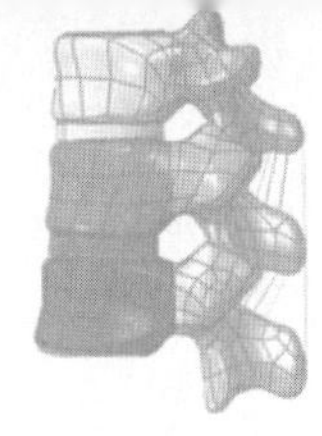

[3] ITSHAYEK E, MILLER P, BARZILAY Y, et al. Vertebral augmentation in the treatment of vertebral compression fractures: review and new insights from recent studies [J]. J Clin Neurosci, 2012, 9 (6): 786–791.

[4] FURTADO N, OAKLAND R J, WILCOX R K, et al. A biomechanical investigation of vertebroplasty in osteoporotic compression fractures and in prophylactic vertebral reinforcement [J]. Spine, 2007, 32 (17): 480–487.

[5] BELKOFF S M, MATHIS J M, JASPER L E, et al. The biomechanics of vertebroplasty. The effect of cement volume on mechanical behavior [J]. Spine, 2001, 26 (14): 1537–1541.

[6] KAUFMANN T J, TROUT A T, KALLMES D F. The effects of cement volume on clinical outcomes of percutaneous vertebroplasty [J]. AJNR Am J Neuroradiol, 2006, 27 (9): 1933–1937.

[7] TANIGAWA N, KOMEMUSHI A, KARIYA S, et al. Relationship between cement distribution pattern and new compression fracture after percutaneous vertebroplasty [J]. AJR Am J Roentgenol, 2007, 189 (6): 348–352.

[8] 梁德，江晓兵，姚珍松，等. 过伸体位下椎体成形术治疗Kümmell病的近期疗效[J]. 中国脊柱脊髓杂志，2010，20（3）：260–261.

[9] LI C H, CHANG M C, LIU C L, et al. Osteoporotic burst fracture with spinal canal compromise treated with percutaneous vertebroplasty [J]. Clin Neurol Neurosurg, 2010, 112 (8): 678–681.

[10] 江晓兵，莫凌，梁德，等. 骨水泥在椎体骨折线内弥散情况对椎体成形术治疗效果的影响[J]. 中国脊柱脊髓杂志，2014，24（2）：144–149.

[11] LIANG D, YE L Q, JIANG X B, et al. Biomechanical effects of cement distribution in the fractured area on osteoporotic vertebral compression fractures: a three-dimensional finite element analysis [J]. J Surg Res, 2015, 195: 246–256.

第三节
精准经皮椎体成形术治疗骨质疏松性椎体压缩骨折

一、目的及意义

与传统经皮椎体成形术（percutaneous vertebroplasty，PVP）相比，精准PVP更能保证骨水泥在骨折区域充分填充，恢复伤椎的稳定性，缓解椎体骨折引起的腰背痛，减少骨水泥渗漏，降低术后疗效不佳的发生率。

二、适应证

新鲜或陈旧性不愈合骨质疏松性椎体骨折（osteoporotic vertebral compression fractures，OVCFs）经系统非手术治疗4～6周后效果不佳，或无效，或复查X线片显示后凸畸形进行性加重。

三、评估要点

术前通过MRI和CT准确定位骨折区域，规划穿刺路径。

四、手术方法

目前，OVCFs首选的治疗方法是非手术治疗，包括服止痛药、卧床休息、功能锻炼、中医中药治疗及抗骨质疏松治疗等。大部分患者经非手术治疗后，症状可以

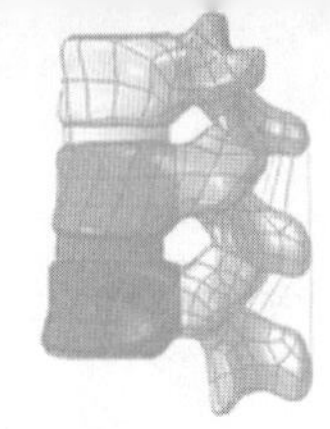

得到明显缓解，但约1/3的患者经非手术治疗效果不佳或者合并其他基础疾病不适合非手术治疗[1]。PVP在救治非手术治疗效果不佳或不适合非手术治疗的OVCFs过程中发挥着重要作用，可以快速止痛、促进早期康复。然而，仍有部分OVCFs患者接受PVP治疗后出现疼痛缓解不佳的不良事件，文献报道PVP治疗OVCFs的成功率为89%～93%[2]，说明PVP治疗OVCFs的临床疗效仍有优化空间。

传统PVP术式仍存在不足，PVP治疗OVCFs的手术方法最早由Jensen等[3]提出，他们描述的穿刺置管技术是根据椎弓根的体表投影确定穿刺点，C形臂X线机透视辅助下使穿刺套管平行于椎弓根上下缘并稍向前下方钻入，使穿刺套管尖端在侧位透视下最终到达椎体的前下1/3。显然，这样的穿刺方式使骨水泥注入点相对固定于椎体的前下方，但不同患者的骨折区域位置并非恒定，在临床上可以观察到OVCFs患者的骨折区域可以累及骨折椎体的上部、中部、下部，或者同时累及骨折椎体的两个位置，甚至同时累及三个位置；当使用直口推杆注入文献推荐的骨水泥量时，骨水泥较难弥散至相对远离骨水泥注入点的骨折区域，这是采用传统PVP会导致部分患者出现骨水泥在骨折区域填充不充分的直接原因[4]。

针对传统PVP技术会导致骨水泥较难弥散至远离骨水泥注入点的骨折区域的相对不足，我们利用新型侧向开口的骨水泥推注工具制定了改良PVP术式——精准PVP。

精准PVP在传统PVP的基础上进行了技术改良，包括靶向骨折区域穿刺置管和侧口推注系统注入骨水泥两个关键技术。术前通过MRI和CT准确定位骨折区域，规划穿刺路径，术中在C形臂X线机透视引导下按照规划的穿刺路径调整穿刺针方向，使工作套管的尖端即骨水泥注入点直达或者尽量靠近骨折区域平面的椎体前1/3，在正位透视下到达椎弓根与棘突之间，待骨水泥呈牙膏状时，使用侧口推杆以骨折区域为中心，分别朝向骨折区域上方和下方的非骨折区域由前往后逐步注入骨水泥，使骨水泥能够在骨折区域充分弥散，同时能够保证少部分骨水泥到达非骨折区行程锚定式弥散；此外，针对椎体周围骨壁破裂者，可以利用侧向开口，背向骨壁裂口注入骨水泥，从而降低骨水泥从骨壁裂口渗漏机会。我们的一项历史对照研究表明，与传统PVP相比，精准PVP不仅可以使骨水泥精准地在骨折区域充分填充，显著降低骨水泥在骨折区域填充不充分的发生率，而且可以保证骨水泥在非骨折区域的松质骨间隙得到较好的弥散，起到锚定的作用，提供更好的稳定性。

术中使用专用海绵垫垫高胸骨及髂部，联合调整手术床把患者摆放于过伸俯卧体位，在多参数监护及局部麻醉下完成手术。全程使用C臂透视监测骨水泥填充情况，当术者判断骨水泥在椎体内满意填充或者骨水泥弥散接近椎体后壁前约4 mm位置时停止注入，如任何一侧工作管道在注射时发生骨水泥向椎体周围静脉及椎管内渗漏时，将侧口转换方向少量推注（0.1 mL骨水泥）并透视监测，监测渗漏未继续增加则可继续推注，如有增加则停止注射，可于对侧管道酌情继续注射骨水泥。等待足够时间并确认骨水泥固化后，转动、拔出管道。

患者术后平卧和观察6 h，术后第1天开始腰背肌功能锻炼，术后第2天在支具保护下下床活动，胸腰段椎体压缩骨折使用支具保护6～8周。术后常规进行抗骨质疏松治疗，同时治疗基础疾病。

典型病例介绍

女性患者，74岁，因腰背部疼痛1周入院。患者1周前无明显诱因发生腰部疼痛，症状迁延反复，体位改变时及咳嗽时加重。影像学检查提示：胸8新鲜OVCFs（图4-23、图4-24）。入院后行胸8精准PVP（图4-25），术后疼痛

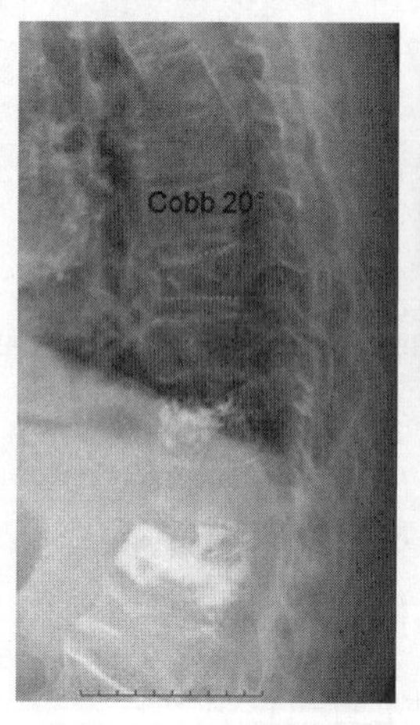

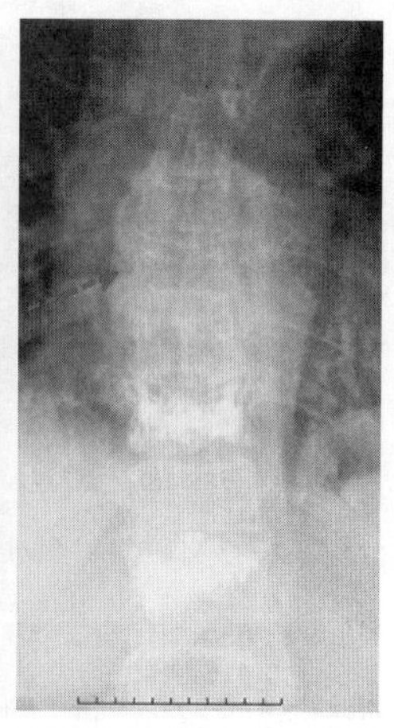

图4-23　术前正侧位X线片示胸8新鲜骨质疏松性椎体压缩骨折，骨折区域位于椎体中部

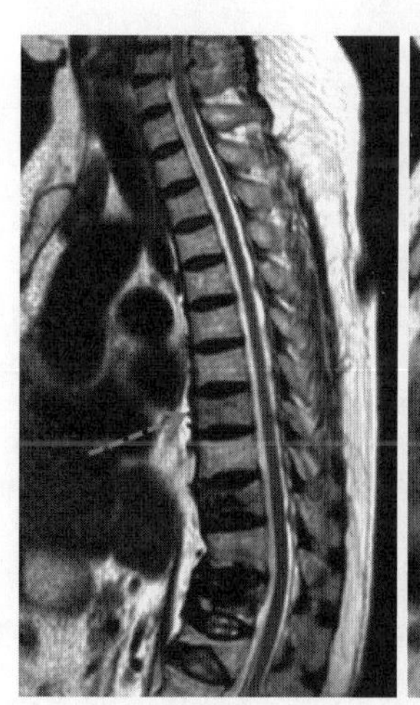
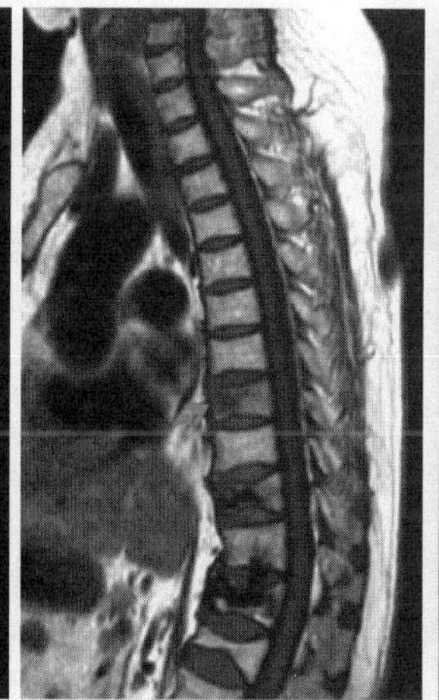
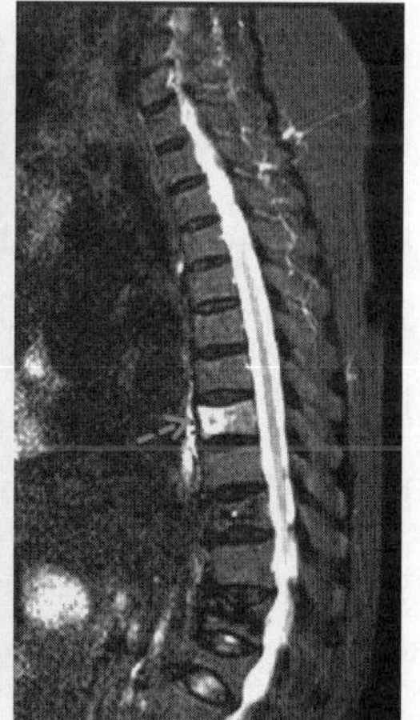

图4-24　术前MRI及CT提示胸8新鲜骨质疏松性椎体压缩骨折，骨折区域位于椎体中部

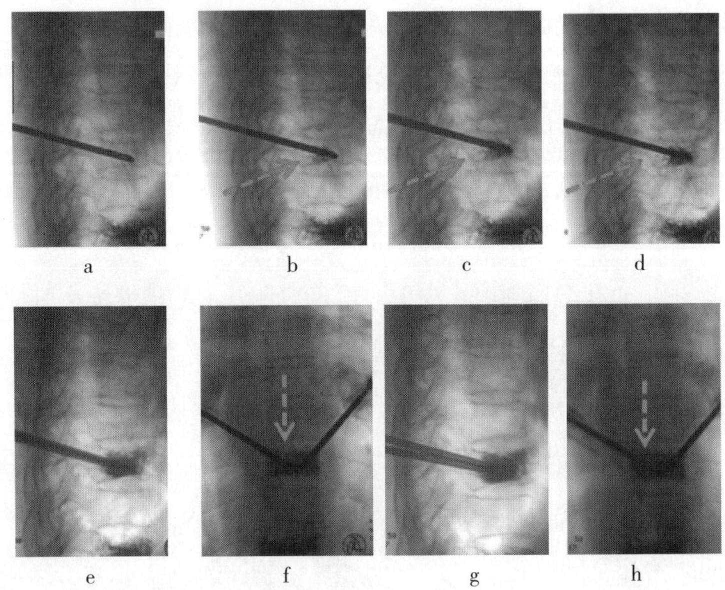

图4-25　采用精准PVP治疗骨质疏松性椎体压缩骨折

缓解（图4-26）。

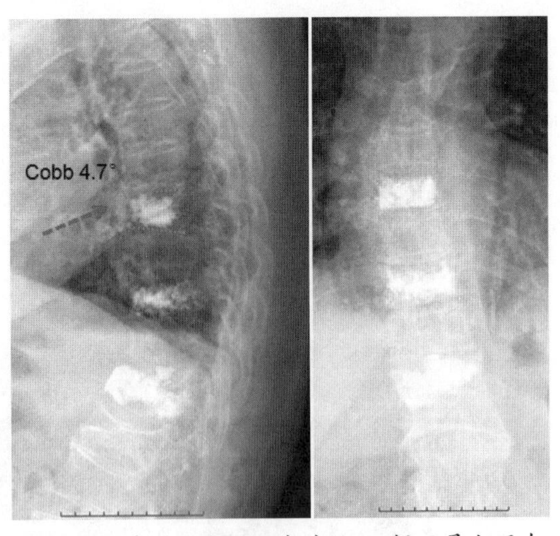

图4-26　术后正侧位X线片及CT提示骨水泥在骨折区域和非骨折区域均得到较好的填充

考虑到OVCFs引起的胸腰背疼痛很大可能是由于骨折区域微动刺激骨膜神经所致，所以稳定骨折区域和恢复骨折椎体的强度被认为是PVP缓解OVCFs所致的胸腰背疼痛及防止骨折椎体再塌陷的主要机制[5]。生物力学研究表明，与PVP术前比较，术后骨折椎体的刚度和强度均显著升高，可达到阻止骨折区域微动和防止骨折椎体再塌陷的目的[6]。编者[7]曾根据观察PVP术后CT矢状面骨水泥在骨折区域的填充情况，将传统PVP组患者分为填充充分亚组和填充不佳亚组，结果显示精准PVP组和填充充分亚组患者术后2天胸腰背疼痛缓解程度明显优于填充不佳亚组。此外，本研究结果还显示，传统PVP组有约87.3%患者的骨折区域得到充足的骨水泥填充，这与文献报道的PVP治疗OVCFs的成功率为89%～93%近似[2]。并且，上述的研究结果与文献报道一致[8-10]，即骨水泥在骨折区域的填充程度会影响PVP治疗OVCFs的疗效。因此，骨水泥在骨折区域充分填充是保证PVP缓解OVCFs所致的胸腰背疼痛的关键[11]。尽管填充不佳亚组中患者的骨折区域未得到充足的骨水泥填充，但结果显示这组患者的胸腰背疼痛也得到了一定程度的缓解，这可能归因于骨水泥在骨折区域的部分填充恢复了骨折椎体的部分刚度和强度，以及骨水泥对骨膜神经的热效应、化学毒效应，或者是手术安慰剂效应。

综上所述，与传统PVP治疗OVCFs相比，精准PVP更能保证骨水泥在骨折区域充分填充，减少术后疗效不佳的发生，同时，通过远离骨壁破裂口的水泥注射方式可以降低骨水泥渗漏率，这一改良术式是一种安全、有效的新技术，值得在临床推广应用。

参考文献

[1] SUZUKI N，OGIKUBO O，HANSSON T. The course of the acute vertebral body fragility fracture：its effect on pain，disability and quality of life during 12 months [J]. Eur Spine J，2008，17（10）：1380-1390.

[2] LIANG D，YE L Q，JIANG X B，et al. Biomechanical effects of cement distribution in the fractured area on osteoporotic vertebral compression fractures：a three-dimensional finite element analysis [J]. J Surg Res，2015，195（1）：246-256. DOI：10. 1016/j. jss. 2014. 12. 053.

[3] JENSEN M E，EVANS A J，MATHIS J M，et al. Percutaneous polymethylmethacrylate vertebroplasty in the treatment of osteoporotic vertebral body compression fractures：technical aspects [J]. AJNR Am J Neuroradiol，1997，18（10）：1897-1904.

[4] CHEN Y J，CHEN H Y，LO D F，et al. Kirschner wire-guided technique for inserting a second needle into inadequately filled vertebrae in vertebroplasty：a technical report [J]. Spine J，2014，14（12）：3025-3029.

[5] NIEUWENHUIJSE M J，BOLLEN L，VAN ERKEL A R，et al. Optimal

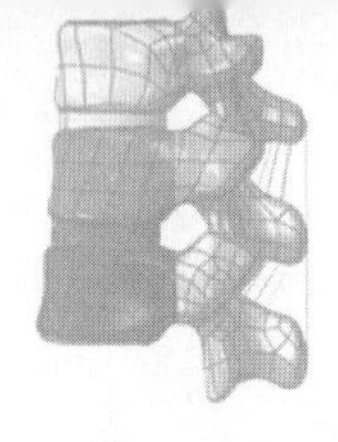

intravertebral cement volume in percutaneous vertebroplasty for painful osteoporotic vertebral compression fractures [J]. Spine (Phila Pa 1976), 2012, 37 (20): 1747-1755.

[6] MARTINCIC D, BROJAN M, KOSEL F, et al. Minimum cement volume for vertebroplasty [J]. Int Orthop, 2015, 39 (4): 727-733.

[7] 叶林强，梁德，江晓兵，等. 骨水泥在椎体骨折线内弥散情况对椎体成形术治疗效果的影响 [J]. 中国脊柱脊髓杂志，2014 (02): 144-149.

[8] CHIU Y C, YANG S C, CHEN H S, et al. Clinical evaluation of repeat percutaneous vertebroplasty for symptomatic cemented vertebrae [J]. J Spinal Disord Tech, 2012, 25 (8): E245-E253. DOI: 10. 1097/BSD. 0b013e31825ef90f.

[9] CHOI S S, HUR W S, LEE J J, et al. Repeat vertebroplasty for the subsequent refracture of procedured vertebra [J]. Korean J Pain, 2013, 26 (1): 94-97. DOI: 10. 3344/kjp. 2013. 26. 1. 94.

[10] YANG S C, CHEN W J, YU S W, et al. Revision strategies for complications and failure of vertebroplasties [J]. Eur Spine J, 2008, 17 (7): 982-988. DOI: 10. 1007/s00586-008-0680-3.

[11] 江晓兵，莫凌，梁德，等. 骨水泥在椎体骨折线内弥散情况对椎体成形术治疗效果的影响 [J]. 中国脊柱脊髓杂志，2014 (02): 144-149.

第四节
锚定式椎体强化术治疗伴有裂隙的骨质疏松性椎体骨折

一、关于OVCFs术后椎体骨不愈合的概述与认识

伤椎内骨不愈合，又称Kümmell's病，其在OVCFs患者中并不少见，根据相关文献报道占10%～48%[1-3]。椎体裂隙（IVC）的存在代表OVCFs伤椎存在明显动态不稳定性，是严重的椎体塌陷、进展性后凸畸形、顽固性背痛及脊髓神经受损的一个重要诱发因素。在临床上为了恢复伤椎的生物力学稳定性和缓解疼痛，经皮椎体强化术（PVA）通常被学者广泛推荐[4-6]。

对于骨不愈合的患者，大部分学者建议行经皮椎体强化术治疗，并报道了其在早期阶段所取得的良好治疗效果。然而有学者报道，在中长期随访中发现其具有很高的再塌陷率，我们结合自身的研究分析认为，其主要的塌陷机制与骨水泥在裂隙区域的填充方式有关。运用PVA治疗无IVC的OVCFs时，注射的骨水泥主要以海绵状结构填充在伤椎松质骨的空间内，而对伴IVC的OVCFs在术中进行骨水泥注射时，由于IVC区内部主要呈负压状态，故可以看作是一个蓄水池，注射的骨水泥将呈实体团块状填充在裂隙区域内。由于团块状骨水泥的弹性模量、刚度和强度均明显高于周边的松质骨，因此当其不能或很少与周边的松质骨进行连续嵌插和机械绞索时，将会对周边的易碎的松质骨造成挤压，导致未被骨水泥支撑区域的松质骨塌陷。

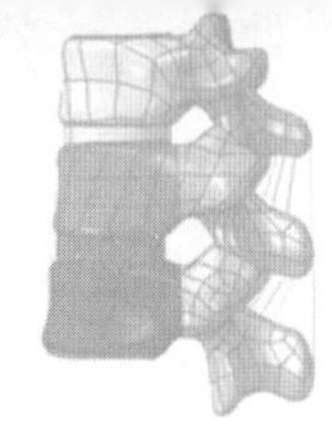

二、锚定式椎体强化术在治疗椎体骨不愈合中的运用

锚定式椎体强化术与传统的椎体强化术的区别在于采用的穿刺技术不同，传统椎体强化术中的穿刺技术是将穿刺针的针尖放置于IVC区域内，而锚定式椎体强化术中的穿刺技术是将穿刺针的针尖放置于IVC区域周边的松质骨内，而后进行相应的骨水泥注射[7]，通过这种方式骨水泥除了能够填充呈负压的IVC区域外，还能够充分浸润到周边的松质骨中，并与周边的松质骨形成很好的嵌插。具体步骤见图4–27、图4–28。在我们治疗的104例患者中[8]，采用锚定式穿刺技术的患者86例，

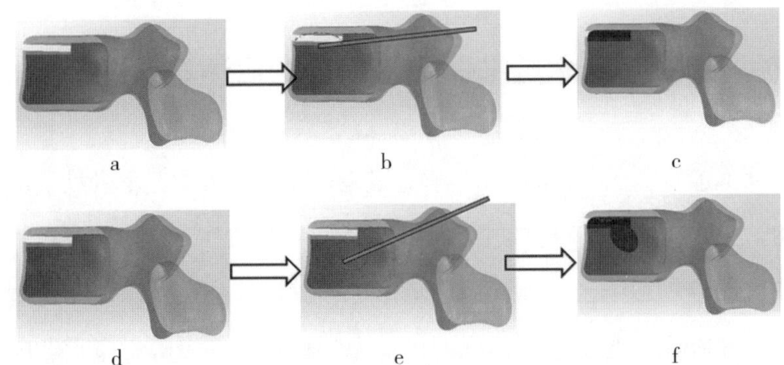

a～c. 采用传统穿刺技术的骨水泥裂隙填充示意图，即将穿刺针的针尖置于IVC区域内；d～f. 采用锚定式穿刺技术的骨水泥嵌插填充示意图，即将穿刺针的针尖置于IVC区域周边的松质骨区域内

图4–27　在不同穿刺技术下PVA治疗伴椎体骨不愈合的OVCFs

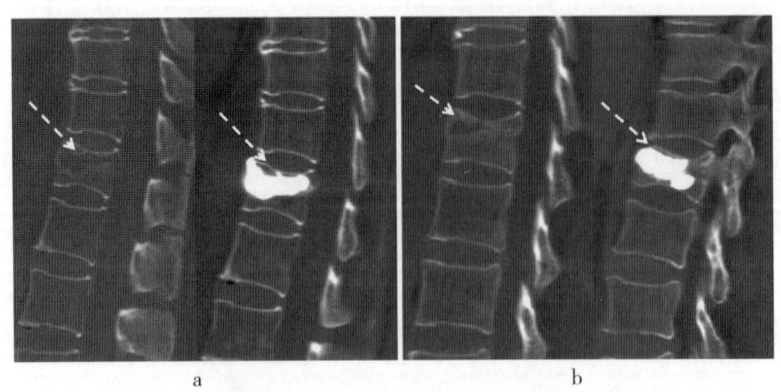

a. 采用传统的穿刺技术时骨水泥的裂隙填充样式；
b. 采用锚定式穿刺技术时骨水泥的嵌插填充样式

图4–28　在矢状位CT下，采用两种不同的穿刺技术时，骨水泥在骨不愈合区域的分布样式

其平均随访时间是2年，我们发现相较于传统的穿刺技术组，锚定式穿刺技术组患者术后强化椎高度以及后凸角矫正丢失率明显下降（图4–29、图4–30）。

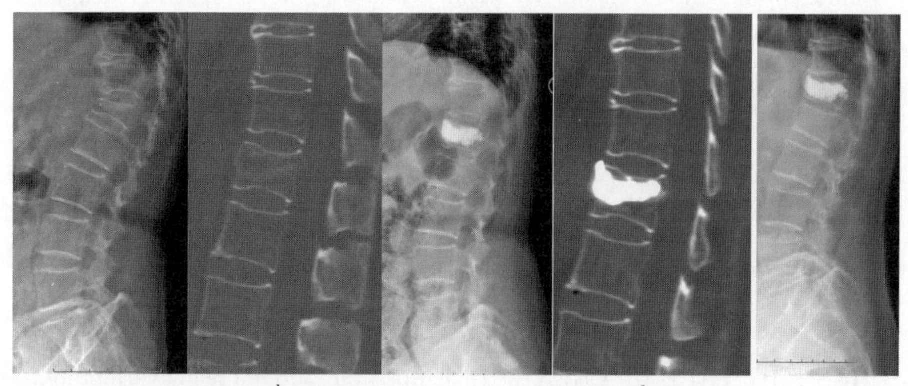

a. 术前X线侧位片；b. 术前矢状位CT显示存在IVC；c. 即时术后X线侧位片显示骨水泥在IVC区域呈裂隙填充样式，伤椎复位良好；d. 即时术后矢状位CT；e. 术后2年X线侧位片示L1 椎体发生明显再塌陷

图4–29　PVA治疗伴L1椎体骨不愈合的OVCFs患者（女，78 岁）

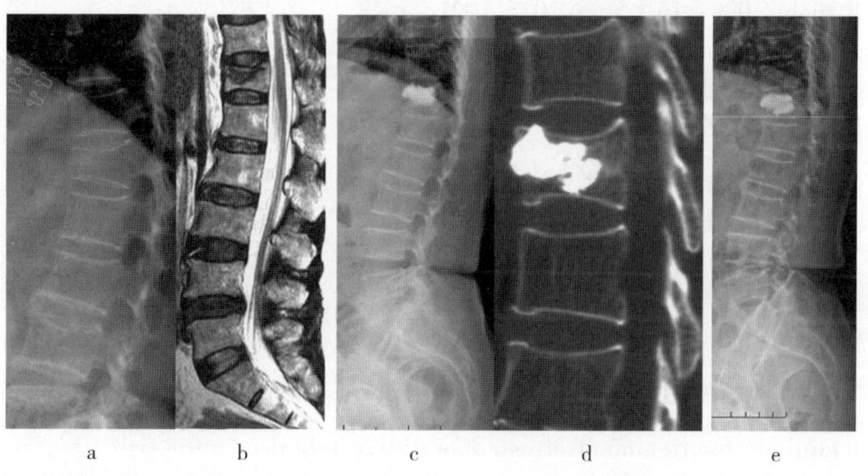

a. 术前X线侧位片；b. 术前MRI矢状位T2WI像；c. 术后即时X线侧位片显示骨水泥在IVC区域呈嵌插填充样式，伤椎再复位；d. 术后CT；e. 术后2年随访X线侧位片提示T12仅轻微再塌陷

图4–30　PVA治疗伴T12椎体伴骨不愈合的OVCFs患者（女，72 岁）

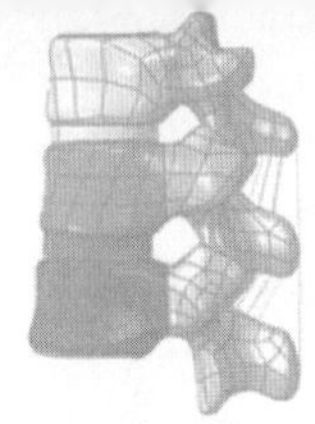

参考文献

[1] FANG X, YU F, FU S, et al. Intravertebral clefts in osteoporotic compression fractures of the spine: incidence, characteristics, and therapeutic efficacy [J]. Int J Clin Exp Med, 2015, 8 (9): 16960-16968.

[2] HA K Y, KIM Y H. Risk factors affecting progressive collapse of acute osteoporotic spinal fractures [J]. Osteoporos Int, 2013, 24 (4): 1207-1213.

[3] SUN G, JIN P, LI M, et al. Height restoration and wedge angle correction effects of percutaneous vertebroplasty: association with intraosseous clefts [J]. Eur Radiol, 2011, 21 (12): 2597-2603.

[4] CHEN L H, LAI P L, CHEN W J. Unipedicle percutaneous vertebroplasty for spinal intraosseous vacuum cleft [J]. Clin Orthop Relat Res, 2005, 6 (435): 148-153.

[5] KRAUSS M, HIRSCHFELDER H, TOMANDL B, et al. Kyphosis reduction and the rate of cement leaks after vertebroplasty of intravertebral clefts [J]. Eur Radiol, 2006, 16 (5): 1015-1021.

[6] JANG J S, KIM D Y, LEE S H. Efficacy of percutaneous vertebroplasty in the treatment of intravertebral pseudarthrosis associated with noninfected avascular necrosis of the vertebral body [J]. Spine, 2003, 28 (14): 1588-1592.

[7] YU W, LIANG D, YAO Z, et al. Risk factors for recollapse of the augmented vertebrae after percutaneous vertebroplasty for osteoporotic vertebral fractures with intravertebral vacuum cleft [J]. Medicine, 2017, 96 (2): e5675.

[8] YU W, LIANG D, JIANG X, et al. Efficacy and safety of the target puncture technique for treatment of osteoporotic vertebral compression fractures with intravertebral clefts [J]. J Neurointerv Surg, 2016.

第五节
骨水泥强化相关的生物力学研究

一、骨水泥强化对伤椎的生物力学影响

骨水泥强化是通过向椎体内部灌注骨水泥使得椎体的强度及刚度提高，临床常用PKP和PVP等术式，然而术后伤椎生物力学强度的改变又与术中骨水泥注入量、骨水泥注射方式、骨水泥分布部位等密切相关。到目前为止，对于骨水泥填充剂量对伤椎生物力学的影响尚无定论，有研究认为单一椎体骨水泥灌注2 mL即可恢复手术椎体的刚度[1]。Molloy等[2]认为对于胸腰段椎体，骨水泥需要填充4 mL左右才能恢复椎体的高度，并且认为椎体骨水泥灌注量达椎体体积的16%即可恢复椎体的强度，而灌注量达29%才能恢复椎体的刚度。Liebschner等[3]认为骨水泥填充比例小于椎体体积的15%将不足以使椎体强度恢复至受伤前水平。Kim等[4]认为椎体刚度恢复需填充的骨水泥量要达到椎体体积的30%。总体来讲，过多的骨水泥将增加伤椎强度和刚度，从而改变邻近椎体的应力分布。反之，骨水泥注入过少将难以达到最优的椎体强化。因此，过多或过少的骨水泥灌注量都会对邻近椎体产生生物力学方面的负面影响。

骨水泥的注入不仅有量的区别，也有分布形态上的不同。Chevalier等[5]利用有限元分析模拟骨水泥对椎体的影响，认为骨水泥同时接触上下终板可使手术椎体强度增加11倍，而骨水泥只接触一侧终板仅可将椎体强度增加2倍。另外，伤椎生物力学强度的改变与术中骨水泥注入的位置密切相关，当骨水泥偏向一侧注射时，Liebschner等[3]发现，椎体单侧承重可引起脊柱不稳。单侧灌注骨水泥可出现椎体从灌注侧向未灌注侧的相对运动，从而发生偏移，并证实椎体内双侧对称的骨水

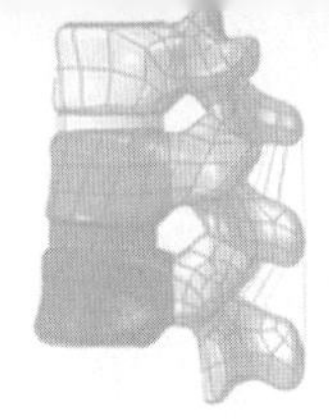

泥分布较局限在单侧的骨水泥分布能获得更好的刚度恢复。另外，编者研究亦发现骨水泥在骨折区域的分布情况对强化椎的生物力学稳定性（图4-31）和临床疗效（图4-32、图4-33）有一定影响，骨水泥在骨折区域充分弥散能显著提高伤椎的生物力学性能并提高即时术后疼痛缓解的效果[6, 7]。

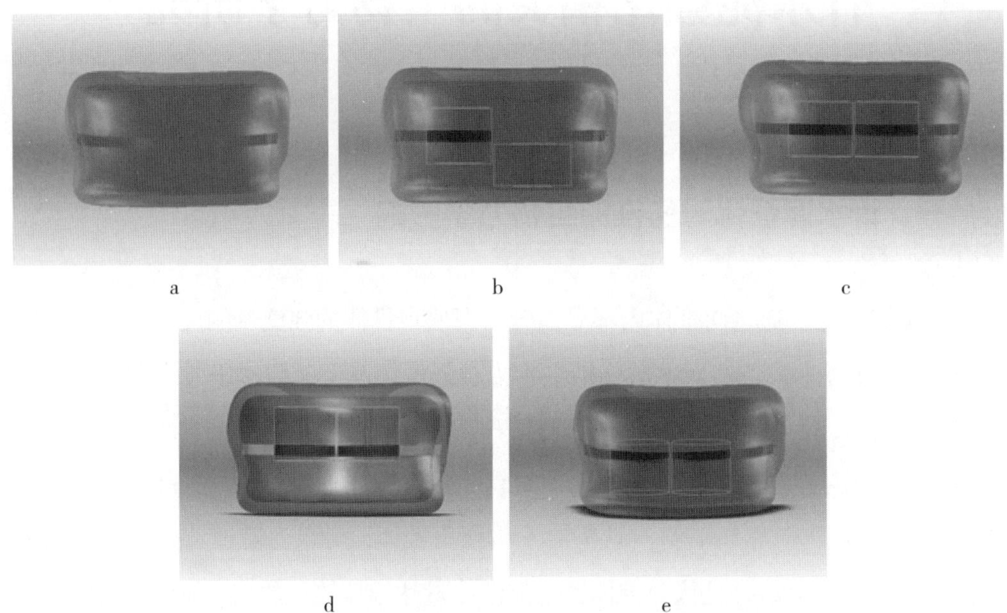

a. OVCFs模型；b. 弥散不佳；c. 弥散充分；d. 弥散偏上；e. 弥散偏下

图4-31 OVCFs模型及骨水泥在骨折区域分布类型

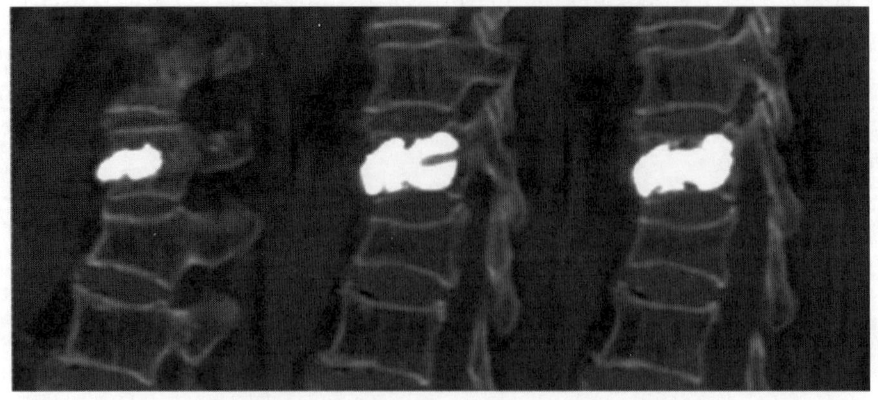

图4-32 PVP术后CT影像，从左至右各个层面提示骨水泥在骨折区域弥散充分

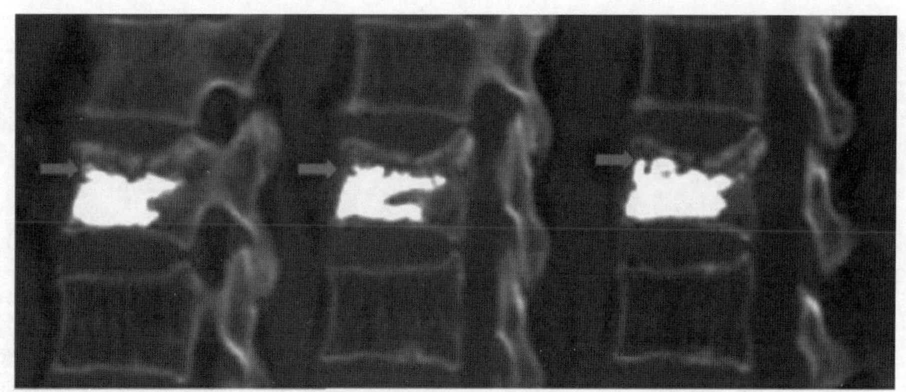

图4-33　PVP术后CT影像，从左至右各个层面提示骨水泥在骨折区域弥散不佳

二、骨水泥强化对邻近椎体及椎间盘的生物力学影响

骨水泥强化术后亦可引起相邻椎体及椎间盘相应的生物力学改变。Baroud等[8]采用有限元模型测试骨水泥强化后邻近椎体的应力改变，证实邻近椎间盘压力会相应增加大约19%，邻近强化椎体终板凸出部分压力增加接近17%。此外，Rohlmann等[9]研究认为，假设没有上位椎体变化代偿，则PKP和PVP术后手术椎体的受力将增加200%，但实际却只增加55%左右，PKP和PVP术后椎间盘压力分别增加20%和60%。椎体软骨终板及椎间盘的压应力均增加，从而加速椎间盘退化。Berlemann等[10]对骨水泥强化后的伤椎进行了力学测试，结果发现，骨水泥强化降低了邻近未治疗椎体的极限承载负荷，并且骨折发生部位大多在未强化的椎体处，他们认为注入骨水泥后虽然增加了椎体刚度，但同时也会引发刚度增高效应，改变相邻椎体的载荷分布、应力传导等力学性能，增加相邻椎体的骨折发生概率（图4-34）。

三、骨水泥强化钉的生物力学作用

对于骨质疏松椎体行骨水泥强化后，根据相应的临床研究证实，骨水泥强化后可使椎弓根钉固定强度增加45%~162%。骨水泥与椎弓根钉硬性结合后，可增加抗屈强度，防止螺钉松动。另外，刘达等[11]进行了骨质疏松尸体骨水泥强化椎弓根

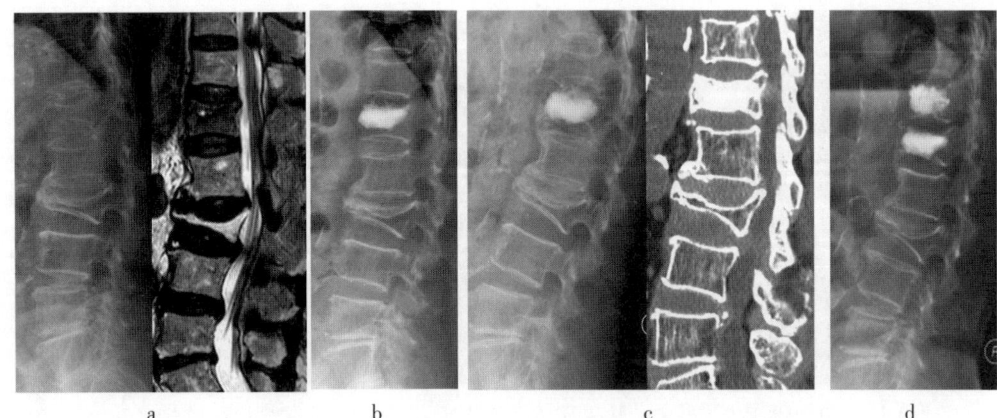

a. 一位78岁老年女性患者，患有L1急性和L3陈旧性骨质疏松性压缩骨折；
b. 在L1椎体行PVP术治疗；c. 术后2年X线和CT证实其邻近椎体T12发生压缩骨折；
d. 术后2年在T12椎体行PVP术治疗

图4-34 骨水泥强化导致相邻椎体骨折

螺钉进行了抗轴向拔出力学测试，发现螺钉的抗拔出强度提高了102.5%。他们分析认为：骨水泥渗透在螺钉周围的骨组织中，增加了螺钉与周围骨组织的接触面积，显著提高了局部的组织密度，增加了螺钉与周围骨质的黏附力；同时骨水泥在椎体内形成了“纺锤样”结构，增加了螺钉与骨水泥的整体直径，提高了拔出过程中骨水泥和螺钉这一整体结构与周围松质骨或椎弓根处的摩擦力，从而强化了螺钉的稳定性（图4-35）。

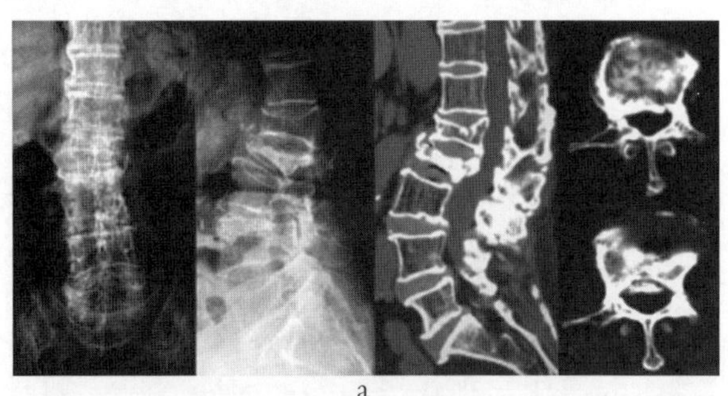

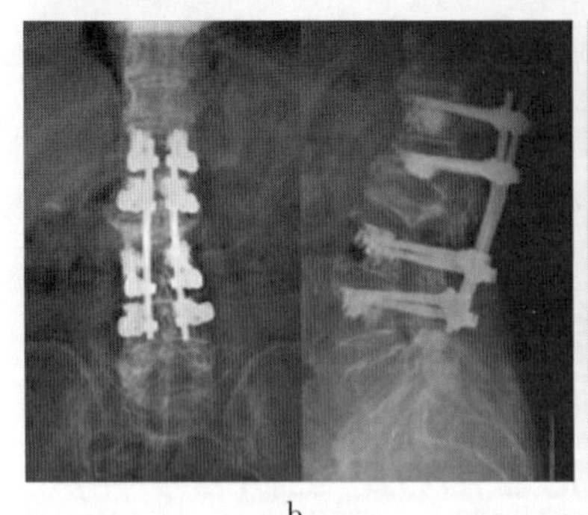

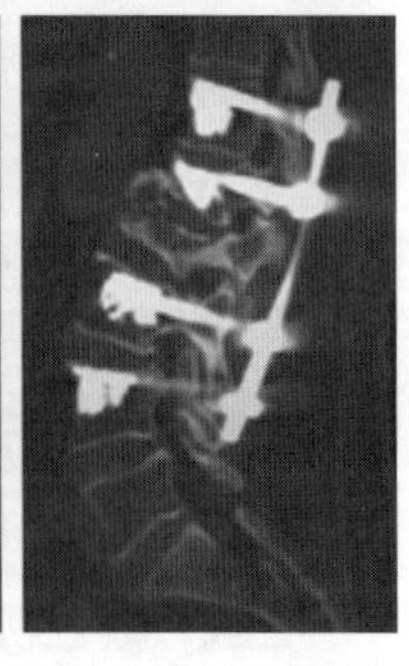

a. 一位74岁老年女性患者，患有L1、L2骨质疏松性爆裂性骨折并伴有脊髓压迫症状；b. 术后在T12、L1、L3、L4行骨水泥钉道强化的X线片表现；c. 术后CT影像显示骨水泥-螺钉在每一个强化椎体的分布样式

图4-35 骨水泥可强化螺钉的稳定性

参考文献

[1] BELKOFF S M, MATHIS J M, JASPER L E et al. The biomechanics of vertebroplasty the effect of cement volume on mechanical behavior [J]. Spine, 2001, 26 (14): 1537–1541.

[2] MOLLOY S , MATHIS J M, BELKOFF S M et al. The effect of vertebral body percentage fill on mechanical behavior during percutaneous vertebroplasty [J]. Spine, 2003, 28 (14): 1549–1554.

[3] LIEBSCHNER M A, ROSENBERG W S, KEAVENY T M et al. Effects of bone cement volume and distribution on vertebral stiffness after vertebroplasty [J]. Spine, 2001, 26 (14): 1547–1554.

[4] KIM J M, SHIN D A, BYUN D H, et al. Effect of bone cement volume and stiffness on occurrences of adjacent vertebral fractures after vertebroplasty [J]. J Korean Neurosurg Soc, 2012, 52 (5): 435–440.

[5] CHEVALIER Y, PAHR D, CHARLEBOIS M, et al. Cement distribution, volume, and compliance in vertebroplasty: some answers from an anatomy—based nonlinear finite element study [J]. Spine, 2008, 33 (16): 1722–1730.

[6] 江晓兵，莫凌，梁德，等. 骨水泥在椎体骨折线内弥散情况对椎体成形术治疗效果的影响 [J]. 中国脊柱脊髓杂志，2014，24 (02)：144–149.

[7] LIANG D, YE L Q, JIANG X B, et al. Biomechanical effects of cement distribution in the fractured area on osteoporotic vertebral compression fractures: a three–dimensional finite element analysis [J]. J Surg Res, 2015, 195 (1): 246–256.

[8] BAROUD G, NEMES J, HEINI P, et al. Load shift of the intervertebral disc after a vertebroplasty: a finite–element study [J]. Eur Spine J, 2003, 12: 421–426.

[9] ROHLMANN A, ZANDER T, BERGMANN G, et al. Spinal loads after osteoporotic vertebral fractures treated by vertebroplasty or kyphoplasty [J]. Eur Spine J, 2006, 15: 1255–1264.

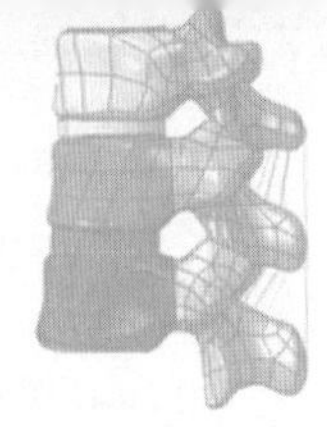

[10] BERLEMANN U, FERGUSON S J, NOLTE L P, et al. Adjacent vertebral failure after vertebroplasty: a biomechanical investigation [J]. J Bone Joint Surg (Br), 2002, 84 (5): 748-752.

[11] 刘达，伍红桦，郑伟，等. 骨质疏松尸体腰椎中膨胀式椎弓根螺钉与骨水泥强化椎弓根螺钉固定稳定性的比较研究 [J]. 中国脊柱脊髓杂志，2014 (7): 638-643.

第六节
骨水泥钉道强化技术在骨质疏松胸腰椎内固定中的应用价值

一、骨水泥钉道强化的简介及运用价值

目前，骨水泥钉道强化被广泛运用于腰椎退行性疾病合并严重的骨质疏松症的患者。对于临床上传统的后路经椎弓根螺钉内固定术治疗伴骨质疏松的腰椎退行性疾病时，经常出现螺钉–椎体松质骨干预界面松动、椎弓根螺钉拔出甚至断裂，导致内植物失效。因此对于脊柱专科医师而言，如何成功有效地对这类患者进行牢固的椎弓根螺钉内固定就成了治疗的关键。

骨水泥钉道强化的机制在于进行椎弓根螺钉与其周边的松质骨的骨水泥强化，借助于骨水泥将螺钉与周边的松质骨进行牢固的锚定。先前的生物实验证实，相对于传统的骨水泥强化技术而言，骨水泥钉道强化可明显增加螺钉的轴性抗拔出力以及横向弯曲刚度；另外，生物力学实验亦进一步证实了最佳的骨水泥注射量为每一个钉道约2.6 mL，同时骨水泥在椎体松质骨区域分布越广、骨水泥包绕螺钉的长度越长，椎弓根螺钉的抗拔出力强度就越大[1-3]。结合我们的临床诊治经验，运用骨水泥钉道强化技术时要选择好时机：①骨密度达到–2.5SD时，要预备进行骨水泥强化；②骨密度< –3.0SD，可行骨水泥强化。而其临床诊治范围主要是在需使用内固定器械矫正后凸畸形时或需内固定复位滑脱时（图4–36、图4–37）。

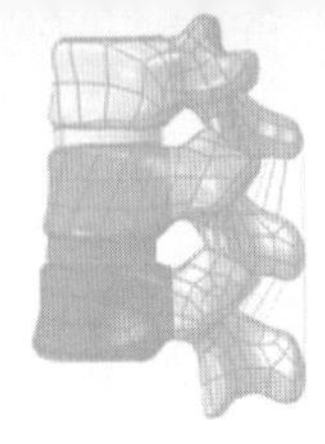

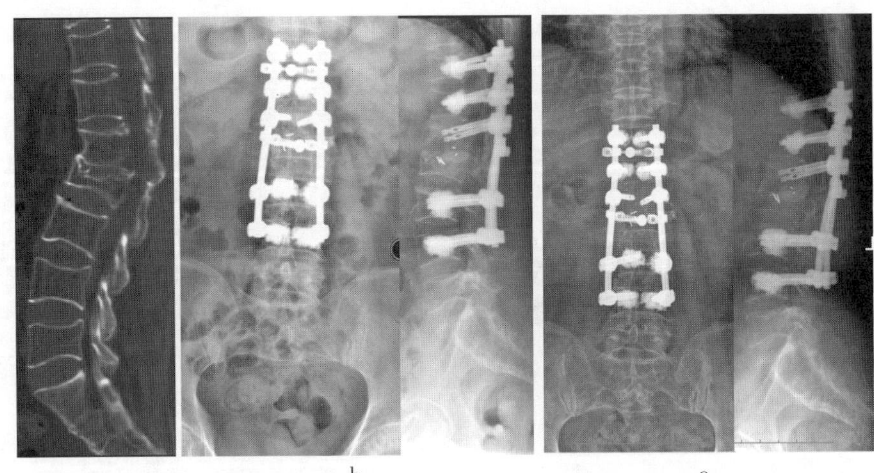

a　　b　　c

a. 术前；b. 术后5天；c. 术后2年

图4-36　需使用内固定器械矫正后凸畸形时

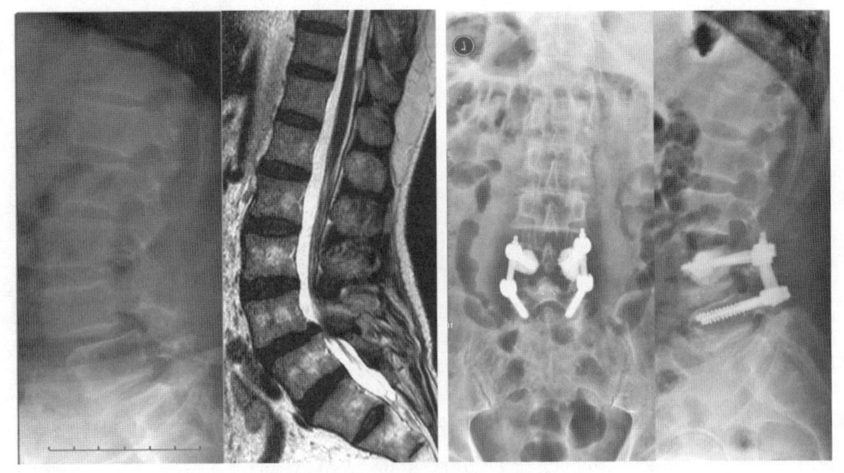

图4-37　需内固定复位滑脱时

二、骨水泥钉道强化的并发症及其预防

骨水泥钉道强化的主要并发症是骨水泥渗漏，主要包括椎体节段静脉渗漏、邻近椎间盘渗漏、椎体侧壁及后壁渗漏、与内植物相关的渗漏（图4-38）。对于目前临床而言，如何有效地减少或预防骨水泥渗漏亦成为技术的关键点。

Gstöttner等[4]认为螺钉孔离后壁越远渗漏越多、骨水泥注入量越小渗漏越少，结合先前的生物力学研究提到的关于骨水泥最佳注射量、最佳骨水泥分布方式和范

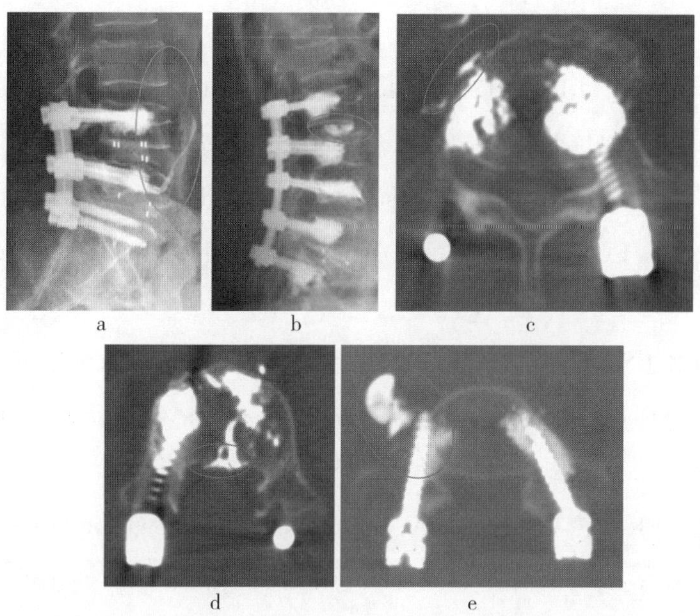

a. 椎体节段静脉渗漏；b. 邻近椎间盘渗漏；c. 椎体侧壁渗漏；

d. 椎体后壁渗漏；e. 与内植物相关的渗漏

图4-38　骨水泥钉道强化不同的渗漏

围，我们制定了一套骨水泥强化安全流程：①保证螺钉在椎弓根内及椎体内；②置钉精益求精，内壁不能破，注射点靠前，注入骨水泥要慢；③骨水泥的最佳注射量控制在2～2.8 mL；④确保骨水泥在螺钉前1cm周围分布，无渗漏时，钉道周围分布是追求目标（图4-39）。

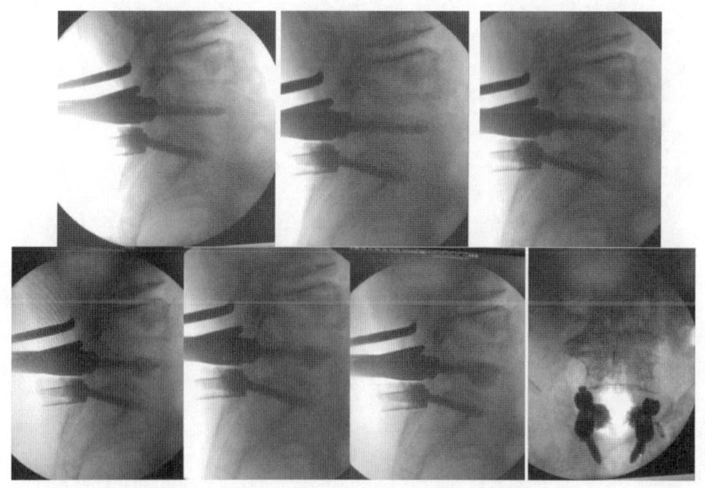

图4-39　技术示例：置钉精益求精，内壁不能破，注射点靠前，注入骨水泥要慢

参考文献

[1] HERNIGOU P，DUPARC F. Rib graft or cement to enhance screw fixation in anterior vertebral bodies [J]. J Spinal Disord，1996，9：322-325.

[2] LOTZ J C，HU S S，CHIU D F，et al. Carbonated apatite cement augmentation of pedicle screw fixation in the lumbar spine [J]. Spine（Phila Pa 1976），1997，22：2716-2723.

[3] SARZIER J S，EVANS A J，CAHILL D W. Increased pedicle screw pullout strength with vertebroplasty augmentation in osteoporotic spines [J]. J Neurosurg，2002，96：309-312.

[4] GSTÖTTNER M，ANGERER A，ROSIEK R，et al. Quantitative volumetry of cement leakage in viscosity-controlled vertebroplasty [J]. J Spinal Disord Tech，2012，25：E150-E154.

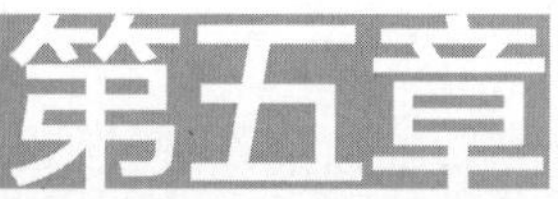

第五章 椎体强化术相关并发症的评述及研究

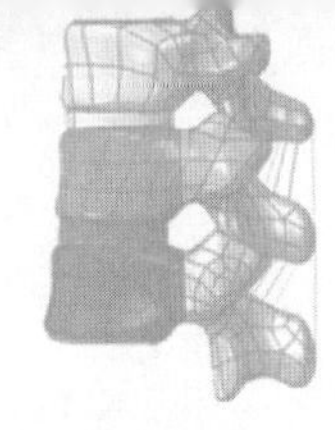

第一节 椎体成形术后手术椎体再骨折塌陷的原因分析

椎体成形术因为操作简便、创伤小、见效快的特点而风靡全球，但其手术并非人人一帆风顺，临床上术后伤椎再发骨折的病例仍时有发生。一旦出现伤椎再发骨折，处理较为棘手，也增加了患者身心的痛苦和经济的负担，值得脊柱外科医生警惕。术后再骨折常见于伤椎骨坏死、伤椎应力集中及术前合并感染3种情况。

一、伤椎骨坏死

（一）典型病例

老年男性，64岁，2012年因“腰痛2月”就诊，诊断为L1、L2、L4椎体陈旧性压缩骨折不愈合，并行L1、L2、L4 PVP术，术后症状缓解出院。后患者仍时感腰部疼痛，体位改变时症状加重，平卧后减轻。于2016年前来就诊，CT提示L1术后椎体塌陷，合并椎体内骨折端裂隙残留，考虑骨水泥填充不足，遂入院行L1二次PVP术，术中靶向穿刺至裂隙区内充分填充骨水泥，术后患者腰痛症状明显缓解。嘱患者出院后继续抗骨质疏松治疗，并戴胸腰支具3个月。术后3个月复查CT见L1椎体高度维持良好，裂隙内骨水泥填充良好，未见明显再发塌陷。患者腰痛症状消失，活动功能良好，效果满意（图5–1、图5–2）。

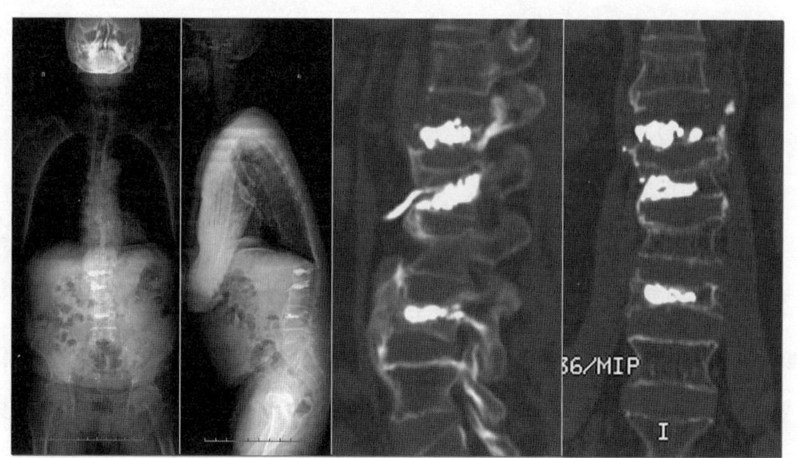

图5-1　二次PVP术前影像，L1椎体明显塌陷，骨折区裂隙大量残留，骨水泥填充不佳

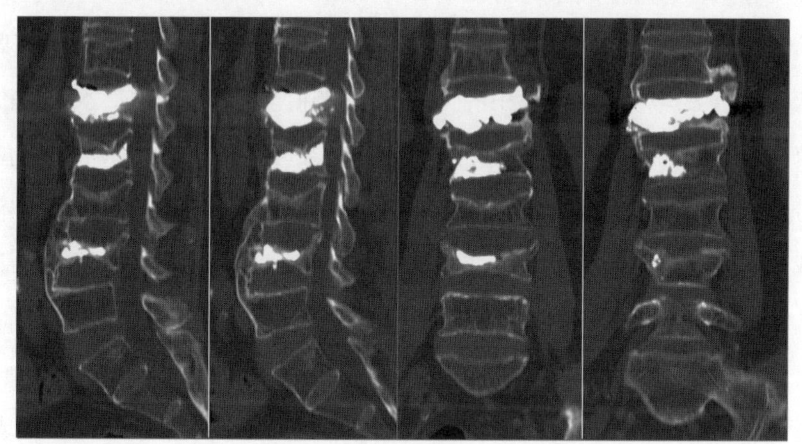

图5-2　二次PVP术后3月，L1椎体内裂隙获骨水泥充分填充，椎体高度恢复并维持良好，未见明显再发塌陷

（二）案例评析

本例患者首次PVP术后失败主要考虑与伤椎骨坏死有关。伤椎骨坏死又名Kümmell病、椎体压缩性骨折不愈合等。按发病时间又可分为骨折后迟发坏死及PVP术后继发坏死两大类，其中前者临床多见。此类患者多外伤后出现椎体疼痛，经历数月或数年无症状期后疼痛复发，并出现椎体塌陷及脊柱后凸畸形。影像学多表现为迟发性椎体塌陷及椎体裂隙征（IVC）。由于椎体裂隙周围为坏死硬化骨，骨水泥难以渗入骨小梁，因此容易使骨水泥在松质骨内弥散不佳而形成团块状骨水泥，且可由于裂隙内存在液压而填充不足，残留裂隙[1]。Kim等通过尸体研究发现，团

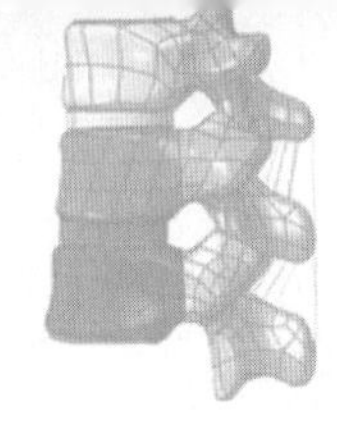

块状分布的骨水泥，未能在骨小梁内部形成均匀的支撑，难以起到增加骨密度的作用，只能对上下终板及骨组织起到单纯硬性支撑。随着时间的推移，骨水泥容易发生松动移位，从而导致椎体塌陷进展甚至再发骨折。骨水泥在骨折区域的充分填充是保证PVP缓解腰背部疼痛的关键[2, 3]。本例伤椎术前即考虑骨坏死，而第一次手术术中因骨水泥对裂隙填充不足、弥散不佳，故术后裂隙残留，上下断端仍存在微动，疼痛缓解不佳，最终导致椎体的塌陷进展而使治疗以失败告终。

伤椎骨坏死是PVP术后再骨折的高危因素，但并非手术禁忌证。文献报道，PVP起初对所有合并IVC椎体压缩骨折有效，但裂隙位置偏下方者后期更为容易出现严重椎体再塌陷及后凸畸形。因此处理此类骨折，术前应仔细分析伤椎CT，对裂隙所在位置及有无合并骨壁破损进行预判，并根据裂隙位置评估术后再骨折的风险，确定随访频率[3]。术中可采用双侧管道对骨折裂隙处靶向穿刺，对于裂隙积液者可行病灶抽吸，去除椎体内积血积液，以减少裂隙内负压，改善骨水泥在椎体内的弥散及填充效果。同时，通过术中俯卧过伸位使裂隙扩大，有助于椎体复位及后凸矫正。另外，骨水泥应充分填充裂隙，并可结合侧口推杆通过非骨折区锚定椎体，尽可能减少术后骨折端继续微动，防止骨水泥脱位。对于骨壁明显破损的患者，可在推注骨水泥前推入适量的吸收性明胶海绵以防止骨水泥渗漏，保证骨水泥的充分填充。对于PVP术后残留裂隙，或继发骨坏死后骨水泥边缘出现裂隙征的患者，如伤椎无合并骨水泥脱位及明显不稳，可选择二次成形，通过双侧精准穿刺成形，填充残留裂隙，可望获得良好效果[1-4]。本例患者即通过二次精准成形，充分填充了残留裂隙，最终获得满意的效果。最后，对于此类患者，如果PVP术后早期伤椎稳定性仍然可能不足，那么应嘱患者延长卧床时间，并严格戴支具3个月，密切随访观察，以减少伤椎再骨折的风险。

二、伤椎应力集中

（一）典型病例

老年男性，66岁，因T11椎体压缩骨折行T11 PVP，术前CT提示伤椎上下多节段椎体前缘骨性自发融合，强直性脊柱炎未排除。嘱患者术后戴支具3个月，加强抗骨质疏松治疗。患者拒绝戴支具，术后2周再发胸背痛，X线检查提示椎体后凸畸形加重。CT提示T11椎体后方再发骨折，右侧椎弓根断裂。遂再次入院行T11椎体骨折复位、T10～L1椎弓根螺钉内固定、关节突植骨融合术。术后患者胸背痛症状明显缓解，术后3个月CT复查见伤椎骨折愈合，关节突植骨区融合良好，伤椎与上方椎体骨桥形成，邻近节段自发融合。患者胸背痛消失，活动功能良好（图5-3至图5-6）。

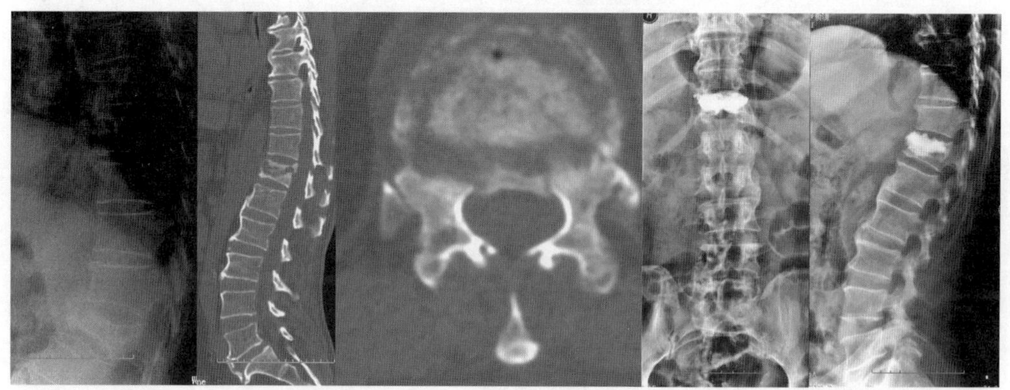

图5-3　PVP术前影像

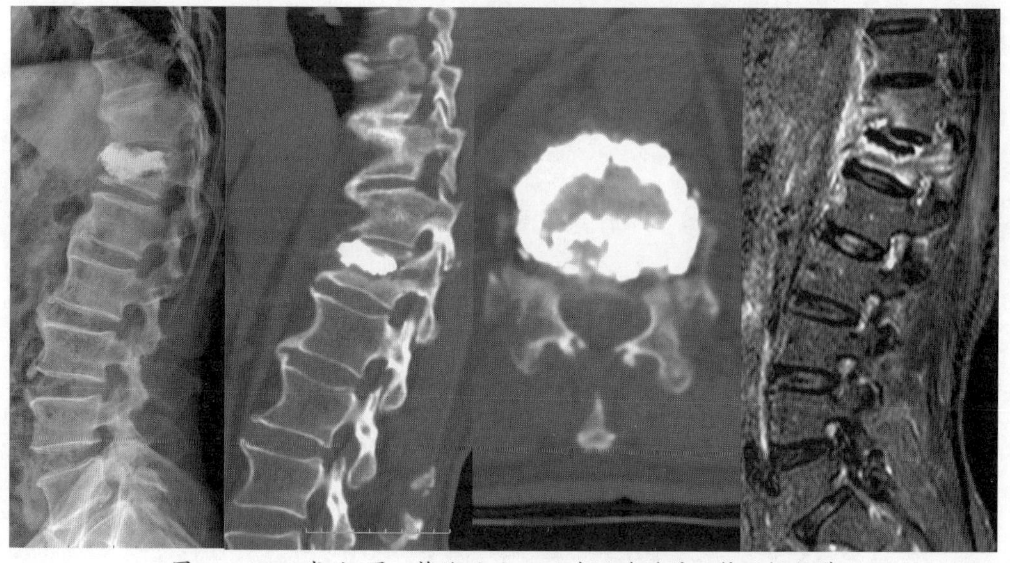

图5-4　PVP术后2周，椎体后凸Cobb角迅速进展，椎弓根断裂

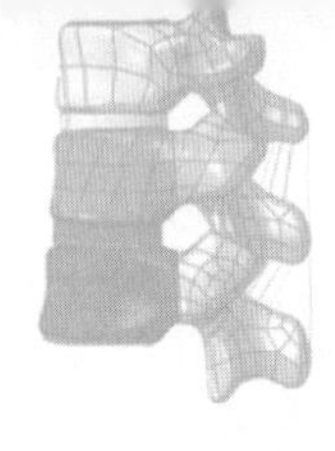

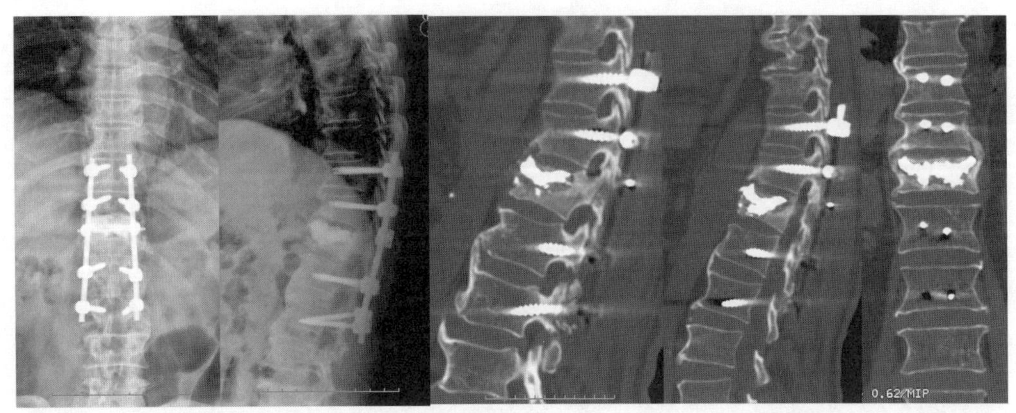

图5-5 翻修术后3个月，骨折愈合，与邻近椎体骨桥形成，后凸Cobb角未见明显进展

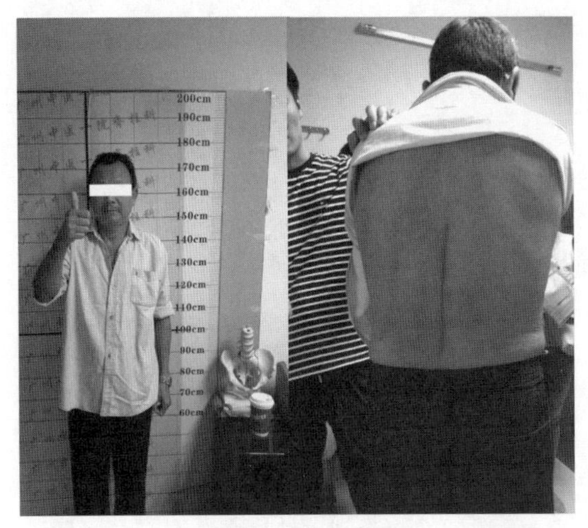

图5-6 患者翻修术后3个月随访，疗效满意

（二）案例评析

本例患者PVP术后再发骨折主要考虑与伤椎应力集中有关。患者存在脊柱骨性强直，术前CT见伤椎上下多节段椎体前缘骨性自发融合，这种情况多见于强直性脊柱炎（AS）及弥漫性特发性骨质增生症（DISH）患者。对于此类患者，受伤局部容易受到上下邻近节段的集中应力，骨折常可同时累及前、中、后三柱，即椎体、椎弓根及后方韧带复合体等结构。AS患者骨折还常累及椎间隙，容易形成假关节。术前应结合CT、MR仔细辨认，如确认为三柱损伤，因其骨折不稳定，故应视为PVP手术禁忌证；如确认为单纯椎体压缩骨折，可考虑行PVP治疗，因其局部应力集中，行PVP后仍可能出现伤椎的再次骨折，故此类患者行PVP治疗仍需慎重[5]。目前亦有强直性脊柱炎患者行PVP的成功病例报道[6]，但病例数较少，总体经验不足。伤椎应力集中的情况还可见于既往曾行长节段脊柱融合内固定手术的患者，虽然其骨性融合多位于伤椎一侧，较全脊柱骨性强直患者的应力小，但是这类患者同样存在伤椎术后再骨折的风险，临床治疗亦应慎重[7]。另外，本例患者术前合并椎体裂隙，这也是术后再骨折的危险因素之一。

PVP术后的支具外固定，是骨质疏松性椎体压缩骨折术后另一重要的治疗措施。支具能限制胸腰椎节段的活动，防止术后早期活动时伤椎承受过大的应力，协助维持伤椎的稳定性。尤其是胸腰段骨折，因其位于胸腰段生理曲度的过渡区域，应力集中较为明显。而脊柱骨性强直患者行PVP治疗，由于其特殊的病理机制，术后早期的支具保护更是显得尤为重要。本例患者同时具备了上述两种特点，而依从性不佳、术后未按医嘱戴支具，可能也是诱发伤椎再次骨折的原因之一。对于此类患者，PVP术后应严格戴支具3个月，方可有效预防伤椎再骨折的发生。

本例患者PVP术后再发骨折合并三柱损伤，骨折不稳定，同时骨性强直脊柱伤椎上下端均已骨性融合，脊柱活动集中于骨折处，加上胸腰段骨折所受应力远大于其他部位，因此对融合及稳定的要求较高。为了减少内固定物所承受的应力，同时避免因骨质疏松引起的内固定物松动，对于使用后方固定者，固定节段可向上、下各延伸1~2个节段[8]。由于本例患者前柱已行PVP，有一定稳定性，故本例翻修最终选择后路行伤椎上下各2节段内固定，进行骨折复位后凸矫形，同时行后外侧植骨融合。术后结合支具外固定1个月，随访证实脊柱稳定性获得良好重建，伤椎愈合，翻修效果良好。临床上如遇到骨折后凸、神经受压者，必要时需联合神经减压及前路植骨融合等。

三、术前合并感染（漏诊导致的误治）

（一）典型病例

老年男性，71岁，因T12椎体压缩性骨折就诊，当时无发热恶寒，无咳嗽咯痰，无胸闷不适。遂行T12椎体成形术。术后CT提示胸腔积液，左下肺炎症。出院后反复出现发热，并出现咳嗽咯痰，腰痛再次加重，遂于术后半月时入院治疗。查NEU% 80%，CRP 86 mg/L，ESR 53 mm/h。CT提示T12椎体成形术后，伤椎塌陷并轻度凸入椎管。MR提示T11、T12椎体水肿信号改变，T12椎体塌陷。考虑T12椎体成形术后感染，T11化脓性脊椎炎，遂行T11椎体穿刺活检加病灶分泌物细菌培养，结果显示致病菌为肺炎克雷伯菌。考虑患者基础疾病多，心肺功能差，且椎体塌陷尚未引起神经症状，建议患者暂行保守治疗。遂结合药敏结果予抗感染治疗，用药后

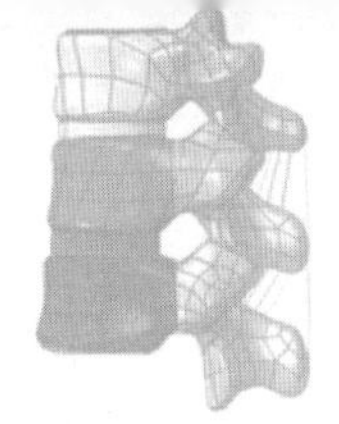

发热逐渐减退，CRP、ESR缓慢回落，患者腰痛症状缓解，提示抗感染治疗有效。遂继续予抗感染治疗至6个月，术后1年随访，未发现病灶明显扩散，患者仅遗留轻度背痛及后凸畸形，可自主行走活动（图5–7至图5–10）。

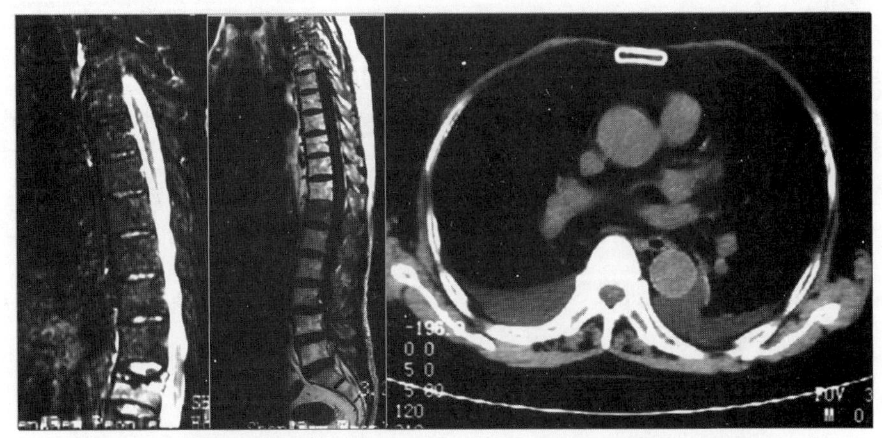

图5–7　PVP术前及术后次日复查影像，见T12椎体压缩骨折，胸腔积液

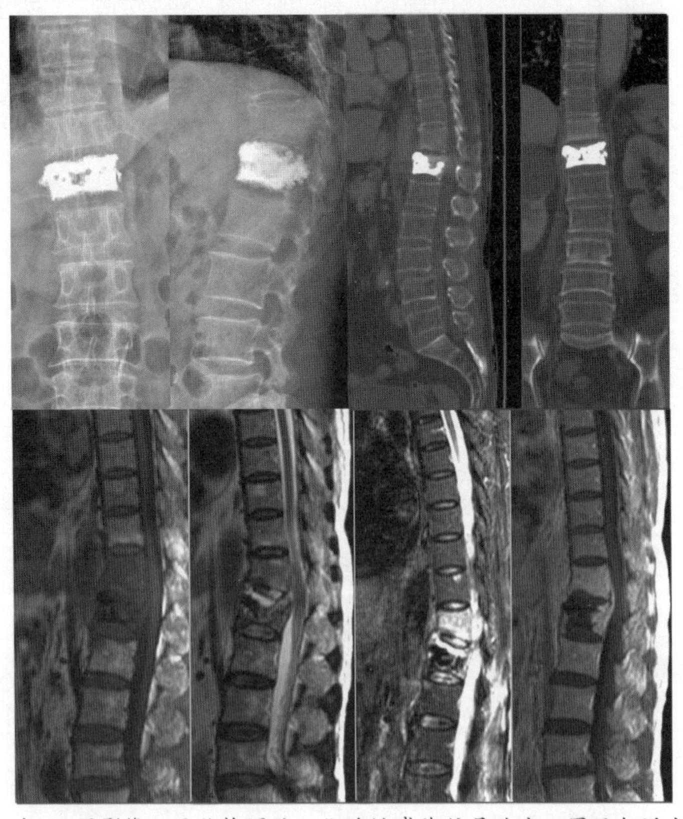

图5–8　术后2周影像，见伤椎塌陷，化脓性感染信号改变，累及邻近上下椎体

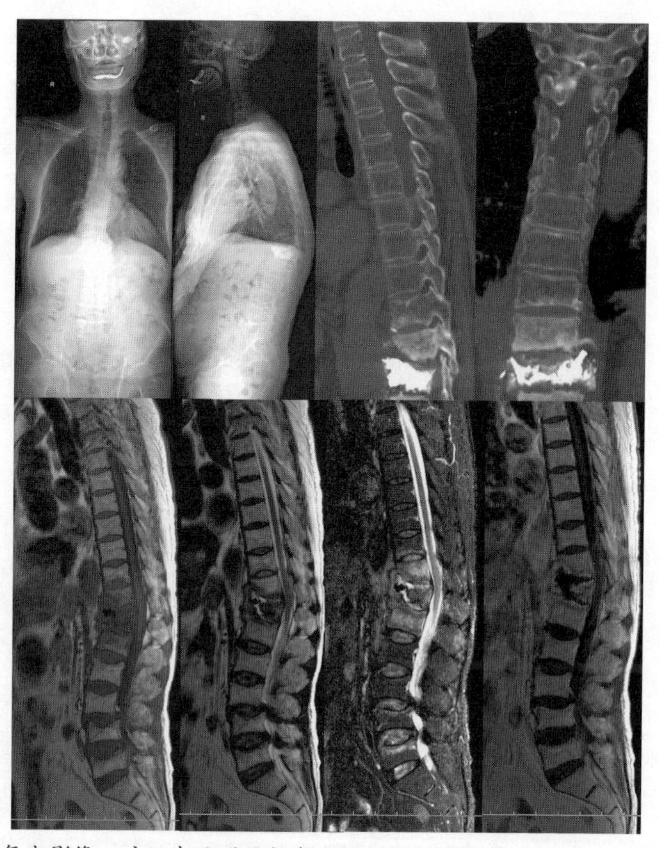

图5-9　术后1年复查影像，病灶未见明显扩散，T11、T12椎体部分塌陷，局部遗留后凸畸形

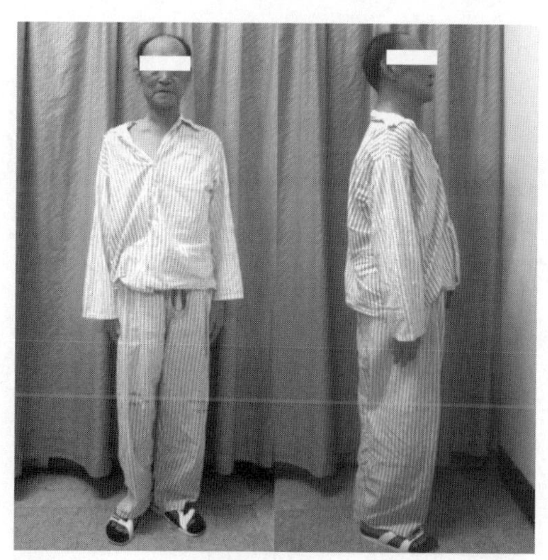

图5-10　术后1年随访复查，患者疼痛明显减轻，可自主行走活动

（二）案例评析

本例患者PVP术后疗效不佳的原因为术后感染。术前合并他处感染病灶为PVP手术禁忌证，对于术前有明显感染迹象的患者，不难鉴别。实际上，临床上PVP术后感染非常少见。根据现有文献报道，出现术后感染的病例多为术前合并其他系统感染疾病，如肺部感染、肠道感染等，由原发感染病灶细菌播散而引起伤椎术后感染[9]。且此类患者多为隐匿性感

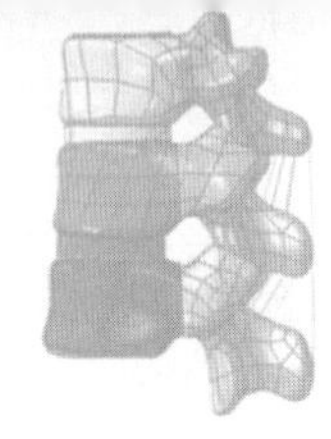

染，营养基础较差，自身免疫功能低下，术前常无发热、局部炎症反应等相关明显症状和体征，实验室检查白细胞、中性粒细胞等通常不高，仅可出现CRP、ESR的轻中度升高，如未仔细检查及鉴别，此类术前感染极易漏诊。本例患者术前肺部感染即因免疫抑制而未表现出呼吸系统的相关症状体征，直至术后复查CT时才发现胸腔积液及肺部炎症，最终导致伤椎行PVP术后出现感染，实为深刻教训，值得借鉴。

PVP术后感染文献报道多为金黄色葡萄球菌、大肠埃希菌等细菌感染。对于伤椎稳定性尚好者，应按照脊柱感染治疗方案积极抗感染治疗。根据局部穿刺培养结果，选择合适的敏感抗生素，如治疗后CRP、ESR下降，应静脉用药2～3周，口服用药至少12周。对于抗感染治疗无效，以及伤椎骨折不稳定，甚至合并神经脊髓压迫症状者，应行感染病灶清创减压，并通过植骨融合内固定的方式重建脊柱稳定性[10]。本例患者虽合并伤椎感染，但仅表现为椎体高度塌陷，椎管内未见明显骨块后凸压迫，椎弓根及后方韧带复合体结构完整，稳定性较好，且身体基础情况较差，结合患者要求，选择卧床制动及抗感染治疗。1年随访结果提示感染得到控制，虽然伤椎及邻近椎体较前塌陷，遗留局部后凸畸形，但未见明显病灶扩散，患者基本恢复日常活动，疗效满意，但远期效果如何有待后续进一步随访观察。

参考文献

［1］CHIU Y C，YANG S C，CHEN H S，et al. Clinical evaluation of repeat percutaneous vertebroplasty for symptomatic cemented vertebrae［J］. Clinical Spine Surgery，2012，25（8）：E245–E253.

［2］YOON S T，QURESHI A A，HELLER J G，et al. Kyphoplasty for salvage of a failed vertebroplasty in osteoporotic vertebral compression fractures：case report and surgical technique［J］. Clinical Spine Surgery，2005，18：S129–S134.

［3］余伟波，梁德，江晓兵，等. 椎体内裂隙及其位置对骨质疏松椎体压缩骨折疗效影响［J］. 中国矫形外科杂志，2017，25（8）：690–694.

［4］叶林强，梁德，姚珍松，等. 靶向椎体成形术与传统椎体成形术治疗骨质疏

松性椎体压缩骨折的疗效比较［J］. 中华创伤杂志，2017，3：247-252.

［5］郭昭庆，党耕町，陈仲强，等. 强直性脊柱炎脊柱骨折的特点及诊断［J］. 中华骨科杂志，2003，23（10）：577-580.

［6］刘滔，王晟昊，刘昊，等. 椎体后凸成形术治疗强直性脊柱炎性胸腰椎骨折［J］. 中国矫形外科杂志，2015，23（24）：2214-2218.

［7］WESTERVELD L A，VERLAAN J J，ONER F C. Spinal fractures in patients with ankylosing spinal disorders：a systematic review of the literature on treatment，neurological status and complications［J］. European Spine Journal，2009，18（2）：145-156.

［8］YANG S C，CHEN W J，YU S W，et al. Revision strategies for complications and failure of vertebroplasties［J］. European Spine Journal，2008，17（7）：982.

［9］HA K Y，KIM K W，KIM Y H，et al. Revision surgery after vertebroplasty or kyphoplasty［J］. Clinics in Orthopedic Surgery，2010，2（4）：203-208.

［10］VATS H S，MCKIERNAN F E. Infected vertebroplasty：case report and review of literature［J］. Spine（Phila Pa 1976），2006，31（22）：E859-E862.

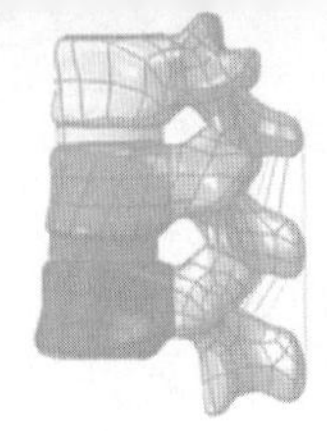

第二节 椎体强化术相关的骨水泥渗漏

椎体强化术的并发症发生率较低，Meta分析报道为1.6%～3.8%[1, 2]，并且大多数患者对其有较好的耐受力，但有时也可造成严重后果，导致患者神经根痛、瘫痪，甚至直接危及生命。据统计，在全部临床并发症中，有66%（PVP）或73%（PKP）都与骨水泥的渗漏有关[3]，如何有效预防术中骨水泥渗漏、降低骨水泥渗漏率是临床医生关注的问题。

一、骨水泥渗漏的类型

目前国内外对评估椎体强化术骨水泥渗漏的分类方法尚无统一标准。综合文献，常用的主要有两种，一是按照渗漏的路径，二是按照渗漏的部位。按渗漏的路径分类：Yeom等[4]按渗漏路径的不同将骨水泥渗漏分为B型、C型和S型3种类型，其中B型渗漏为骨水泥沿椎基底静脉渗漏到椎体后缘，C型为沿椎体皮质骨缺损渗漏，S型为沿椎间静脉渗漏。按渗漏部位分类有椎管内硬膜外渗漏、神经孔渗漏、椎间隙渗漏、脊柱旁软组织渗漏、椎旁静脉渗漏和穿刺针道渗漏等（图5-11）。

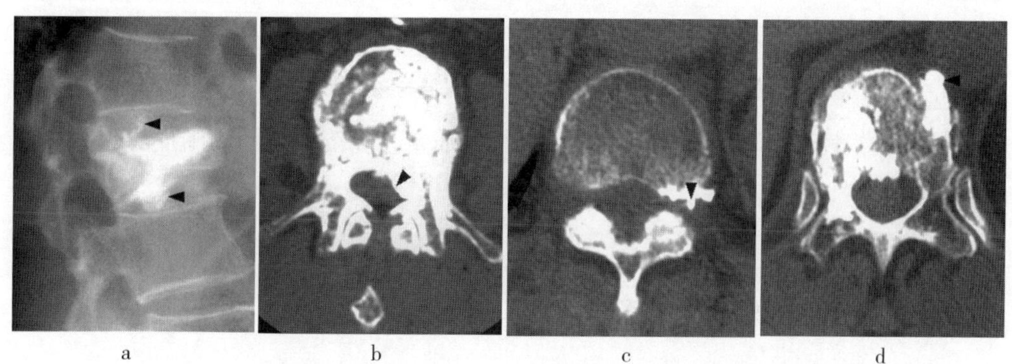

C型骨水泥渗漏可沿椎体皮质骨缺损处渗漏至椎体周围的任何部位，如椎间隙（a）、椎管内硬膜外（b）、神经孔（c）、椎旁静脉（d）

图5-11　C型骨水泥渗漏在影像学上的表现

二、骨水泥渗漏发生的原因

1. 椎体皮质骨缺损

常见为C型非对称性渗漏至椎体周边或者椎管内，骨水泥可通过裂隙进行渗漏，渗漏形状、大小不等，通常操作者对此类病例较为重视，且观察起来相对容易，一旦发生渗漏，常可及时中止操作，故较少引起临床症状。Xie[5]等研究发现椎体皮质骨缺损是骨水泥渗漏的独立危险因素之一，皮质骨缺损的椎体行强化术治疗常发生C型渗漏，而皮质骨完整的椎体常发生S型渗漏。

2. 穿刺技术与操作程序不当

反复穿刺易引起椎弓根皮质骨的破裂，致骨水泥从破裂口渗出。针尖位于中央静脉，以及患者本身的椎体状况，如椎体严重压缩、爆裂性骨折等也容易出现骨水泥渗漏。熟练掌握穿刺技术，严格遵守操作程序，掌握骨水泥灌注时术中影像学表现，及时中止操作，可降低骨水泥渗漏发生率。

3. 骨水泥注入量和时机不妥

大量文献[6]表明，骨水泥注入量与镇痛作用并不呈正比，但注入量与渗漏发生率正相关。郑召民等[7]认为，胸椎注入3 mL以内，腰椎注入5 mL以内，即可获得满意的效果，渗漏率极低，临床症状缓解明显，实践安全可靠，故不苛求注入过多的骨水泥。在骨水泥固化以前过早拔出穿刺针、双侧穿刺过早拔出一侧穿刺针、骨水泥注射完毕未及时插入针芯等均易造成骨水泥渗漏。

4. 不同类型脊柱椎体病变的渗漏风险有所差异

骨质疏松性骨折的渗漏率在41%，脊柱肿瘤常存在溶骨性的周围皮质骨破坏，导致骨水泥渗漏率更高[3]。

三、骨水泥渗漏的预防

骨水泥的渗漏与多种因素有关，例如椎体的不同病变、手术医生的经验、开展手术的硬件设备、手术方式的选择、手术的具体操作等均对骨水泥的渗漏有着重要的影响[8]。

1. 系统扎实的理论知识

手术医生首先必须对脊柱的解剖知识有深入的认识，尤其是椎体的静脉回流系统和椎弓根穿刺技术相关的解剖知识。不同的公司生产的手术器械往往存在一些差别，在开展手术以前，术者及手术组成员都应对所用的手术器械十分熟悉。不同种类的骨水泥其凝固时间和可注射性也不一样，术前除了根据患者的具体病变选择不同的骨水泥外，初学者还需反复摸索，掌握好不同骨水泥的操作特性，如此才能把握好骨水泥的最佳注射时机。

2. 良好的影像学设备

骨水泥渗漏重在预防，要减少骨水泥渗漏的发生，高质量、清晰的影像学设备必不可少。清晰的单平面C臂X线机就能满足绝大多数椎体强化手术的要求，单平面C臂在骨水泥注射过程中仅能做到侧位透视，仅对椎体后缘的渗漏有监控作用，而椎体内的骨水泥影会与侧方渗漏的骨水泥影重叠，故无法早期发现椎体侧方的渗漏。因此，有条件时最好选择双平面的X线透视系统（C臂）来监控骨水泥的注射。

3. 准确的穿刺和通道建立

在胸腰椎，椎体强化术多采用经椎弓根入路，此入路可延长骨水泥到椎骨外的骨性通道，从而降低骨水泥渗漏到椎骨外的风险。而椎旁入路由于仅通过椎体的侧壁进入椎体，故当拔除穿刺针后，骨水泥容易从穿刺孔渗漏。

4. 正确把握骨水泥的注射时机、注射量和注射方法

目前，临床上应用较多的骨水泥是聚甲基丙烯酸甲酯（PMMA）。骨水泥的凝固时间因其组成比例、环境温度、产品品牌，甚至生产批次的不同而异。因此，手术医生最好选用自己熟悉品牌的骨水泥，并保证骨水泥在合适的温度中保存，以维持骨水泥的稳定性。注射骨水泥应严格在面团期完成。若太早（如稀薄期）注射，骨水泥流动性较大，容易向周围扩散渗漏；若太迟（面团期后）注射，注射就会变得十分困难，容易造成导管堵塞，出现骨水泥沿针道渗漏。目前，大量的临床研究已经证实，骨水泥注射量或填充程度与临床止痛效果并无直接线性关系，因此不要过度追求骨水泥注入量。当注射中发生连续骨水泥渗漏时，必须停止注射或改变注射部位。

参考文献

[1] ECK J C, NACHTIGALL D, HUMPHREYS S C, et al. Comparison of vertebroplasty and balloon kyphoplasty for treatment of vertebral compression fractures: a meta-analysis of the literature [J]. Spine J, 2008, 8 (3): 488-497.

[2] LEE M J, DUMONSKI M, CAHILL P, et al. Percutaneous treatment of vertebral compression fractures: a meta-analysis of complications [J]. Spine, 2009, 34 (11): 1228-1232.

[3] HULME P A, KREBS J, FERGUSON S J, et al. Vertebroplasty and kyphoplasty: a systematic review of 69 clinical studies [J]. Spine, 2006, 31 (17): 1983-2001.

[4] YEOM J S, KIM W J, CHOY W S, et al. Leakage of cement in percutaneous transpedicular vertebroplasty for painful osteoporotic compression fractures [J]. J Bone Joint Surg Br, 2003, 85 (1): 83-89.

[5] XIE W X, JIN D X, MA H, et al. Cement leakage in percutaneous vertebral augmentation for osteoporotic vertebral compression fractures: analysis of risk factors

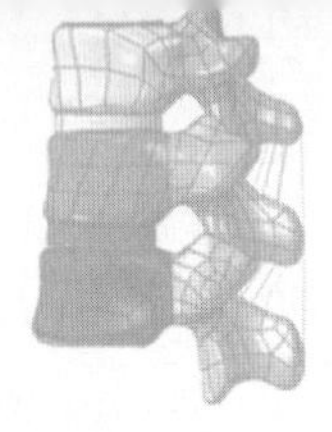

[J]. Clin Spine Surg，2016，29（4）：E171–E176.

[6] BAROUD G，CROOKSHANK M，BOHNER M. High–viscosity cement significantly enhances uniformity of cement filling in vertebroplasty：an experimental model and study on cement leakage [J]. Spine（Phila Pa 1976），2006，31（22）：2562–2568.

[7] 郑召民，李佛保. 经皮椎体成形术和经皮椎体后凸成形术——问题与对策[J]. 中华医学杂志，2006（27）：1878–1880.

[8] 郑召民. 经皮椎体成形术和经皮椎体后凸成形术灾难性并发症——骨水泥渗漏及其预防 [J]. 中华医学杂志，2006（43）：3027–3030.

第三节

椎体强化术后邻椎再发骨折的相关研究

椎体骨折为最常见的骨质疏松性骨折，它可以多次发生，这可归咎于骨质疏松症本身。Lindsay等[1, 2]研究发现，在381名椎体骨折的患者中，一年内新发骨折的占19.2%。他们认为椎体骨折是以后椎体及其他部位骨折的重要信号，存在1个以上椎体骨折将使第一年内新发椎体骨折的风险增加5倍。

PVA术是近年来广泛开展的用于治疗骨质疏松性椎体压缩性骨折的微创方法，它可以达到稳定骨折、恢复椎体力学强度、防止椎体进一步压缩的目的，使患者的疼痛得到快速缓解，提高患者的生活质量，缩短患者下地活动时间，其短期疗效是令人满意的。但近年来有学者报道PVA可增加新发椎体骨折，特别是相邻节段骨折的风险，受到广泛关注。Lin等[3]认为PVA术后新发椎体骨折的原因可归咎于骨质疏松症的生物学因素及PVA术后的生物力学改变。骨质疏松症的进展将导致骨质量的进一步恶化，而PVA术也会引起椎体化学及物理学改变，这种生物力学的变化可能导致新发骨折的出现。

将骨水泥注入骨质疏松性骨折椎体后，对于其他节段出现继发性骨折风险的影响仍然是未明确的。理论上，骨水泥注入后可能使椎体的顺应性降低，从而增加余下椎体塌陷的风险。但也有研究表明，PVA术后骨折椎体在压缩应力下终板变形减少[4]。PVA术可重建相邻椎间盘内髓核的压力，减少应力在后柱的集中。通过重建正常的负荷分配，PVA术有减少骨质疏松椎体骨折的风险及相邻节段骨折的潜在可能[5-7]。

目前，尚不能确定PVA与新发椎体骨折之间是否存在必然联系。有学者报道PVA可增加新发椎体骨折特别是相邻节段骨折的发生率[8]，术后患者再骨折的发生

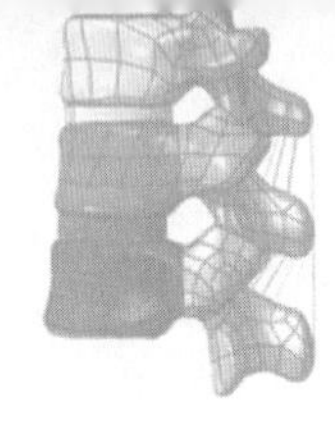

率更高，且再骨折出现更早。但也有部分学者认为新发骨折的发生可能是骨质疏松症自然病程的发展结果[9]，PVA并未增加新发椎体骨折的发生率。

Xie等[10]通过Meta分析的方法对PVA治疗和非手术治疗椎体压缩性骨折的随机对照研究进行了分析，以求在大样本的前提下评价进行上述两种方法治疗后，患者新发椎体骨折总体发生率、新发椎体骨折发生时间及相邻节段骨折发生率的差异。结果表明PVA并未显著增加新发椎体骨折的发生率。无论短期随访还是长期随访，PVA治疗和非手术治疗后患者新发椎体骨折的发生率无明显差异。大多数研究表明PVA可增加相邻节段骨折的发生率，但亦有少部分研究表明两种治疗方法相邻节段骨折发生率无差异。

参考文献

[1] LINDSAY R，SILVERMAN S L，COOPER C，et al．Risk of new vertebral fracture in the year following a fracture [J]．JAMA，2001，285（3）：320–323.

[2] LINDSAY R，BURGE R T，STRAUSS D M．One year outcomes and costs following a vertebral fracture [J]．Osteoporos Int，2005，16（1）：78–85.

[3] LIN H，BAO L H，ZHU X F，et al．Analysis of recurrent fracture of a new vertebral body after percutaneous vertebroplasty in patients with osteoporosis [J]．Orthopaedic Surgery，2010，2（2）：119–123.

[4] HULME P A，FERGUSON S J，BOYD S K．Determination of vertebral endplate deformation under load using micro–computed tomography [J]．J Biomech，2008，41（1）：78–85.

[5] LUO J，ADAMS M A，DOLAN P．Vertebroplasty and kyphoplasty can restore normal spine mechanics following osteoporotic vertebral fracture [J]．J Osteoporos，2010，20：1–9.

[6] LUO J，SKRZYPIEC D M，POLLINTINE P，et al．Mechanical efficacy of vertebroplasty：influence of cement type，BMD，fracture severity，and disc degeneration [J]．Bone，2007，40（4）：1110–1119.

[7] FAROOQ N, PARK J C, POLLINTINE P, et al. Can vertebroplasty restore normal load-bearing to fractured vertebrae? [J]. Spine, 2005, 30 (15): 1723-1730.

[8] TROUT A T, KALLMES D F, KAUFMANN T J. New fractures after vertebroplasty: adjacent fractures occur significantly sooner [J]. AJNR Am J Neuroradiol, 2006, 27 (1): 217-223.

[9] KLAZEN C A, VENMANS A, DE VRIES J, et al. Percutaneous vertebroplasty is not a risk factor for new osteoporotic compression fractures: results from VERTOS Ⅱ [J]. AJNR Am J Neuroradiol, 2010, 31 (8): 1447-1450.

[10] XIE W X, JIN D X, WAN C, et al. The incidence of new vertebral fractures following vertebral augmentation: a meta-analysis of randomized controlled trials [J]. Medicine, 2015, Sep, 94 (37): e1532.

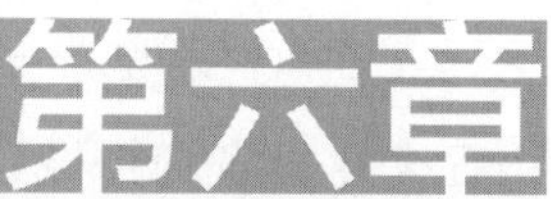

第六章 骨质疏松性胸腰椎骨折患者的围手术期处理

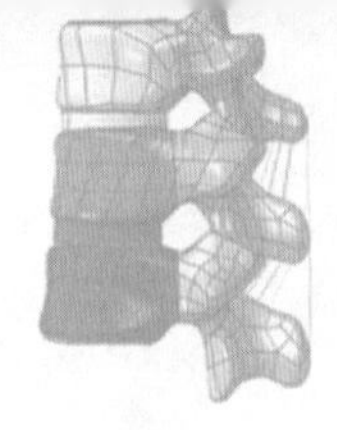

第一节
术前风险评估

随着社会人口的老龄化及老年人社会活动的增加，骨折的发病率逐年增高，老年社会的到来促使医疗事业的重心偏移，安全治疗老年患者胸腰椎骨折成为骨科医师新的任务。由于老年患者脏器功能减退，夹杂症较多，手术治疗存在较大风险。为了更好地保证手术安全，提高手术治疗的成功率，通常需要评估老年人的伤前生活状况、健康情况、理化指标、受伤程度等，为治疗方案的选择提供依据[1]。临床常用的美国麻醉师协会（American Society of Anesthesiologist，ASA）标准评分，主观性较大，重复性及可比性较差，因而实际使用时难以规范，多数仍靠病史、临床体检、胸部X线片、实验室检查等数据进行粗略评估，随意性相对较大，难以体现心、肺等重要脏器功能在围手术期的重要性。

近年来，国内有许多学者推出了多种计分标准。年龄、心肺功能、营养状态、肝功能、肾功能、血糖和血压水平、电解质平衡情况、屏气耐受能力、伤前活动状态等都直接影响患者的麻醉及手术耐受能力以及手术后的康复效果，因而需要根据这些方面来进行风险评估。患者入院后需及时进行这些方面的检查，再根据检查结果早期进行评估，以确定患者能否耐受手术。

自20世纪70年代以来，一些评定患者死亡率和并发症发生率的评分系统相继推出，经过多年的临床应用，其价值已经得到证实。1991年Copeland等[2]根据手术患者主要症状、体征、生理学参数和手术严重程度，提出了一个使患者手术预后评估标准化的方法，即死亡率和并发症发生率的生理学和手术严重程度评分系统（The Physiological and Operative Severity Score for the enumeration of Mortality and Morbidity），简称POSSUM系统，目前国内外骨科已将POSSUM系统引入临床，并得到了大量临床病例的验证[3, 4]。但在应用过程中，运用较为烦琐的公式来计算，费时、费脑、不能较快捷地反映出医生及家属所需的手术死亡率及并发症发病率的预测值，所以该方法的应用无法得到广泛的推广。国内有学者将患者相关数据输入EpiData软件数据库，自行设立判别式评估方法相对比较简单扼要，着重点在于通过患者日常生活状态以及理化客观指标进行评估，临床应用上比较方便，不需要烦琐的运算以及软件支持，对硬件的要求也比较低，比较适合国内医院及相关基层医院开展，可为临床工作提供一定的参考[5]。

为保证围手术期的安全，选择合适的手术方式非常重要，若选择的术式超出了老年人所能承受的程度，则围手术期的并发症及死亡率均会明显增加。笔者主张对于高分组患者，一般可进行特大手术（截骨矫形）、大手术（椎管减压）、中手术（单纯固定）、小手术（经皮椎体强化术）；对于低分组患者，只进行中、小手术或保守治疗，原则上不能进行大手术或特大手术。在准确判断各系统功能情况的基础上，积极与内科医生合作，制定周密的药物治疗方案，尽可能将各脏器功能调整至正常或接近正常，务必在较短时间内控制并发症，否则应考虑延迟手术。术前要做好患者及家属的思想工作，应详细介绍手术经过及可能出现的问题以得到更好的配合。术后除一般治疗外，要密切检测各重要检查指标的变化并及时处理，加强营养支持，防止深静脉血栓形成，应用H_2受体阻滞剂，防止消化道应激性溃疡出血，在条件允许的情况下尽量早期进行功能锻炼。

参考文献

[1] 刘淑琴，王树茂，苏江宁．老年骨科手术安全性有关问题的初探[J]．中国骨伤，2000，2（13）：88.

[2] COPELAND G P，JONES D，WALTERS M．POSSUM：a scoring system for surgical audit[J]．Br J Surg，1991，78：355-360.

[3] MOHAMED K，COPELAND G P．An Asssessment of the POSSUM system in orthopaedic surgey[J]．J Bone Joint Surg，2002，84（5）：735-739.

[4] RAMANATHANL T S，MOPPETTL I K，WENN R，et al．POSSUM scoring for

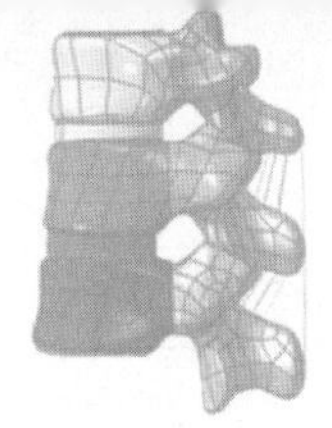

patients with fractured neck of femur［J］. Br J Anaesth，2005，94（4）：430-433.

［5］张鹏翼，慕小瑜，李敏，等. 高龄骨折患者围手术期风险评估判别分析［J］. 中国现代药物应用，2012，6（20）：10-11.

第二节 心理量表评价

骨质疏松症是一种因骨量低下、骨微结构破坏，导致骨脆性增加，易发生骨折为特征的全身性骨病。骨质疏松性骨折即脆性骨折，是骨质疏松症最严重的后果；而且骨折愈合缓慢，致残率、致死率高，发生再次骨折的风险明显加大，严重威胁着患者的身心健康和生活质量[1]。骨折还会使患者产生严重的心理应激，可影响患者的一系列生理活动、手术效果及骨折的愈合等。

调查显示，骨折患者均存在不同程度的心理问题[2]，骨折后出现的疼痛、畸形、功能障碍不仅可以引起或加重焦虑/抑郁，而且焦虑/抑郁也可以加重疼痛，并对疾病预后产生不良影响。现代医学研究显示：焦虑、抑郁患者存在神经内分泌系统紊乱，5-HT、P物质不仅参与了焦虑、抑郁的发生，同时也是一种强烈的致痛物质[3]，因此积极心理干预可以帮助患者从生理和情感方面应对生活变化带来的各种压力，减轻或消除焦虑/抑郁情绪，促进和维护个体良好的身心状态，缓解疼痛[4]。

国内学者刑清等[5]研究显示，椎体骨折患者焦虑比例接近60%，抑郁比例接近40%；髋部骨折患者焦虑比例达到70%，抑郁比例达到50%。而且女性髋部骨折患者发生抑郁的比例明显高于男性，经过两周的心理干预，椎体骨折患者焦虑下降至15%，抑郁比例下降至11%，髋部骨折患者焦虑下降至35%以下，抑郁比例下降至20%以下；经统计学比较两者有显著差异（$P<0.05$）。

因此，临床上，医生在关注手术或药物治疗骨质疏松性骨折的同时，应及时评估患者的心理状态，可请心理医学专家评估，必要时进行针对性的心理干预，从而降低骨折患者焦虑和抑郁的发生率，这将对提高我国大量骨质疏松性骨折患者的身心健康及生活质量具有现实的社会效益和经济效益。

参考文献

[1] 中华医学会. 临床诊疗指南：骨质疏松症和骨矿盐疾病分册［M］. 北京：人民卫生出版社，2007：2-3.

[2] 俞森洋，张进川. 当代呼吸疗法［M］. 北京：北京医科大学中国协和医科大学联合出版社，1994：172.

[3] 郝伟. 精神病学［M］. 5版. 北京：人民卫生出版社，2005：3-4.

[4] 刘影，焦林英，王淑清，等. 心理干预对术后卧床骨折患者负性情绪及生活质量的影响［J］. 中国社区医师，2008，11：114.

[5] 邢清，王亮，马远征，等. 骨质疏松性骨折患者心理评估及干预的临床研究［J］. 中国骨质疏松杂志，2010，16（6）：447-449.

第三节
脊柱骨质疏松性骨折的麻醉与术后阶梯镇痛

骨折是骨质疏松症最常见和最严重的并发症，胸腰椎压缩性骨折可致患者持续腰背痛，活动受限，多发性椎体骨折可继发严重的脊柱后凸，累及心肺功能，严重威胁患者的生命。经皮椎体强化术（percutaneous vertebral augmentation，PVA）是治疗骨质疏松性椎体骨折的常用方法。关于PVA的麻醉方式，大多数医生会选择局部浸润麻醉，其具有对全身干扰少、患者损伤小、患者可以清醒反馈手术中情况的优点，但对于年龄较大，一期需要完成3个以上椎体手术的情况，部分医生可能会选择全麻手术。麻醉方式的选择主要取决于医师对麻醉危险性的判断及患者对自身术中疼痛耐受能力的预估。患者对疼痛的耐受力是影响麻醉方法选择的另一因素，局部麻醉时患者对疼痛的恐惧会使其产生焦虑和不快，降低术中依从性，增加手术风险。有报道称，椎体内注入利多卡因可缓解PVP术中的疼痛，效果与静脉应用吗啡类及NSAIDs类药物相似[1]。但对于依从性差的老年骨折患者，如老年痴呆患者，实施PVA时，则需要实施全麻。

对于重度塌陷的骨质疏松压缩骨折合并后壁破裂的骨质疏松患者，经皮椎体成形术可能不是最好的选择方案，这部分患者往往需要接受内固定治疗。脊柱椎体骨折手术时对麻醉方法的选择是非常重要的。术前访视患者时，要了解是否完全截瘫，有无截瘫所致的呼吸系统并发症，有无血气胸以及胸腔闭式引流的通畅情况，根据具体情况判断肺的顺应性，估计肺的通换气功能和俯卧位手术的耐受性。脊柱椎体骨折时麻醉的关键是在充分止痛的前提下保障正常的通换气功能，分析患者术前的胸片、血气资料、胸腔的引流量至关重要。下列情况应视为相对椎管内麻醉禁忌证：多发肋骨骨折伴大量血胸、气胸、纵隔严重移位影响呼吸

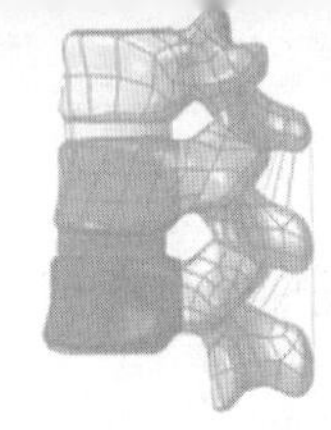

循环功能者；脊柱骨折合并多发肋骨骨折，肺组织有严重挫裂伤、呼吸道有出血者；脊柱骨折合并多发肋骨骨折，胸腔有大量活动性出血者；脊柱骨折合并多发肋骨骨折，有张力性气胸者。脊柱创伤时，由于血中内啡肽水平增高，使呼吸冲动受抑制。分泌物迅速积聚导致肺不张和塌陷，且昏迷和损伤患者由于疼痛、镇痛剂的使用、腰部或脊髓创伤等原因易发生胃潴留，如果喉反射不健全又采取俯卧位，误吸的危险性很大，因此这部分患者建议采用静吸复合麻醉术可能更加安全可靠。

合并脊髓损伤的患者早期新陈代谢有异常，体内蛋白质和脂肪大量消耗，体重迅速下降，又因葡萄糖不能被氧化利用，早期可输全血或血浆，且心血管代偿能力减弱亦为截瘫患者的特点，不能耐受失血，所以术中需密切注意输液、输血，既要防止输液过量又要注意循环灌注不足。另外，为减轻脊髓水肿及改善脊髓血液循环，可应用一些脱水剂和激素等。损伤后维持脊柱的稳定性很重要，故拔除气管导管时要避免咳嗽和躁动，术中静脉辅以异丙酚可使患者术后拔管时较安静。

大部分患者在全身麻醉下行后路俯卧位手术。俯卧体位是主要的麻醉问题之一，在脊柱后路手术俯卧位安置方面主要存在以下风险点：

1. 脊髓损伤

由于患者全身麻醉后肌肉完全松弛，脊柱和各大小关节均处于无支撑、无保护状态，安置体位时若不慎扭曲，可加重或引起脊髓损伤。

2. 呼吸循环并发症

患者因俯卧位时胸部与腹部受压易引起通气不足，尤其是腹腔内容物对横膈膜挤压，可进一步促使呼吸做功。腹部受压可压迫下腔静脉，使静脉回流受阻，不仅使心排出量降低且影响血流动力学稳定，更重要的是下肢静脉血通过椎旁静脉网经奇静脉回流，使脊柱手术野严重淤血，出血渗血明显增加，延长手术时间，增加手术出血量。

3. 眼部损伤

全身麻醉俯卧位手术均使用头托或高分子俯卧位头垫，头面部支撑保护着力点为眼眶上额部、颧骨，避免眼睛受压是全身麻醉俯卧位重要的风险管理点。因此术前评估及术中如何保护眼睛是十分重要的，如术前评估有无眼部疾病，能否耐受长时间俯卧位，能否耐受眼贴、眼周皮肤状况等。

4. 面部皮肤损坏

全身麻醉俯卧位头部主要着力点为额部与颧弓部，这两处肌肉脂肪薄弱，且脊柱手术时间均在2 h以上，甚至6～8 h，加之面部皮肤最脆弱，如部分患有皮肤病患者皮肤薄如纸，因此面部皮肤是保护难点，也是引起投诉及纠纷的重要风险点。

关于麻醉术风险应对策略如下：

手术医生、巡回护士与麻醉医生的站位：胸椎、腰椎手术时，麻醉医生负责患者头部，保护气管导管避免脱落，手术医生和巡回护士站在患者身体两侧及脚部；颈椎骨折手术时手术医生负责头颈部，麻醉医生负责气管导管，其他医生、巡回护士站在其他位置，这样可保证患者病变位置在医生的掌控范围，整个团队行动一致，避免脊髓损伤。

腹部悬空：最好使用专用俯卧位体位垫，减轻腹部压力，维持良好的呼吸循环功能，如未使用普通体位垫，则要根据患者体重选择体位垫厚度，以保证体位垫受压后有足够的支撑高度。腹部悬空高度以伸进一拳为宜。

头面部保护：高分子俯卧位头垫可保护受压皮肤，注意严禁眼部受压，使用眼贴闭合眼睑防止角膜干燥、损伤。如合并颈椎骨折时，应根据患者脸型选择合适头托，安装后检查各关节是否牢固，额部、颧弓部要贴减压辅料，但对面部皮肤质量欠佳者，切忌将减压辅料粘贴在面部，以免术后撕揭时损伤面部皮肤。术后每半小时观察面部受压情况，及时纠正脱位现象；俯卧位手术交接班时，将眼部是否受压作为交班重要内容。

术后镇痛原则：完善疼痛评估体系。疼痛评估的量表主要有数字评定量表（NRS）、词语描绘量表（VDS）、面部表情疼痛量表（FPS-R）。为更好地评估疼痛，可将NRS、VDS、FPS-R合并，制成简易疼痛评估尺，均采用0～10级计量制。应用时分别解释3种量表的使用方法，然后根据患者完成情况及首选，固定使用一种量表评估其疼痛。根据不同的患者使用合适的评估方法，使患者能正确反映自己的疼痛程度。在每例患者入院时开始使用疼痛评估记录单，具体项目包括

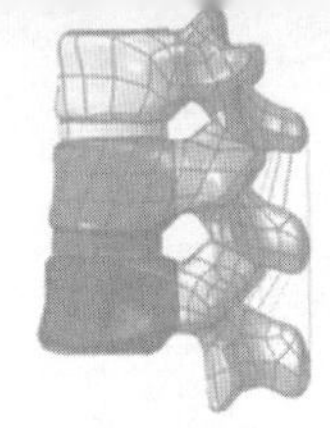

评估日期、时间、部位、疼痛评分、持续时间、睡眠影响情况、处理措施、不良反应和护士签名。患者入院8 h内，护士进行首次疼痛评估和评分，此后每日对患者至少进行2次评估，并记录在疼痛评估记录单上。手术后判断麻醉失效后，根据麻醉方式进行全面评估：局部麻醉患者每小时评估1次，共评估2次；除局部麻醉外的其他麻醉患者每小时评估1次，共评估4次。另外对于疼痛评估≥5分者，报告医生，给予镇痛处理后（静脉或肌内注射后30 min，口服药后1 h）评估1次，然后每4 h评估1次，直至疼痛评估<5分，并记录。

可制定多模式的镇痛方案，如心理疏导、音乐疗法、体位支持、物理治疗（冷敷、按摩、热敷等）、多途径用药（硬膜外、局部麻醉、静脉、口服、外用）、分散注意力等。

也可制定分阶梯的镇痛治疗方案，当疼痛评分≤3分时，实施非药物干预措施；当疼痛评分为4～6分时，实施非药物及药物（弱阿片类药物和非甾体类抗炎药等联合使用）干预措施；当疼痛评分≥7分时，实施非药物及药物（强阿片类药物和非甾体类抗炎药等联合使用）干预措施。

参考文献

[1] SESAY M，DOUSSET V，LIGUORO D，et al. Iutraosseous lidocaine provides effective analgesia for percutaneous vertebroplasty of osteoporotic fractures［J］. Can J Anaesth，2002，2：137-143.

第四节
疗效调查问卷和相关工具

骨质疏松症是一种以骨量低下、骨微结构损坏、骨脆性增加、易发生骨折为特征的全身性骨病。骨质疏松症患者可能要承受疼痛并出现躯体功能障碍、认知功能障碍、精神障碍，从而使日常活动受限、工作能力丧失、社会角色丧失、社会支持减少等，引起生存质量下降。对于患有该代谢性骨病的患者而言，生存质量的变化有其内在的特点。在骨质疏松症治疗中，生存质量评估的引入被视为一项重要的临床进展。通过生存质量评估，可以预测患者临床病情进展和身体心理功能变化，选择有利于改善病情的治疗条件，逆转骨质流失，降低骨折的风险，从而真正改善患者的健康状态。大量研究已设计并采用骨质疏松症专用量表进行相关生存质量评估，并将其视为临床监控和疗效评估的必要措施，但量表开发目的与条目结构各异，中国学者引进使用时往往对量表的选择感到疑惑。

受测患者群体病情的严重程度会影响量表测量的信效度，针对不同群体有不一样的量表选择。关于脊柱骨质疏松性骨折，针对性较强且既往文献提及最多的量表是QUALEFFO与OQLQ，可用于有或没有下腰痛症状的脊柱骨折人群，已得到良好的信效度考评结果。

选择量表过程也要考虑研究中的测量指标主要涉及生存质量中的躯体功能层面还是精神心理层面。若研究对患者的残疾失能程度比较关注，尤其是康复功能锻炼的评价，建议使用OFDQ。若将患者对药物治疗满意度纳入研究范围重点，建议可使用OPSAT-Q。

量表在不同语系人群中使用，需经过专门的程序进行量表的翻译、内容调适，良好的信效度更是不可或缺的条件。目前文献中搜集的量表大都是针对英语母语人群设计，虽已建立满意的信效度，但并不代表中文翻译版本必定可在中国直接使用，使用前必须在汉语人群中进行信效度的检验[1]。

笔者设想，随着生存质量概念的推广和生存质量研究的不断深入，医疗行为更应重视人的整体性与患者的共同参与，治疗目的应调整为追求生理、心理、社会适应性等全方位的良好状态，而不仅限于减轻患者的痛苦（单一的疾病症状维度），使人们从追求健康的观念向生理-心理-社会模式转变。

骨质疏松性胸腰椎骨折围手术期处理流程见图6-1。

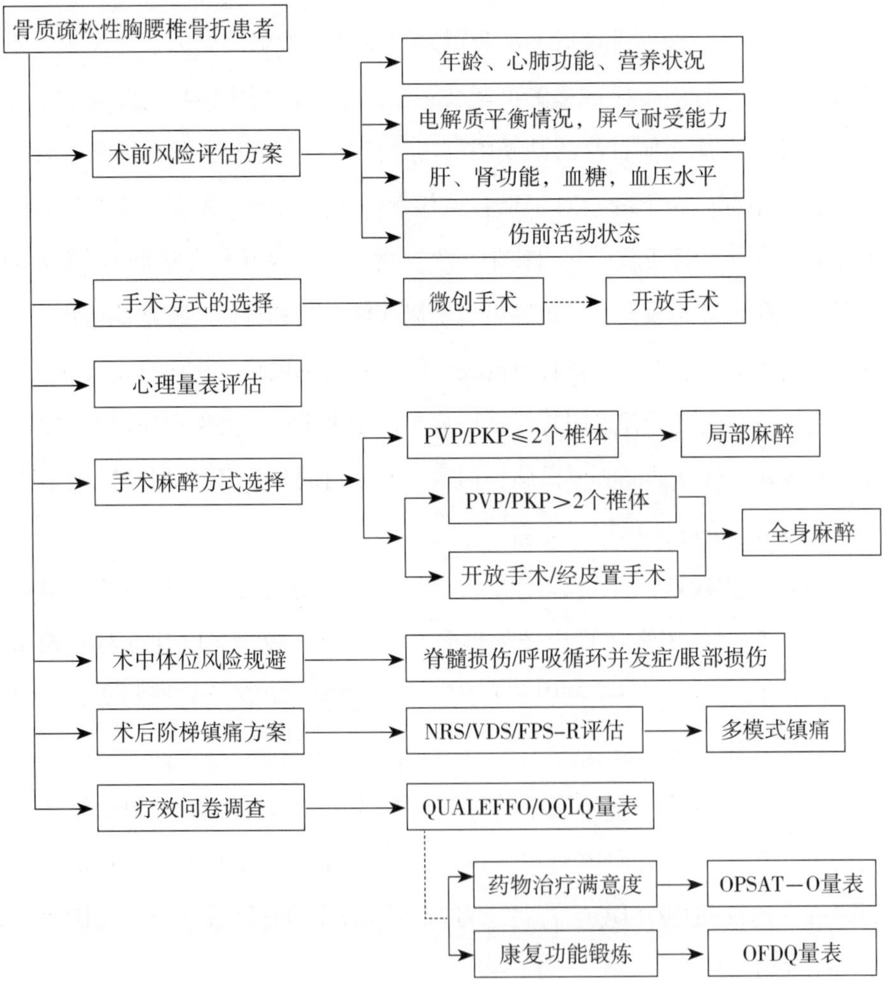

- 骨质疏松性胸腰椎骨折患者
  - 术前风险评估方案 → 年龄、心肺功能、营养状况；电解质平衡情况，屏气耐受能力；肝、肾功能，血糖，血压水平；伤前活动状态
  - 手术方式的选择 → 微创手术 ⇢ 开放手术
  - 心理量表评估
  - 手术麻醉方式选择
    - PVP/PKP≤2个椎体 → 局部麻醉
    - PVP/PKP＞2个椎体；开放手术/经皮置手术 → 全身麻醉
  - 术中体位风险规避 → 脊髓损伤/呼吸循环并发症/眼部损伤
  - 术后阶梯镇痛方案 → NRS/VDS/FPS-R评估 → 多模式镇痛
  - 疗效问卷调查 → QUALEFFO/OQLQ量表
    - 药物治疗满意度 → OPSAT-O量表
    - 康复功能锻炼 → OFDQ量表

图6-1 骨质疏松性胸腰椎骨折围手术期处理流程

参考文献

[1] LI W C, CHEN Y C, YANG R S, et al. Taiwanese Chinese translation and validation of the Quality of Life Questionnaire of the European Foundation for Osteoporosis 31 (QUALEFFO-31) [J]. J Formos Med Assoc, 2013, 112 (10): 621-629.

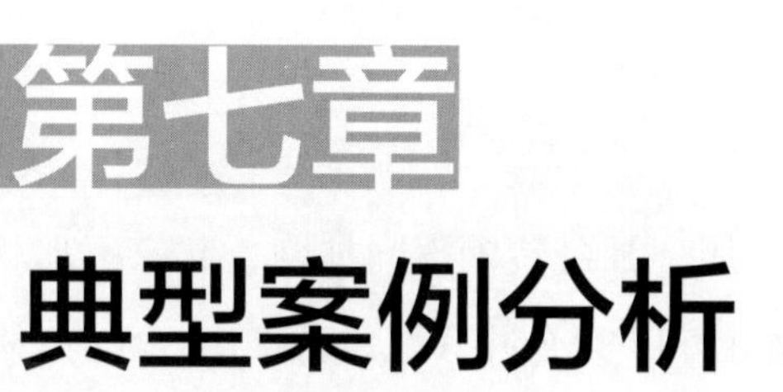

第七章 典型案例分析

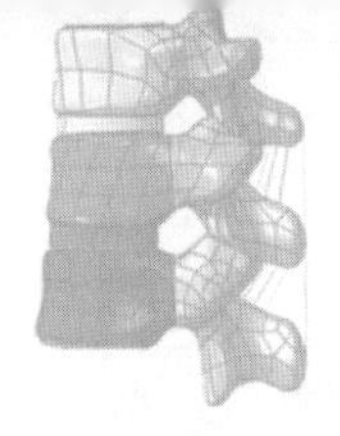

第一节
百岁寿星的椎体强化术经历

一、病例介绍

男性，102岁，因跌倒致背痛2周，翻身转侧疼痛加剧，起床困难。患者平素身体状况良好，既往除了有前列腺增生，无合并其他内科疾病，术前X线检查（图7-1a、图7-1b）显示多个节段椎体楔形变，MRI检查显示T6椎体新鲜压缩性骨折（图7-1c、图7-1d）。鉴于患者超高龄，保守治疗所致卧床并发症风险相对较高，

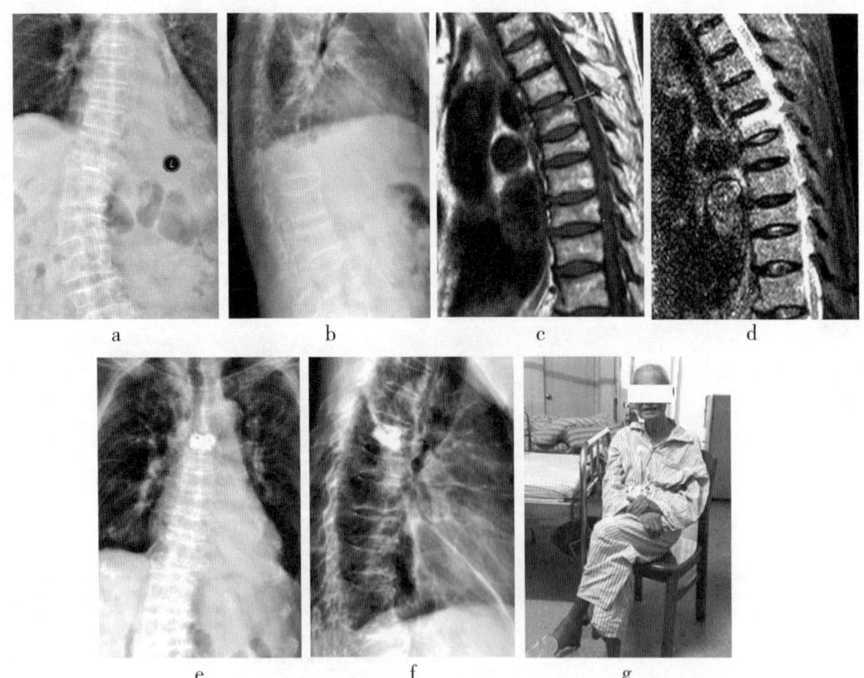

a，b. 术前X线：多个节段椎体楔形变；c，d. 术前MRI：T6椎体压缩骨折（新鲜）；
e，f. 术后X线：T6椎体成形术后改变；g. 术后外观照

图7-1　胸椎压缩性骨折手术前后对照

经过对患者围手术期风险进行评估、训练患者俯卧位耐受能力后，予行T6椎体成形术（图7-1e、图7-1f）。术中严密监测患者生命体征，术程顺利，术后第二天患者下地活动，疼痛明显减轻（图7-1g）。

二、治疗体会

椎体强化术可即刻稳定病椎，快速缓解疼痛，早期恢复OVCFs患者的日常活动功能，其治疗其他老年患者（60~89岁）OVCFs的疗效已得到肯定[1, 2]。但超高龄老人（≥90岁）是患骨质疏松症程度最重、范围最广的群体[3]，其并发症较多且以心肺疾病为主，多伴有严重的胸椎后凸畸形，发生OVCFs后保守治疗使得致残致死率较其他年龄段患者更高，并且因为并发症较多，而且部分患者无明显的外伤史，病情常常较为复杂和严重。在椎体压缩骨折后有时并不表现为典型的骨折节段的腰背部疼痛，而是放射至神经支配区域[2]，可表现为胁肋部、胸部、腹部的疼痛，常常被误认为心血管、肺部或腹部等内科疾病，容易因此漏诊和延误病情。因此此类型患者在发生OVCFs后，快速缓解其疼痛，使其早期下地活动以避免其发生卧床并发症，显得尤为重要。既往研究结果证实PVP在长寿老年患者中是安全有效的，可明显缓解疼痛，改善生活质量[4]。

参考文献

[1] KLAZEN C A，LOHLE P N，DE VRIES J，et al. Vertebroplasty versus conservative treatment in acute osteoporotic vertebral compression fractures（Vertos Ⅱ）：an open-label randomised trial [J]. Lancet，2010，376（9746）：1085-1092.

[2] KALLMES D F，COMSTOCK B A，HEAGERTY P J，et al. A randomized trial of vertebroplasty for osteoporotic spinal fractures [J]. N Engl J Med，2009，361（6）：569-579.

[3] KANIS J A. Assessment of Osteoporosis at the Primary Health Care Level [J].

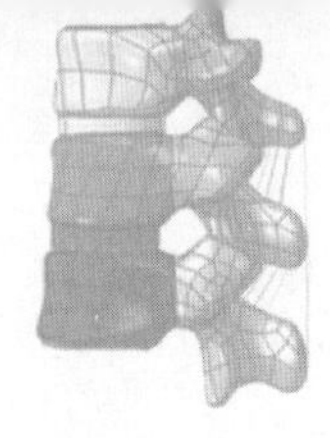

WHO Scientific Group Technical Report，2007.

[4] 张顺聪，郭丹青，江晓兵，等．25例长寿老人骨质疏松性椎体压缩骨折的临床特点及椎体成形术的疗效分析［J］．中国骨与关节损伤杂志，2015，01：51-53.

第二节
囊袋椎体成形术治疗骨壁缺损型椎体骨折

一、病例介绍

女性，62岁，主因腰痛2个月入院。患者2个月前有明确外伤史致腰部疼痛，症状迁延反复，1个月前开始出现疼痛向右胁肋部放散，体位改变及咳嗽时加重。影像学检查提示：T5～L5椎体不同程度陈旧性压缩骨折，T12椎体为陈旧性压缩骨折不愈合，伴多处骨壁破损，椎体塌陷。入院后行T12椎体囊袋成形术，术后疼痛缓解（图7–2至图7–4）。

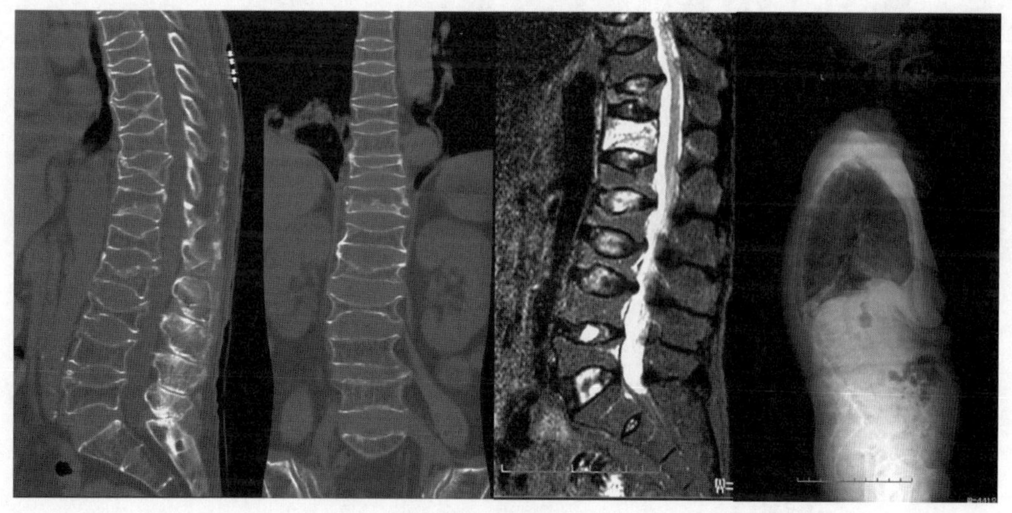

图7–2　术前影像

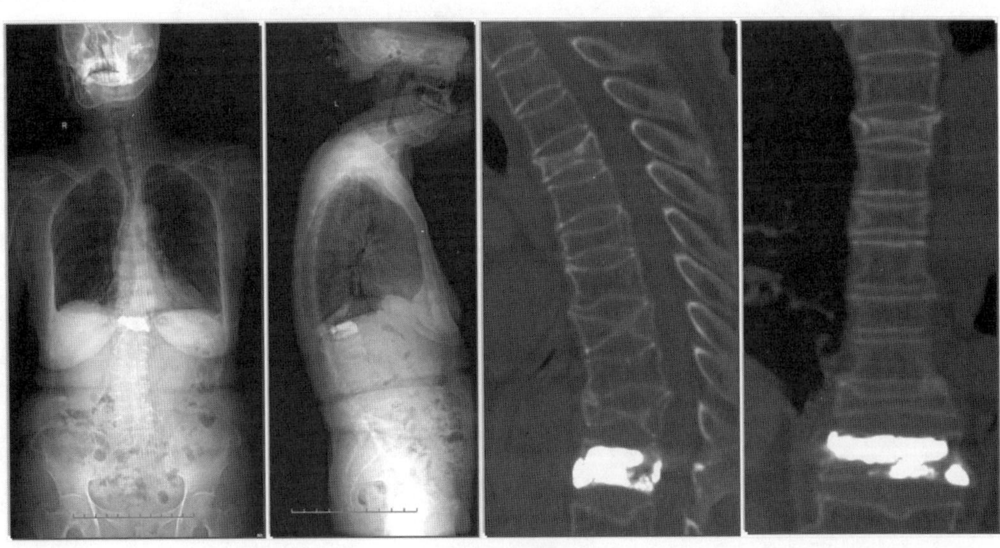

图7-3　术后影像

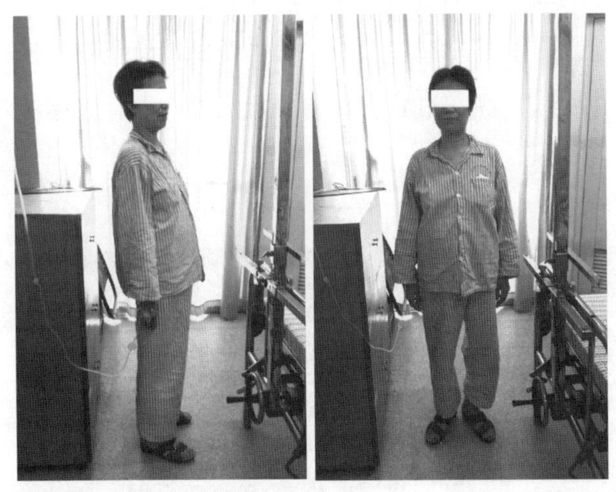

图7-4　术后患者外观

二、目的及意义

控制骨壁破损型椎体骨折成形术中的骨水泥渗漏，缓解椎体骨折导致的腰背痛，强化椎体、恢复伤椎稳定性。

三、适应证

骨壁破损型伴或不伴严重塌陷的骨质疏松性椎体压缩骨折（新鲜骨折、亚急性期骨折、陈旧性骨折不愈合）及溶骨性转移瘤所致椎体病理骨折，经保守治疗无效，疼痛进行性加重者。

四、评估要点

根据术前CT及MR检查判断目标椎体及骨壁是否破损，并根据骨壁破损位置和程度评估术中骨水泥渗漏风险及手术可行性，制定手术方案。

五、手术方法

（一）术前准备

完善相关术前检查，排除手术禁忌证，根据CT选择合适的囊袋及穿刺器械规格，确定单侧或双侧穿刺；嘱患者行俯卧体位训练，提高术中依从性。

（二）麻醉

大多选择局部浸润麻醉（利多卡因浓度约5‰），心肺功能良好、不能耐受疼痛者可选气管插管全身麻醉。

（三）体位

膝胸垫枕过伸俯卧位。

（四）手术操作程序

（1）手术全程于C臂机监视下完成。于透视下仔细确定经皮穿刺伤椎位置，常规消毒铺单。

（2）局部麻醉满意后，取胸腰椎后侧经椎弓根或椎弓根外穿刺入路将穿刺针（带针芯）穿入椎体。可视情况选择单侧或双侧穿刺。穿刺针超过椎体后缘约3 mm时拔出针芯，置入骨钻沿外层套管钻入椎体至前缘2 ~ 3 mm处后取出，将连接囊袋的导入器插入套管，使囊袋前端到达椎体前缘2 ~ 3 mm处，拔出内芯。

（3）调配骨水泥后抽入注射器，将套管连接骨水泥注射器，分次间隔向椎体内缓慢注入骨水泥（首次约1 ml，后每次约0.5 ml），观察囊袋在椎体内的膨胀情况及终板抬高程度（图7–6）。膨胀完毕，观察骨水泥在椎体内的弥散情况，满意后停止推注。

（4）卸下注射器及前端延长管，待骨水泥由黏稠状变为面团状时，逆时针旋转导入器使之与囊袋分离后抽出。然后插入针芯，将其与套管一起拔除，囊袋留置

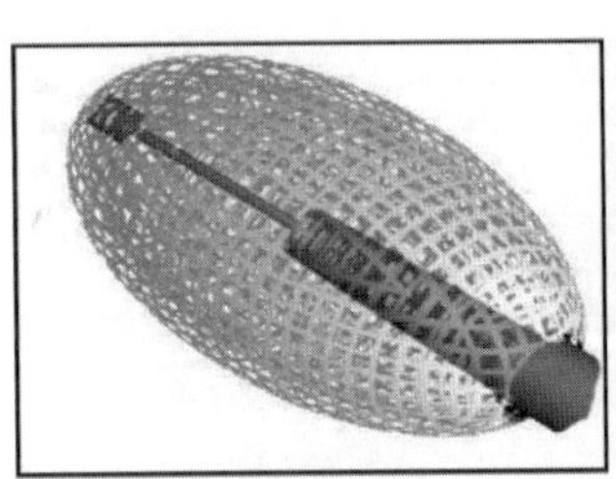
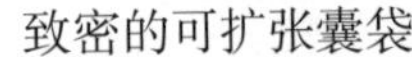
致密的可扩张囊袋

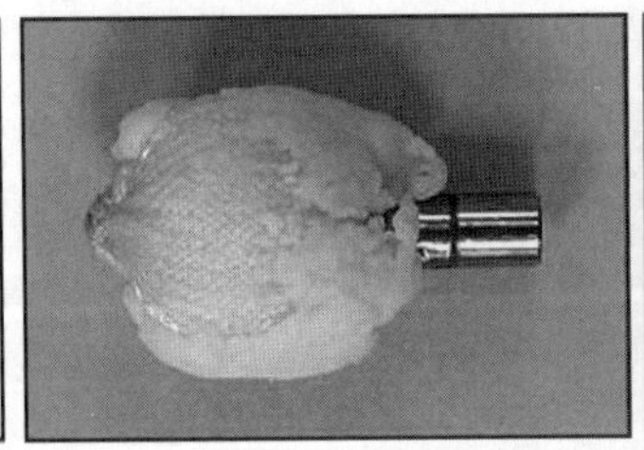
骨水泥填充后少量外渗

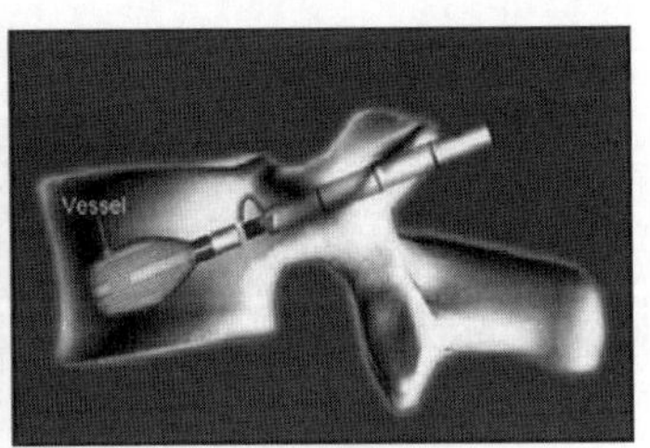

囊袋在椎体内膨胀

图7-5 囊袋成形术工作原理示意

于椎体内。

（5）缝合术口，覆盖辅料，协助患者翻身过床，术毕。

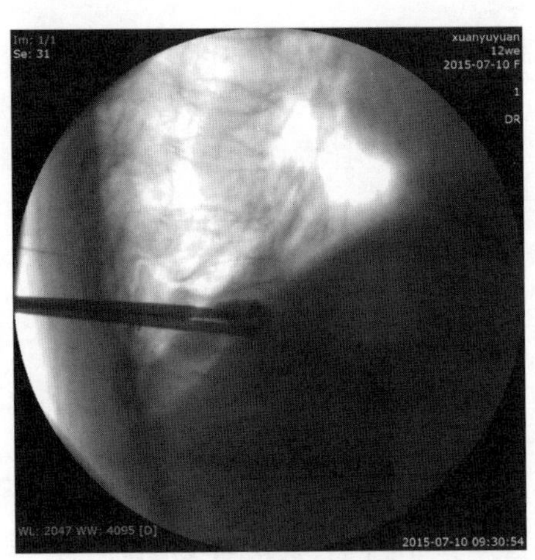

图7-6 术中扩充囊袋

（五）围手术期处理

术前晚备皮并禁食禁饮6 h。

术中及术后4 h监测生命体征，观察神志、双下肢肌力、感觉及排尿情况，如发现异常及时处理。

术后次日于腰围或支具保护下下地活动。

六、文献观点评述

（一）骨水泥渗漏风险

囊袋成形术（Vesselplasty）的出现，初衷正是为了控制骨水泥的渗漏。该术式由Darwono于2003年首推[1]。其囊袋材料由聚对苯二甲酸乙二醇酯（PET）制成，具有良好的生物相容性，可直接留置体内；其表面布满直径约100 μm的网孔，允许小部分骨水泥穿透对松质骨进行锚定；分单层和双层两种规格，可通过囊袋的层数、网孔直径及囊袋大小来控制其压力和骨水泥的注入量。其工作原理是通过工作管道向椎体内置入囊袋，通过分次逐层向囊袋内灌注骨水泥的方式，联合囊袋填充骨折椎体并逐步释放压力，抬高终板以矫正椎体高度[2]。PKP直接将骨水泥加压注入椎体内空腔，骨水泥容易向椎体薄弱处（如骨折端）行走，导致渗漏风险。尤其是骨壁破损型的复杂椎体骨折，因在球囊扩张过程中可能引起破损缝隙增大而更容易出现骨水泥渗漏，后壁破损的病例更存在脊髓及神经根受到损伤的风险，被有关学者视为是该类术式的禁区。而Vesselplasty利用囊袋对骨水泥进行包裹，注入的骨水泥均匀分布到囊袋的各方向并向外弥散，同时由于分层注射，外层的骨水泥硬度较高，能较好维持网外骨水泥弥散形态的稳定，有效减少骨水泥的渗漏。因此，对于PVP和PKP相对手术禁忌的骨壁破损型椎体骨折，Vesselplasty同样适用。现有研究证实，Vesselplasty能较好地填充此类椎体压缩骨折及病理骨折，获得了良好的临床疗效。尽管仍然可能出现小范围骨水泥渗漏，但至今尚无椎管内或血管内渗漏病例出现，亦无发生相关并发症报道。

（二）椎体高度及后凸畸形矫正

PKP通过球囊扩张的方法来抬高椎体终板，从而部分恢复椎体高度及矫正后凸畸形，同时产生一个椎体内空腔，骨水泥灌注时的压力较PVP低而降低了渗漏风险。但由于其撑开椎体及灌注骨水泥的操作分开，含空腔的椎体力学性能较差，往往在球囊抽出时易出现椎体“回弹”[3]。Vesselplasty则是向椎体放入囊袋后，直接将骨水泥填入囊袋中，利用其流体静压来抬高终板，并将其作为植入性的扩张器留在椎体内。其椎体扩张及填充一次完成，因此能避免囊袋扩充后的椎体高度及后凸矫正的丢失，理论上可更好地恢复椎体高度及后凸畸形。同时由于渗漏可控，对于严重压缩塌陷的椎体骨折同样有效。现有尸体试验及临床初步观察亦证实了以上观点[4-7]。然而，长期随访中亦发现有部分病例椎体高度少量丢失，PKP病例亦有类似报道。但临床上究竟孰优孰劣尚无定论，有待日后长期随访研究的支持。

参考文献

［1］DARWONO A B. Vesselplasty as an alternative to kyphoplasty：a preliminary report ［C］. APOA Triennial Meeting，Kuala Lumpur，Malaysia，September 5-10，2004.

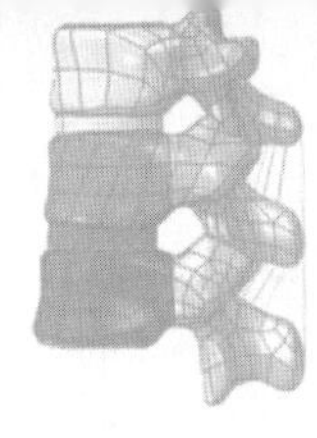

[2] DARWONO A B. Vesselplasty: a novel concept of percutaneous treatment for stabilization and height restoration of vertebral compression fractures [J]. J Mus Res, 2007, 11 (2): 71-79.

[3] DUDENEY S, LIEBERMAN I H, REINHARDT M K, et al. Kyphoplasty in the treatment of osteolytic vertebral compression fractures as a result of multiple myeloma [J]. J Clin Oncol, 2002, 20: 2382-2387.

[4] KLINGLER J H, SIRCAR R, DEININGER M H, et al. Vesselplasty: a new minimally invasive approach to treat pathological vertebral fractures in selected tumor patients-preliminary results [J]. Int Radio, 185: 340-350.

[5] FLORS L, LONJEDO E, SALINAS C L, et al. Vesselplasty: a new technical approach to treat symptomatic vertebral compression fractures [J]. Am J Radio, 2009, 193: 218-226.

[6] ZHENG Z M, LUK K D, KUANG G M, et al. Vertebral augmentation with a novel Vessel-X bone void filling container system and bioactive bone cement [J]. Spine, 2007, 32 (19): 2076-2082.

[7] 姚珍松，陈康，江晓兵，等. 网袋成形术治疗骨壁破损型复杂椎体骨折的经验 [J]. 中国矫形外科杂志，2016，24（16）：1466-1470.

第三节
PKP治疗骨质疏松性椎体骨折塌陷

一、病例介绍

女性，71岁，因“外伤致胸腰部疼痛伴活动受限1个月余”收入院。患者腰部疼痛剧烈，尤其是翻身转侧时，因疼痛导致无法起床，行X线检查（图7–7a、图7–7b）显示T12椎体压缩骨折合并胸椎后凸畸形；CT检查（图7–7c、图7–7d）提示T12椎体压缩骨折合并塌陷，伴椎体内裂隙征；MRI检查（图7–7e至图7–7g）提示T12椎体陈旧性骨折不愈合。

患者卧床2周，经口服止痛药等保守治疗后疼痛稍减轻，但活动时疼痛仍明显，予行T12椎体球囊成形术。

术后患者腰痛明显缓解，第二日可下地行走，复查X线（图7–7h、图7–7i）及CT（图7–7j至图7–7l）显示T12椎体高度恢复明显，胸椎后凸畸形较前明显改善，椎体高度恢复，水泥填充满意，无水泥渗漏。术后2年患者无再发胸腰背部疼痛，功能活动良好，复查X线（图7–7m、图7–7n），椎体高度有所丢失，胸椎后凸畸形明显。

二、治疗体会

脊柱骨折是骨质疏松症的最常见并发症之一[1]。多数患者经保守治疗可痊愈，但约30%的患者可进一步发生椎体塌陷，其中13%表现为骨折不愈合[2]。Kaneda等[3]研究表明椎体骨折塌陷的发生率随年龄逐渐升高，椎体内微环境的改

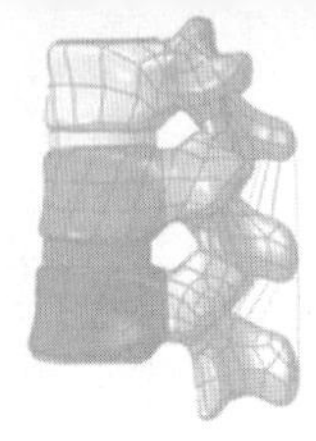

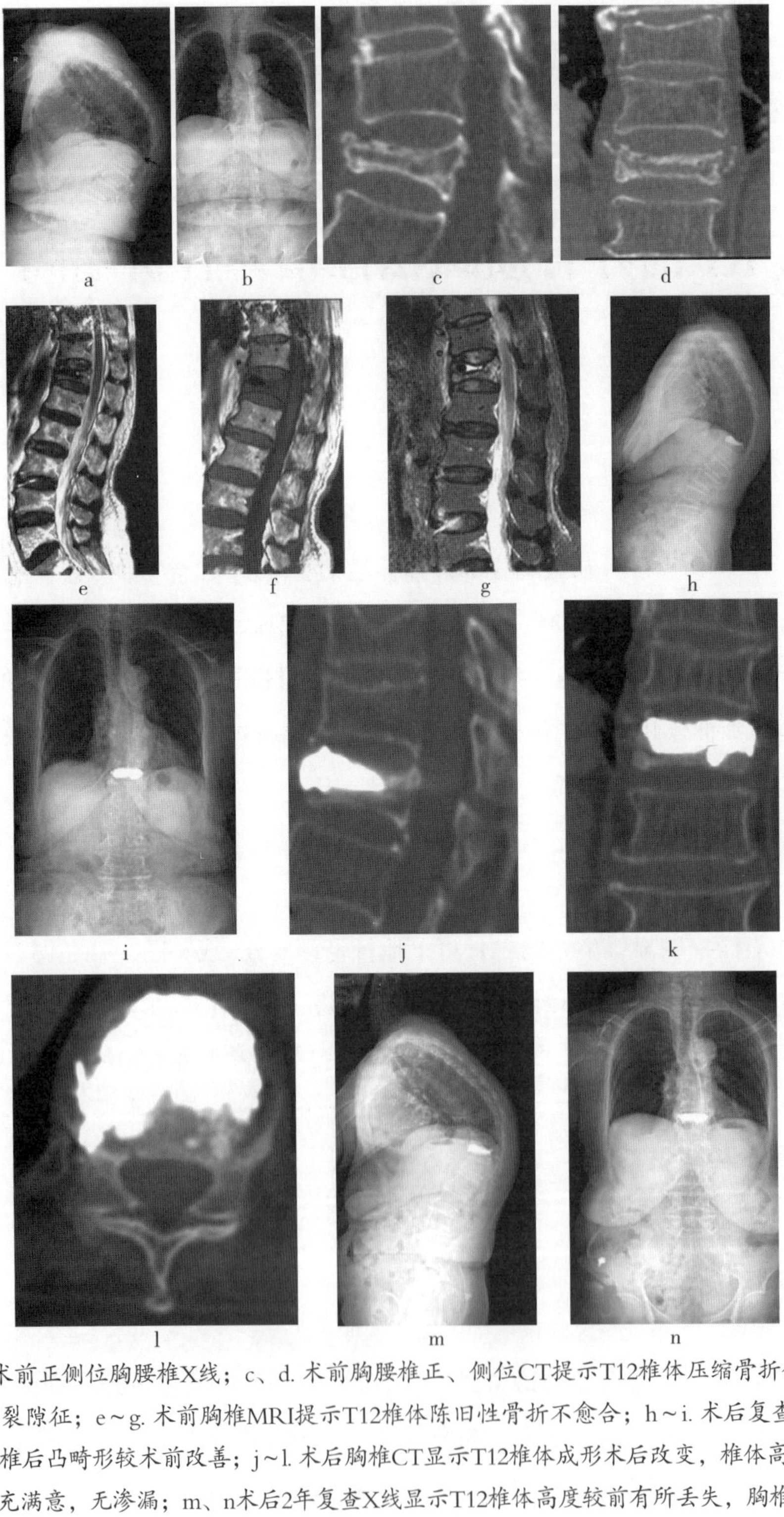

a b c d

e f g h

i j k

l m n

a、b. 术前正侧位胸腰椎X线；c、d. 术前胸腰椎正、侧位CT提示T12椎体压缩骨折合并塌陷，椎体内裂隙征；e~g. 术前胸椎MRI提示T12椎体陈旧性骨折不愈合；h~i. 术后复查X线正、侧位，胸椎后凸畸形较术前改善；j~l. 术后胸椎CT显示T12椎体成形术后改变，椎体高度恢复，水泥填充满意，无渗漏；m、n术后2年复查X线显示T12椎体高度较前有所丢失，胸椎后凸畸形

图7-7　骨质疏松性椎体骨折塌陷手术前后对照

变致使骨坏死发生导致了椎体的塌陷。骨折塌陷一般经保守治疗效果欠佳，需要手术治疗。既往研究表明椎体后凸成形术可有效缓解椎体压缩性骨折不愈合患者的疼痛，恢复椎体高度，提高患者的活动能力，是治疗椎体不愈合的一种好方法[4]。但其适应证为椎体后缘平整，无骨块侵入椎管，无神经压迫症状。

本例报道在术后2年椎体高度丢失，根据既往研究证实，PKP术后椎体出现再塌陷风险较高[5]，可能因为球囊撑开过程对椎体松质骨结构破坏。球囊撑开的推挤力可能对非骨折区骨小梁的连续性造成破坏；术后过早负重则有可能会诱导和加速微骨折区域的骨质吸收。

参考文献

[1] STROM O，BORGSTROM F，KANIS J A，et al. Osteoporosis：burden，health care provision and opportunities in the EU：a report prepared in collaboration with the International Osteoporosis Foundation（IOF）and the European Federation of Pharmaceutical Industry Associations（EFPIA）[J]. Arch Osteoporos，2011（6）：59-155.

[2] TANEICHI H K K，OGUMA T，KOKAJI M. Risk factor analysis for osteoporotic vertebral collapse and pseudarthrosis [J]. Rinsyo Seikeigeka，2002（37）：437-442.

[3] KANEDA K，ASANO S，HASHIMOTO T，et al. The treatment of osteoporotic-posttraumatic vertebral collapse using the Kaneda device and a bioactive ceramic vertebral prosthesis [J]. Spine（Phila Pa 1976），1992，17（8 Suppl）：295-303.

[4] 梁德，江晓兵，姚珍松，等. 过伸体位下椎体成形术治疗Kümmell病的近期疗效 [J]. 中国脊柱脊髓杂志，2010（03）：260-261.

[5] 杨惠林，牛国旗，王根林，等. 椎体后凸成形术治疗周壁破损的骨质疏松性椎体骨折 [J]. 中华骨科杂志，2006（03）：165-169.

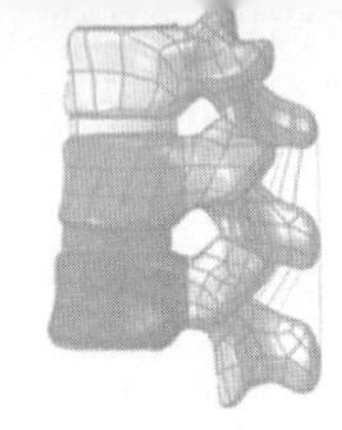

第四节
骨质疏松性压缩骨折原椎体的二次翻修手术

一、病例介绍

女性，74岁，因不慎摔倒致腰部疼痛，活动受限，在外院就诊为“L2椎体压缩骨折”，当时予行L2椎体成形术，1个月后就诊，诉术后左腰部疼痛症状消失，但右侧腰部反复疼痛，体位转动时明显，就诊时拍摄的X线片（图7–8a）显示L2椎体左侧骨水泥充盈，右侧无骨水泥填充，CT（图7–8b）显示L2椎体右侧存在明显骨折线，MRI显示L2椎体存在水肿信号（图7–8c至图7–8e）。

考虑由于骨水泥并没有完全将患者的骨折线填充，所以存在未注射水泥部分椎体仍有骨折的不稳定，遂予再次进行L2椎体成形。术后X线（图7–8f）、CT（图7–8g、图7–8h）显示骨折线填充满意。术后患者体位变动时腰痛明显消失。

术后半年复查X线（图7–8i、图7–8j），患者无明显腰痛。

二、治疗原理

现有研究表明OVCFs产生疼痛可能与以下因素有关：①椎体骨小梁的微骨折刺激末梢神经引起疼痛[1]。②椎体骨折导致脊柱稳定性下降引起腰背部肌肉筋膜的损伤[2]，而骨水泥在骨折线的填充完全与否与成形术后患者的近期疼痛相关，骨水泥在骨折线内弥散不佳会影响近期疗效，也可能是骨折椎体接受PVP术后仍发生进展性后凸畸形的危险因素，因此双侧经椎弓根入路穿刺在骨水泥完全充填骨折线方面可能会优于单侧经椎弓根入路穿刺。

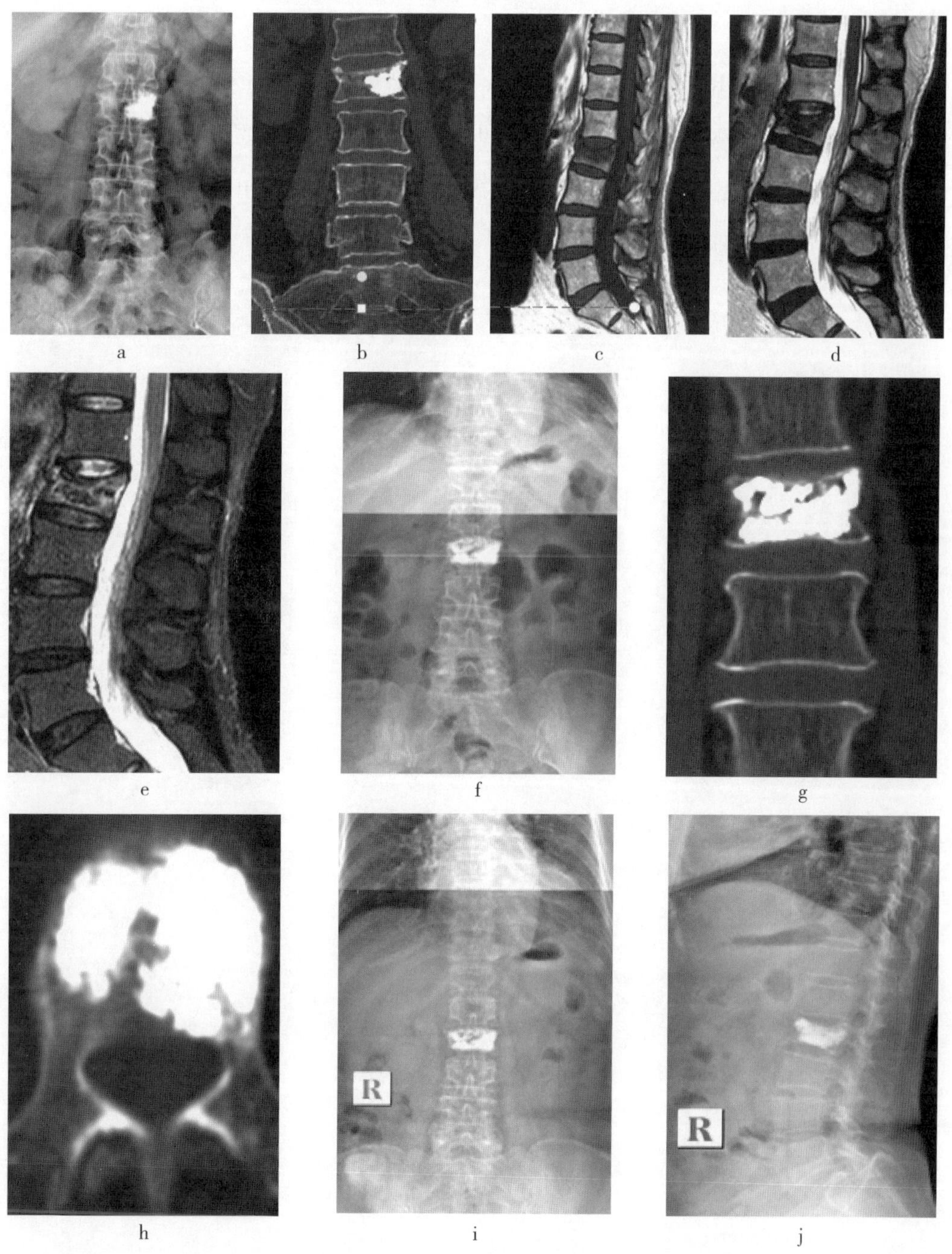

a、b. 翻修术前X线及CT显示L2椎体左侧骨水泥充盈，右侧无骨水泥填充，L2椎体右侧存在明显骨折线；c～e. MRI显示T12椎体压缩骨折，行椎体成形后仍有水肿信号；f. 术后X线检查见骨水泥双侧分布；g、h. CT检查见骨水泥填充骨折线，分布于椎体前中部；i、j. 术后半年复诊行X线片提示手术椎体高度维持良好

图7-8　骨质疏松性压缩骨折术前后对照

参考文献

[1] BARR J D，BARR M S，LEMLEY T J，et al. Percutaneous vertebroplasty for pain relief and spinal stabilization [J]. Spine（Phila Pa 1976），2000，25（8）：923-928.

[2] FRANCIS R M，ASPRAY T J，HIDE G，et al. Back pain in osteoporotic vertebral fractures [J]. Osteoporos Int，2008，19（7）：895-903.

第五节
一期多节段椎体成形术治疗多发椎体骨折

一、病例介绍

女性，56岁，主因腰背部疼痛15天，加重2天入院。患者入院前有明确跌伤病史致腰背部疼痛，为阵发性疼痛，发作时程度剧烈，辗转不安，服用止痛药效果不佳。影像学检查提示：L1、L4和L5椎体骨质疏松性压缩骨折（亚急性期）。入院后行椎体成形术，术后疼痛缓解。

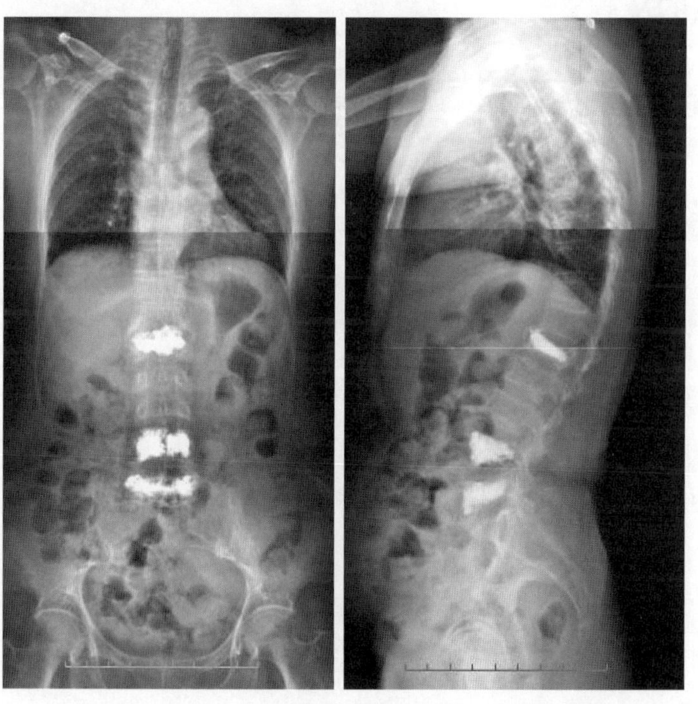

图7-9　L1、L4和L5椎体骨质疏松性压缩骨折影像

女性，86岁，主因腰背部疼痛10天，加重3天入院。患者入院前有跌伤病史致胸背部疼痛，为阵发性疼痛。影像学检查提示：T9～T11和L1椎体骨质疏松性压缩骨折（亚急性期）。入院后行椎体成形术，术后疼痛缓解。

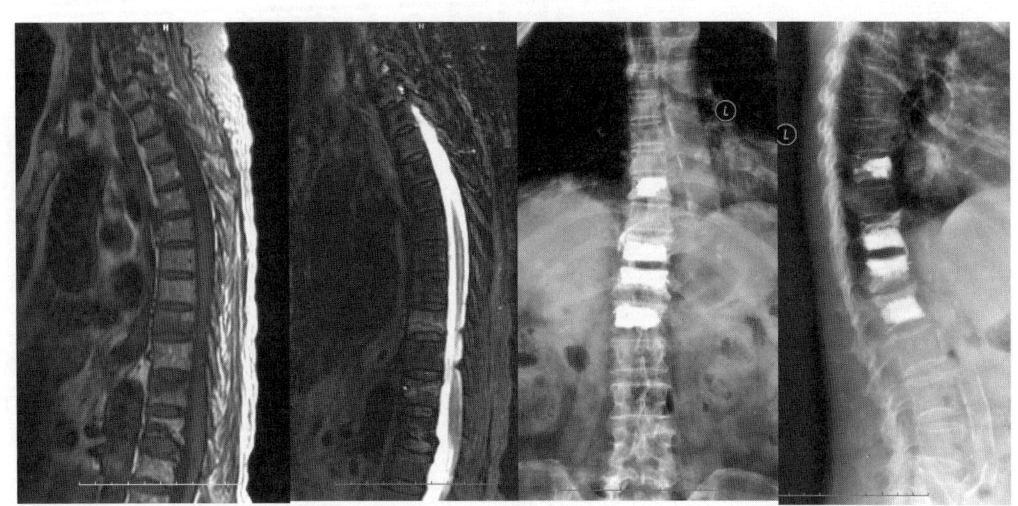

图7-10　T9～T11和L1椎体骨质疏松性压缩骨折影像

二、目的及意义

缓解多发椎体骨折导致的腰背痛，强化椎体、恢复伤椎稳定性。

三、适应证

（1）非手术治疗无效、疼痛进行性加重者。

（2）有症状的骨质疏松性和肿瘤性椎体压缩骨折。

四、评估要点

多发椎体骨折患者常伴有严重骨质疏松症，需针对骨质疏松危险因素进行仔细评估，排除甲状旁腺功能亢进等内分泌功能异常及多发骨髓瘤等引起的骨质疏松。

五、手术方法

（一）术前准备

1. 一般情况

患者的基本入院检查，例如：骨密度检查、血常规、血生化、骨转化指标，可完善血清免疫固定电泳、甲状旁腺激素水平测定、相关抗原评估骨质疏松病因。

2. 专科症状、体征

疼痛表现为中轴性分布为主，局限于骨折椎体附近或髂后上棘周围疼痛，部分胸椎骨折患者可表现为胁肋部放射痛，改变体位后疼痛可加重，不伴有神经根或者脊髓受压引起的神经根症状。

3. 影像学资料

胸腰椎X线片：如果病情允许，行站立位全脊柱X线正、侧位片，无法站立者，可行胸腰椎正、侧位片（图7–11）。

CT检查：CT检查可以确定椎体附件是否受累、椎弓根壁是否完整、椎体后壁是否受累、椎管是否狭窄、椎体周壁皮质骨破裂或缺损情况、椎体骨折区所处位置。

MRI检查：评估脊柱合并疾病如椎间盘突出、椎管狭窄等，判断骨折是否新鲜，评估骨折与硬膜囊的关系。

（二）麻醉

大多选择局部浸润麻醉（利多卡因浓度约5‰），心肺功能良好、不能耐受疼痛者可选气管插管全身麻醉。

（三）体位

膝胸垫枕过伸俯卧位。

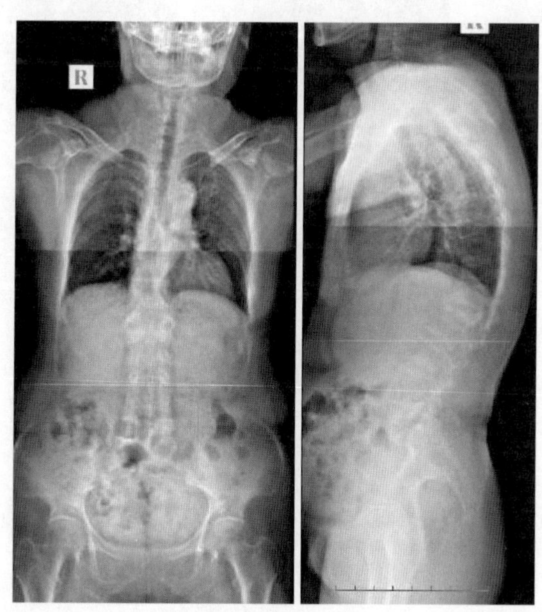

图7–11　术前拍摄全脊柱X线正、侧位影像

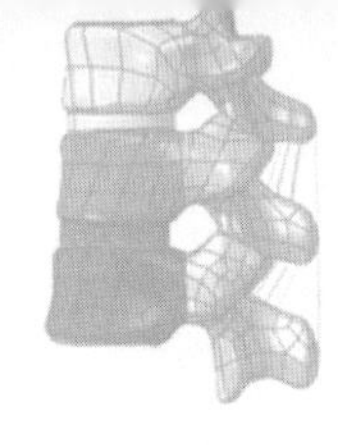

（四）手术操作要点

（1）在X线透视下仔细确定经皮穿刺病变椎体位置，常规消毒铺单。

（2）取胸腰椎后侧经椎弓根或椎弓根外穿刺入路（图7–12）。

（3）根据椎体相隔距离及穿刺管道是否相互阻挡来确定分次或一次完成多个椎体的穿刺置管，穿刺时侧位透视应保证实施穿刺椎体的双侧椎弓根左右对称、无双边影，否则应分次透视引导下完成不同椎体的穿刺。

（4）单个椎体骨水泥注入量控制在3～6 mL，骨水泥在骨折区域或病灶周围弥散良好即可，尽量避免因一次注入过多骨水泥而引发相关的并发症。

（5）术中如患者不能耐受完成所有椎体的手术，应予以及时终止手术，因手术时间较长，患者可能出现呼吸及消化系统不适症状。

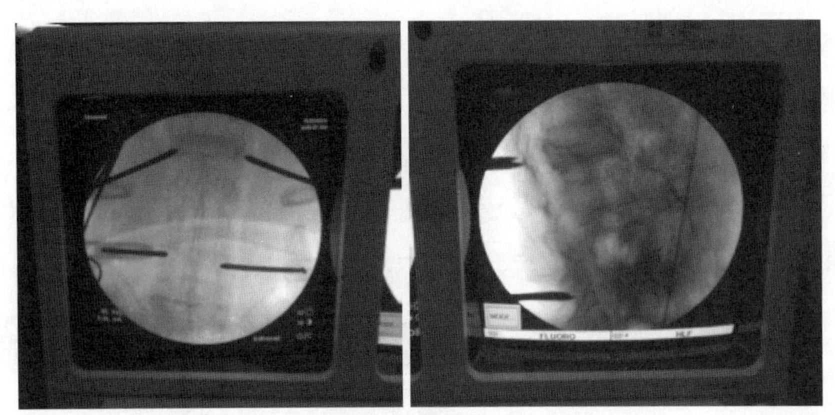

图7–12　术中C臂机器透视显示穿刺针的位置

（五）围手术处理

术前晚备皮，行碘过敏皮试（阴性，用碘海醇造影剂），术前清洁灌肠，术前禁食禁水6～8 h。高血压患者应禁食勿禁药。

术后检测生命体征，包括血氧等。观察神志、双下肢肌力、感觉及排尿情况，如发现异常及时处理。

六、文献观点评述

（一）手术操作要领

手术节段的正确选择对PVP的顺利实施及其临床效果至关重要。陈旧性OVCFs并非疼痛的来源，没有施行手术的必要，错误地选择手术节段，不仅达不到缓解疼痛的预期效果，而且会增加手术风险和患者的经济负担。MRI是目前比较公认的能相对准确识别新鲜OVCFs的影像学诊断手段。MRI对识别正确的受累节段有较高的价值，尤其适用于多节段OVCFs患者。临床上需结合患者的疼痛部位、压痛及叩痛点和影像学检查，对多节段受累的OVCFs患者选择正确的方法。由于多节段OVCFs患者的全身条件相对较差，并且因为多节段PVP需要患者长时间维持俯卧位等原因，术前应重点评估患者对手术的耐受性，选择合适的术式及穿刺方式，其中术中严密监测是保证手术顺利实施的关键。笔者建议采取局部麻醉下完成手术，除了可避免全身麻醉带来的风险，更重要的是便于术中和患者进行交流。关于穿刺方式的选择，笔者认为优先采用双侧穿刺置管，必要时采用单侧穿刺置管。虽然单侧穿刺创伤小，手术时间短，但在熟练掌握操作后，笔者发现单侧穿刺与双侧穿刺的手术时间无显著差异，并且双侧穿刺有利于骨水泥在椎体内均匀弥散和降低骨水泥注入压力[1-4]。当穿刺导管阻挡相邻手术节段的管道置入时，应采用交错式单侧穿刺置管以避免同侧相邻手术节段的管道干扰。单侧穿刺注射骨水泥，骨水泥弥散至少要越过椎体中线，否则宜行对侧穿刺再注入骨水泥以保证远期疗效。术前笔者常规要求患者训练维持俯卧（至少坚持30 min）以增加手术时的耐受性。术中严密监测患者的心电图、血压、指脉血氧饱和度，随时了解患者术中生命体征变化情况，发现问题及时处理，尤其需要关注骨水泥毒性反应及骨水泥栓塞导致的并发症[5, 6]。

（二）骨水泥剂量的掌握

手术目的是缓解疼痛、提高生活质量，增加责任椎强度，恢复脊椎稳定性，为更好地治疗椎体病变提供基础。有学者认为疼痛的缓解程度与骨水泥的填充量没有相关性；也有学者认为骨水泥注入1.5 mL就可以获得满意的止痛效果。

多节段椎体病变若是连续性的，一次性椎体成形时一般采取不同侧的椎弓根穿

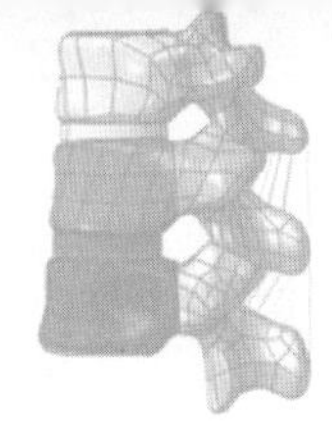

刺，以免前一个椎弓根的穿刺针干扰阻挡后一个椎体的穿刺操作[7]。多节胸腰椎压缩性骨折患者应适当控制骨水泥注入量，过多骨水泥注入对止痛效果及生物力学影响不大。

参考文献

［1］姚珍松，叶林强，江晓兵，等．PVP治疗中上段胸椎骨质疏松性重度椎体压缩骨折的临床效果［J］．中国脊柱脊髓杂志，2014，24（2）：138–143.

［2］江晓兵，莫凌，梁德，等．骨水泥在椎体骨折线内弥散情况对椎体成形术治疗效果的影响［J］．中国脊柱脊髓杂志，2014，24（2）：144–149.

［3］江晓兵，莫凌，姚珍松，等．SPECT、SPECT–CT与MRI对新鲜骨质疏松性椎体压缩骨折的诊断价值［J］．中国脊柱脊髓杂志，2013，10（2）：891–897.

［4］晋大祥，谢炜星，梁德，等．经皮椎体强化术后新发椎体压缩骨折的发生率及相关危险因素分析［J］．中国脊柱脊髓杂志，2011，21（4）：308–311.

［5］CARRINO J A，CHAN R，VACCARO A R．Vertebral augmentation verterbroplasty kyphoplasty［J］．J Semin Roentgeno，2004，39：64–68.

［6］GANGI A，GUTH S，IMBERT J P，et al．Pereutaneons vertebroplasty：indications，technique and results［J］．Radiographics，2003，23（2）：10–15.

［7］姚珍松，叶林强，任辉，等．经皮椎体成形术一期治疗多节段骨质疏松性椎体压缩骨折的临床疗效［J］．中国中医骨伤科杂志，2016，3（24）：43–45，48.

第六节 复杂骨质疏松椎体爆裂骨折的微创固定解决方案

一、病例介绍

女性，59岁，外伤致胸腰背部疼痛、活动受限伴左下肢后外侧放射痛10天。患者入院前有明确跌伤病史致腰背部疼痛。结合影像学检查，考虑诊断为：①L4椎体爆裂骨折、L4平面继发性椎管狭窄、L4平面椎管内血肿；②L3椎体压缩骨折；③双肺挫伤并左侧第6肋骨骨折；④骨质疏松症；⑤2型糖尿病；⑥肾挫伤。患者在全身麻醉下行“L3、L4椎体强化+L4左侧半椎板减压、椎管打压成形+L3～L4右侧椎板及小关节突后外侧植骨+L1、L2、L3、L5经皮椎弓根钉内固定”，手术过程顺利。术后3天下地活动，腰背痛明显减轻。术后左下肢放射痛消失，左侧L4皮节区遗留少许麻木感，术前受损肌力恢复正常。术后26个月患者复查偶有腰痛，无左下肢放射痛症状。复查DR及CT：骨折愈合，拆除内固定（图7-13）。

二、文献观点评述

（一）手术操作步骤

患者取俯卧位，腹部悬空，定位目标椎弓根，调整投照角度以确保透视影像为标准前后位，即上下终板呈一直线且棘突位于椎体的正中。在皮肤上标记目标椎弓根的外上缘，左侧10点钟方向，右侧2点钟方向。消毒铺巾后，根据患者背部软组织的厚度和目标椎弓根的角度，于标记点外侧旁开1.5～4.5 cm做2 cm长的切口。切

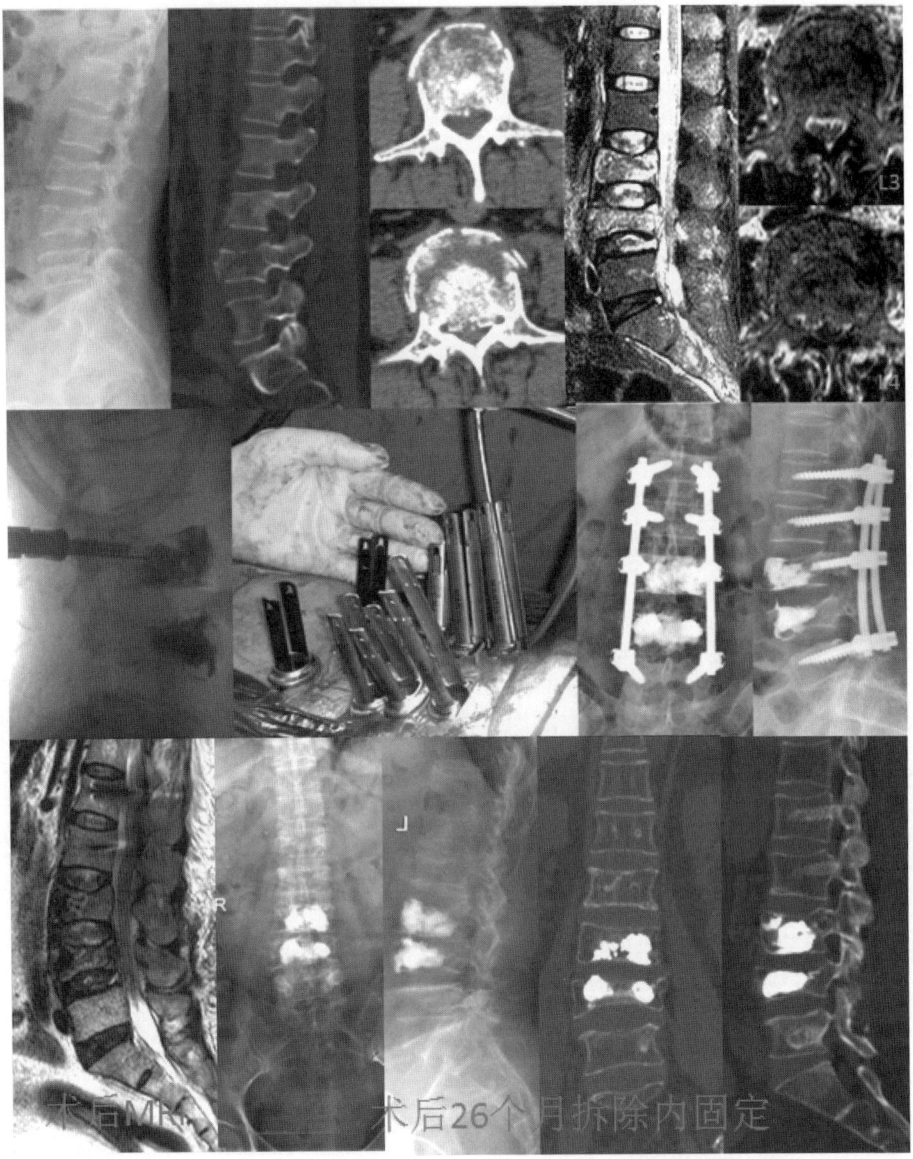

图7-13　复杂骨质疏松椎体爆裂骨折手术前后对照

开皮肤、皮下组织和腰背筋膜，钝性分离椎旁肌直至触及关节突关节，放置穿刺针使尖端位于椎弓根影的外上缘，将穿刺针敲击入椎弓根内，确保针尖不超越椎弓根内缘并尽可能使穿刺针影与上下终板平行。侧位透视确认穿刺针尖端已超过椎体后壁后拔出针芯，沿穿刺针套放入导丝并使导丝超出针套约1 cm退出穿刺针套，沿导针于椎弓根内攻丝后，置入合适规格的椎弓根螺钉，退出导丝，量取合适长度的连接棒，安装于持棒器上，于原有切口头侧或尾侧进棒处另做小切口或于一端切口内安装连接棒并拧紧螺栓，卸下椎弓根螺钉或掰断钉尾，常规缝合腰背筋膜和皮肤（图7–14）。

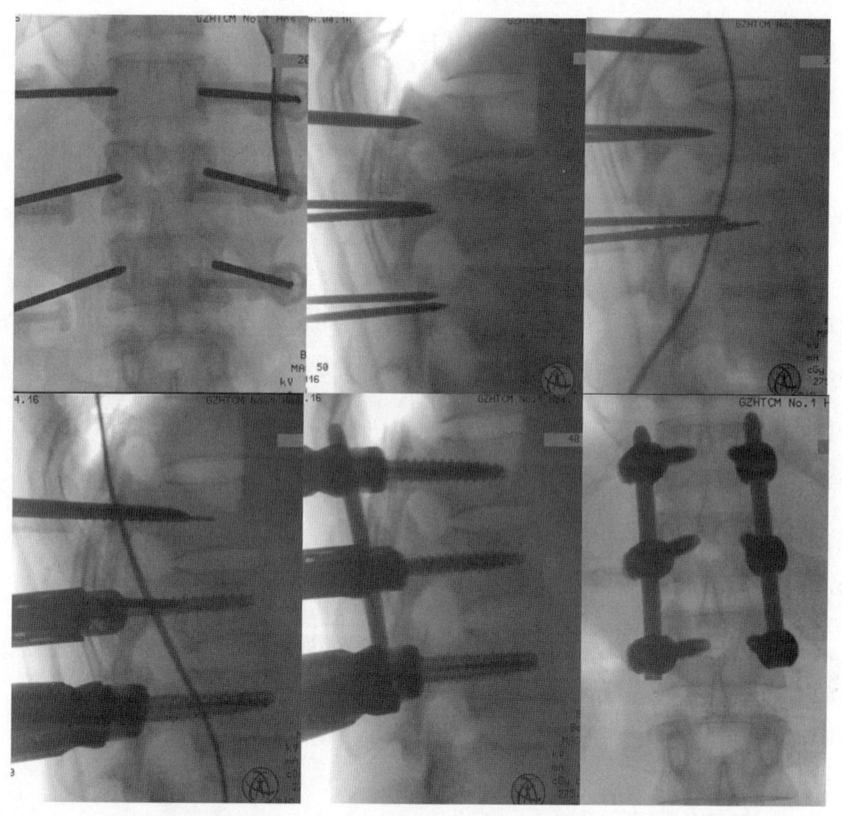

图7–14　经皮微创椎弓根螺钉固定要点，确定经皮椎弓根螺钉固定位置良好

骨质疏松性胸腰椎骨折是临床常见的脊柱创伤，对于单纯椎体压缩性骨折既往多以保守治疗为主，对椎体高度压缩超过1/2或伴椎管矢状径减少的病例以开放复位内固定为主[1, 2]。然而，这两种治疗方法均存在一定的不足，单纯的保守治疗多继发脊柱不稳、胸背疼痛、活动受限、压缩加重和脊柱后凸畸形等并发症，而开放手术因软组织的广泛剥离和撑开暴露会导致椎旁肌的损伤和神经支配的受损，术中失血以及术后残余的腰背痛等使部分患者对治疗的信心不足或对疗效不满意。因此，如何能在最低创伤的情况下取得良好的疗效成为研究的方向。微创手术正是在这样的背景下出现，其能克服传统保守治疗和开放手术的缺点，使患者容易接受。

对于复杂骨质疏松椎体爆裂骨折的老年患者，一些学者采用经皮椎弓根螺钉加椎体成形术来治疗，可预防椎体的塌陷，其远期疗效有待进一步验证[3, 4]。PKP结合椎弓根螺钉治疗胸腰段椎体爆裂性骨折能增加脊柱前柱的稳定性，降低后路内固定物的应力，且创伤小安全性大 。椎弓根螺钉外固定系统联合经皮椎体成形术具有椎弓根螺钉内固定撑开复位的作用，又具有PVP固化椎体前中柱作用，可有效地恢复椎体高度，减少断钉拔钉及骨水泥渗漏，同时具有操作简单、创伤少等优点，临床疗效满意。但对于椎体骨折并有椎管狭窄的病例，该术式应用可能受到限制，需要进一步研究和改进。有文献报道用显微内镜装置进行减压可使该术式适用范围明显变宽。

置钉的准确性是这类手术关键所在，患者的体型、椎弓根及椎旁肌的解剖变异和术中出血会影响置钉准确性，这是临床中需要注意的因素。回顾文献，置钉位置欠佳的椎弓根螺钉多数向内侧切出椎弓根，可能是因为置入的导针前端过于接近椎弓根内壁，而螺钉的半径较导丝大2 ~ 3 mm，因此按照导丝方向置钉时螺纹会切入椎弓根内壁[5]。螺钉向外侧切出的情况主要发生于胸腰段，此节段椎弓根的外倾角度通常较小，如按照下腰椎的外倾角度置钉，易切出椎弓根外壁。因此，术前对手术节段的椎弓根外倾角度进行测量，有助于降低置钉位置不佳的风险，这一点在给合并脊柱畸形的患者手术时尤为重要。

参考文献

[1] BOELDERL A，DANIAUX H，KATHREIN A，et al．Danger of damaging the medial branches of the posterior rami of spinal nerves during a dorsomedian approach to the spine［J］．Clin Anat，2002，15（2）：77–81.

[2] AGRAWAL A，MIZUNO J，KATO Y，et al．Minimally invasive pedicle screw placement in a case of L4 fracture：case report with review of literature［J］．Asian J Neurosurg，2010，5（2）：64–69.

[3] 闵继康，赵凯，杨文龙．经皮椎弓根螺钉加椎体成形术治疗胸腰椎骨折［J］．中华急诊医学杂志，2003，12（ 11）：780.

［4］VERLAAN J J，VAN-HELDEN W H，ONER F C，et al. Ballon vert abroplasty with calcium phosphate cement augumentation for direct restoration of traumatic thoracolumbar vertebral fractures［J］. Spine，2002，27（5）：543-548.

［5］夏天，董双海，王雷，等. 胸腰椎经皮椎弓根螺钉置钉的准确性分析［J］. 中国脊柱脊髓杂志，2013，23（9）：794-797.

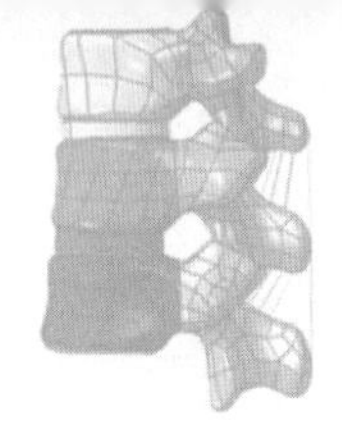

第七节

骨质疏松性椎体压缩骨折合并腰椎管狭窄症的解决方案

一、病例介绍

女性，64岁，以“腰痛1个月，伴双下肢乏力10天”入院。

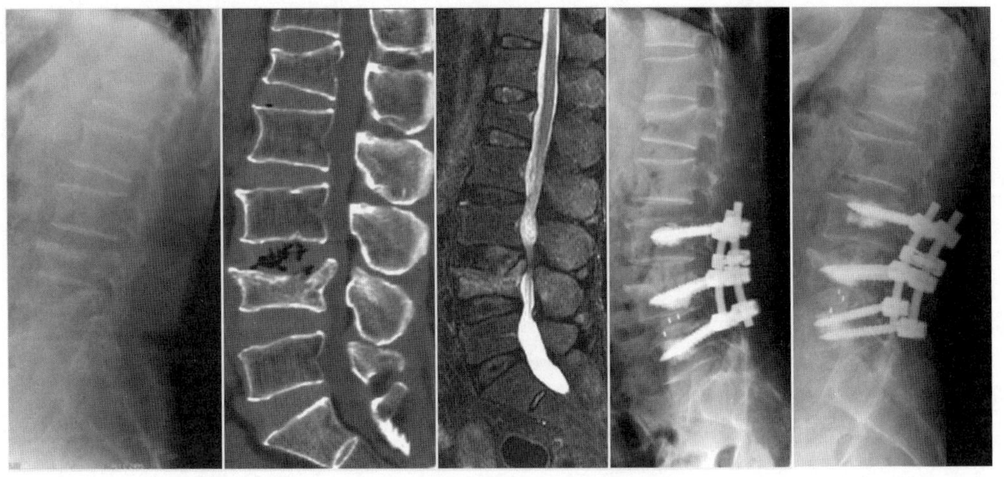

a　b　c　d　e

a. L4椎体压缩骨折；b、c. L4椎体亚急性期压缩骨折合并椎管狭窄；d、e. 术后3天及3个月X线片提示腰椎内固定稳定、脊柱序列良好

图7-15　手术前后对照

二、文献观点评述

骨质疏松性椎体骨折合并腰椎管狭窄症，需解决的主要问题有两个方面：①稳

定骨折；②解除神经压迫，常需要外科治疗。然而此类患者多为老年患者，内科并发症多，手术风险相对较高，给临床治疗带来极大挑战。

骨质疏松性椎体骨折可采取椎体强化术治疗，目前已得到临床的广泛认可。然而，合并椎管狭窄时，需要行减压、椎间融合、椎弓根螺钉固定治疗，文献研究显示，此类患者螺钉松动及椎间不融合率较高[1, 2]。一些学者建议[3-5]，增加椎间植骨面积、使用大直径螺钉、使用膨胀螺钉及螺钉周围用骨水泥强化等方法，可降低螺钉松动的发生率，并取得了较好的疗效，尤其是骨水泥钉道强化方式。

使用骨水泥钉道强化时，是否影响椎间融合，目前尚无权威观点。Tan等[6]通过尸体研究发现，骨水泥钉道强化可显著增强螺钉抗拔出力，降低椎间cage的下沉率。Kim等[7]对67例2年以上的随访研究发现，骨水泥钉道强化显著减少了椎间cage的下沉和椎体塌陷的发生，且没有增加椎间不融合率。因此，结合文献研究表明，骨水泥钉道强化可明显降低螺钉松动率和减少发生椎间隙下沉，也不会增加椎间不融合率。

参考文献

[1] SOSHI S，SHIBA R，KONDO H，et al. An experimental study on transpedicular screw fixation in relation to osteoporosis of the lumbar spine [J]. Spine，1991，16（11）：1335-1341.

[2] OXLAND T R，LUND T，JOST B，et al. The relative importance of vertebral bone density and disc degeneration in spinal flexibility and interbody implant performance. An in vitro study [J]. Spine，1996，21（22）：2558-2569.

[3] CHANG M C，LIU C L，CHEN T H，et al. Polymethylmethacrylate augmentation of pedicle screw for osteoporotic spinal surgery：a novel technique [J]. Spine（Phila Pa 1976），2008，33（10）：317-324.

[4] 梁德，唐永超，江晓兵. 老年多节段腰椎管狭窄症外科治疗进展 [J]. 国际骨科学杂志，2010，31（4）：235-238.

[5] 张顺聪，邢润麟，梁德，等. 钉道强化椎弓根螺钉固定治疗伴骨质疏松

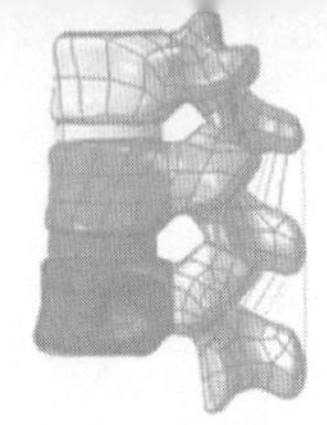

的腰椎管狭窄症：31例随访［J］．中华临床医师杂志，2013，7（15）：6893-6897.

［6］TAN J S，BAILEY C S，DVORAK M F，et al．Cement augmentation of vertebral screws enhances the interface strength between interbody device and vertebral body［J］．Spine，2007，32（3）：334-341.

［7］KIM K H，LEE S H，LEE D Y，et al．Anterior bone cement augmentation in anterior lumbar interbody fusion and percutaneous pedicle screw fixation in patients with osteoporosis［J］．J Neurosurg Spine，2010，12（5）：525-532.

第八节
椎体强化术治疗高位胸椎骨折

一、病例介绍

男性，76岁，主因胸背部疼痛2周入院。患者1周前无明显诱因致胸背部疼痛，症状迁延反复，体位改变时及咳嗽时加重。术前影像学检查提示T5新鲜OVCFs。入院后行T5 PVP，术后疼痛缓解（图7–16）。

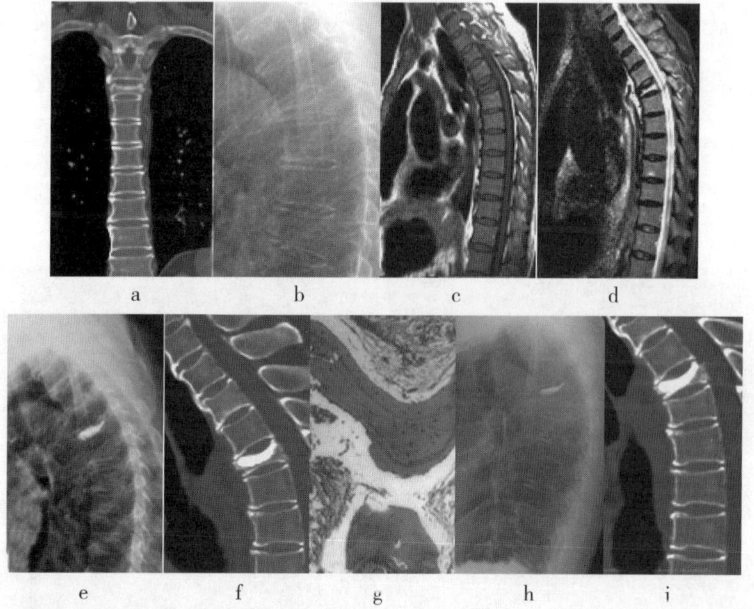

a. 术前CT冠状面提示T_5椎体压缩比为67%；b. 术前站立位胸椎侧位X线片提示T5椎体压缩比为67%，局部后凸畸形；c. 术前MRI T1矢状面像提示T5椎体稍低信号改变；d. 术前MRI STIR矢状面像提示T5椎体高信号改变；e、f. 术后2天站立位胸椎侧位X线片和CT矢状面提示受累节段椎体后凸角及前缘高度改善不明显；g. 病理组织活检结果提示正常骨组织；h、i. 术后6个月站立位胸椎侧位X线片和CT矢状面提示术后椎体未再发骨折与塌陷

图7–16　高位胸椎骨折手术前后对照

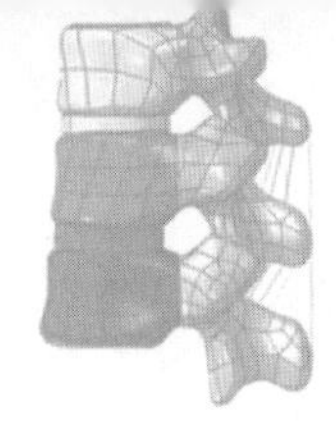

二、手术操作要点

术前通过MRI和CT准确定位骨折区，测量椎弓根大小，若椎弓根横径大于4 mm，且经椎弓根路径穿刺针尖能到达中线与椎弓根之间，则采用椎弓根入路，反之，则采用椎弓根外侧入路以使针尖能到达中线与椎弓根之间。使用专用海绵垫将胸骨及髂部垫高，胸部正中垫枕，使患者的双侧肩胛骨下沉，保证获得相对更清晰的脊柱侧位透视像（图7–17），联合调整手术床使患者呈过伸俯卧体位，在局部麻醉及多参数监护下完成手术。根据椎弓根透视后的体表投影确定穿刺点，若采用椎弓根外侧入路，则根据肋横突关节透视后的体表投影确定穿刺点，根据骨折部位确定穿刺角度，所有患者均采取双侧穿刺置管、C型臂X线透视引导下钻入穿刺针（15G），当侧位透视影像显示穿刺针尖端到达椎体后壁时，行正位透视，确认针尖未超过椎弓根内侧壁后再逐步将管道置入椎体。侧位透视管道末端至椎体前1/3，正位透视居于椎弓根内侧壁与正中线之间，视为穿刺管道位于满意的骨水泥注入点。将骨水泥（丙烯酸树脂骨水泥Ⅲ）转移入专用加压注射器内，待骨水泥呈牙膏状时，逐步调整管道深度后，从前至后向椎体内注入骨水泥，同时透视监测骨水泥弥散、填充情况，于骨水泥接近椎体后壁前约4 mm位置时停止注入，如任何一侧工作管道在注射时发生骨水泥向椎体周围静脉及椎管内渗漏则立刻停止注射，观察患

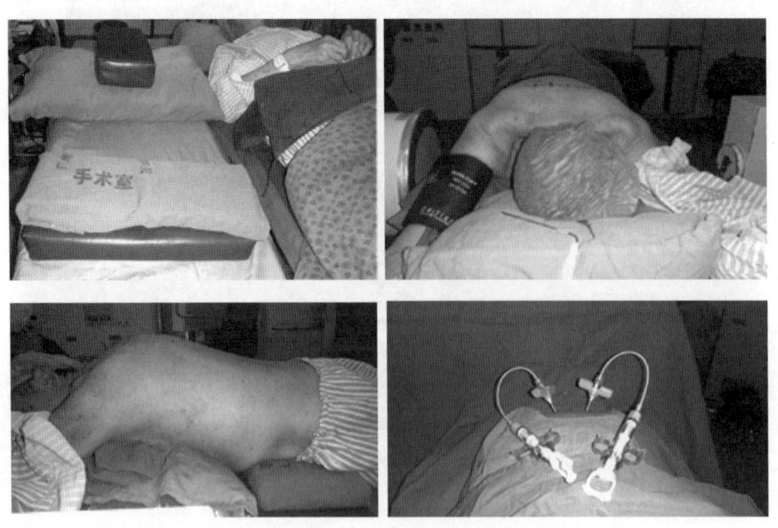

图7–17　术中体位外观照

者无异常表现后，可于对侧管道酌情继续注射骨水泥。骨水泥固化时间为15 min，等待足够时间并确认骨水泥固化后，转动、拔出管道。术后常规使用抗感染及抗骨质疏松等药物治疗，术后第2天在支具保护下下床活动。

患者术后平卧和观察6 h，术后第1天开始进行腰背肌功能锻炼，术后第2天在支具保护下下床活动，支具保护6～8周。术后常规使用抗骨质疏松药物治疗，同时治疗基础疾病。

三、文献观点评述

（一）中上段胸椎OVCFs的临床特点

有学者研究发现OVCFs常见于中胸段（T7～T8）、胸腰段（T11～T12）和腰椎[1，2]。在我们收治的OVCFs患者中，下段胸椎及腰椎也是常见类型，中上段胸椎骨质疏松性OVCFs的病例数相对较少，以T5、T6骨折常见，这与文献报道的中上段胸椎发病率低相符。回顾我们的病例，大部分患者均合并严重骨质疏松，未遵医嘱行系统抗骨质疏松治疗，并且所有患者均有中上段胸椎以下节段骨折病史，这可能是他们发生中上段胸椎骨质疏松性OVCFs的主要原因，因为骨质疏松程度越重，椎体能承受的载荷越低，同时中上段胸椎以下节段的骨折导致中上段胸椎载荷传导的力臂延长，中上段胸椎承受的力矩随之而增加，一旦超过椎体能承受的范围，骨折便随之发生[3，4]。

（二）中上段胸椎OVCFs行PVA术的手术体位

PVA术可以有效缓解OVCFs导致的疼痛且并发症发生率低，是近年来发展起来的一项治疗骨质疏松性压缩骨折的新型微创脊柱外科技术，已被成功应用于治疗下段胸椎及腰椎OVCFs。与腰椎和下胸椎的PVA术相比，由于T6以上胸椎OVCFs由于椎弓根相对小，透视难度增加及毗邻重要脏器等原因，在使用PVA术治疗时具有相当的挑战性。在穿刺和进针之前，正确的摆放手术体位以获得标准的正侧位影像对手术成功至关重要，因为每个患者的后凸角度和旋转角度都不一样，所以必须针对不同的患者行个体化摆放手术体位及C臂机投影角度。要保证术中获得标准的正侧

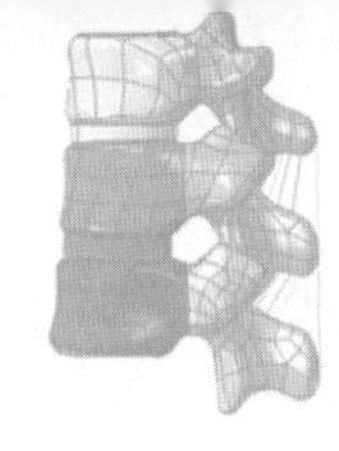

位透视影像，侧位要求上下终板平齐，正位保证棘突位于两侧椎弓根中间，椎弓根投影位于椎体上中1/3处。由于肩胛骨、上肢与T6以上胸椎重叠影响侧位透视影像清晰度，术前需要评判患者的上肢是否可以上举，术中让患者双上肢上举，同时，用专用软海绵垫垫高胸骨，使肩胛骨、肱骨头下沉，可以避免重叠。我们综合上述方法获得了较清晰的侧位透视影像，病例中最高节段为T2。Bayley等[5]也有相似的经验，他们发现在胸骨下垫一长条形软枕可以使肩胛骨和肱骨头下沉，可获得最高可至T_2的清晰侧位透视影像，进一步印证了行T6以上胸椎侧位透视体位的可行性。术中获得相对清晰的正侧位透视影像是保证手术顺利实施的关键要素，假如经过调整体位，仍无法获得良好体位，可能需要在CT引导下实施手术。

（三）中上段胸椎OVCFs行PVA术的手术入路

目前，PVA术治疗胸椎OVCFs有两种手术入路，椎弓根入路和椎弓根外侧入路。椎弓根入路是大多数脊柱外科医生熟悉的入路方式。Kallmes等[6]采用椎弓根入路分别使用11G和13G不同型号穿刺针成功行PVP术治疗中上段胸椎OVCFs61个椎体，发生一个椎弓根骨折，然而，该骨折发生在使用直径为13G较小的穿刺针型号组，因此，他们认为中上段胸椎行PVA术采用椎弓根入路安全有效，并且不需要使用直径比11G更小的穿刺针，也可保证骨水泥的可注射性。我们为了保证可调整工作管道的空间，更好地设计进针角度，才使用15G（最小直径）的穿刺针。Han等[7]采用椎弓根外侧入路成功行中上段胸椎OVCFs34个椎体，他们认为椎弓根外侧入路的穿刺途径是经过肋横突关节、肋骨头、椎弓根外侧壁，内侧有椎弓根保护脊髓，外侧有肋骨头保护胸膜，较椎弓根入路安全且穿刺针更易满足所需要的穿刺角度。另外因为椎弓根外侧入路穿刺针不经过椎弓根，所以没有因穿刺而导致椎弓根骨折的风险。目前尚没有文献报道专门比较两种入路的安全性和有效性。我们认为无论使用椎弓根入路还是椎弓根外侧入路，脊柱外科医生对术式的熟练度才是手术成功的最关键因素。我们术前通过CT轴位片预判穿刺路径，若经椎弓根路径穿刺针尖能到达中线与椎弓根之间，则采用椎弓根入路，反之，则采用椎弓根外侧入路以使针尖能到达中线与椎弓根之间。同时，术前测量受累节段椎体的椎弓根直径，如果椎弓根直径小于4 mm，考虑到穿刺空间有限、有椎弓根骨折风险，我们将采用椎弓根外侧入路。我们在使用椎弓根外侧入路实施PVA术时，当穿刺针到达椎体后壁，穿刺针只要不超过椎弓根内侧壁便定义为“安全”，对于这种情况，其实是同时联合了椎弓根外侧入路及椎弓根入路，这一经验与文献报道椎弓根外侧入路的经典标准不同，他们是以不突破椎弓根外侧壁为参考标准，我们认为采用以不突破椎弓根内侧壁为参考标准可以在保证安全性的同时，提高调整穿刺角度的灵活性，同时由于使用的穿刺针直径小，椎弓根外侧入路联合部分椎弓根内侧穿刺引起椎弓根骨折的风险较低。

综上所述，正确摆放手术体位及选择合适的手术入路与手术器械有助于顺利实施PVA术[8]。

参考文献

[1] HEDLUND L R，GALLAGHER J C，MEEGER C，et al. Change in vertebral shape in spinal osteoporosis [J]. Calcif Tissue Int，1989，44（3）：168-172.

[2] ITOI E F，SAKURAI M F，MIZUNASHI K F，et al. Longterm observations of vertebral fractures in spinal osteoporotics [J]. Calcif Tissue Int，1990，47：202-208.

[3] BELMONT P J Jr，POLLY D W Jr，CUNNINGHAM B W，et al. The effects of hook pattern and kyphotic angulation on mechanical strength and apical rod strain in a long-segment posterior construct using a synthetic model [J]. Spine，2001，26（6）：627-635.

[4] WHITE A A，PANJABI M M，THOMAS C L. The clinical biomechanics of kyphotic deformities [J]. Clin Orthop Relat Res，1977，128：8-17.

[5] BAYLEY E，CLAMP J，BOSZCZYK B M. Percutaneous approach to the high thoracic spine：optimal patient positioning [J]. Eur Spine J，2009，18（12）：1986-1988.

[6] KALLMES D F，SCHWEICKERT P A，MARX W F，et al. Vertebroplasty in the mid-and high thoracic spine [J]. Am J Neuroradiol，2002，23（7）：1117-1120.

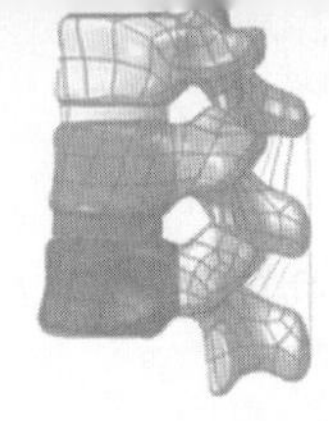

［7］HAN K R，KIM C，EUN J S，et al．Extrapedicular approach of percutneous vertbroplasty in the treatment of high and mid–thoracic vertebral compression fracture［J］．Acta Radiol，2005，46（3）：280–287．

［8］姚珍松，叶林强，江晓兵，等．PVP治疗中上段胸椎骨质疏松性重度椎体压缩骨折的临床效果［J］．中国脊柱脊髓杂志，2014，24（02）：138–143．

第九节
陈旧性椎体骨折塌陷并发后凸畸形的手术治疗

一、病例介绍

女性，82岁，因“腰痛反复8个月，加重伴双侧大腿前方放射痛2个月余”入院。腰椎BMD T值为-3.7，入院诊断为T12骨质疏松性椎体骨折合并胸腰段后凸畸形。行后路T12椎体次全切除重建、钉道强化、T10～L2椎弓根螺钉内固定术，术后16个月随访显示椎间植骨已融合（图7-18）。

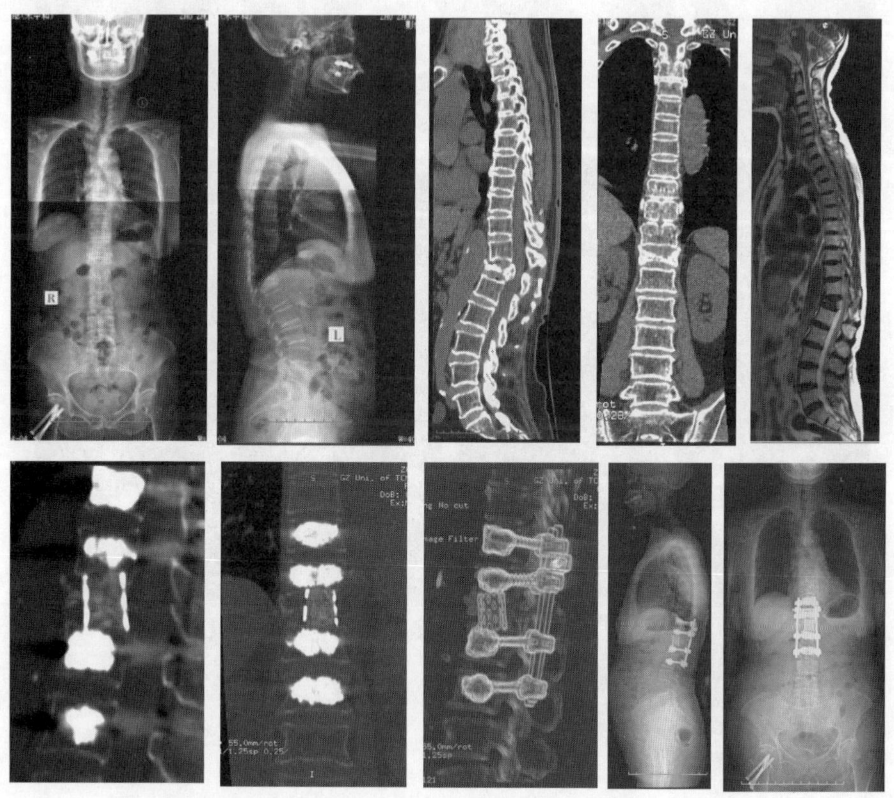

图7-18　骨质疏松性椎体骨折合并胸腰段凸畸形手术前后对照

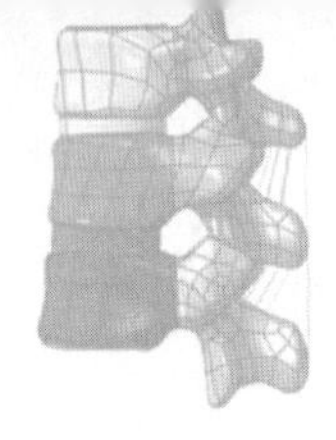

女性，63岁，因“胸腰段背部疼痛伴骶尾部麻木、疼痛1年”入院。腰椎BMD T值为-2.8，入院诊断为L1椎体陈旧性压缩骨折合并胸腰段后凸畸形、脊髓圆锥损伤。行后路L1经椎弓根截骨、后凸畸形矫形、钉道强化、T11～L3椎弓根螺钉内固定术（图7-19）。

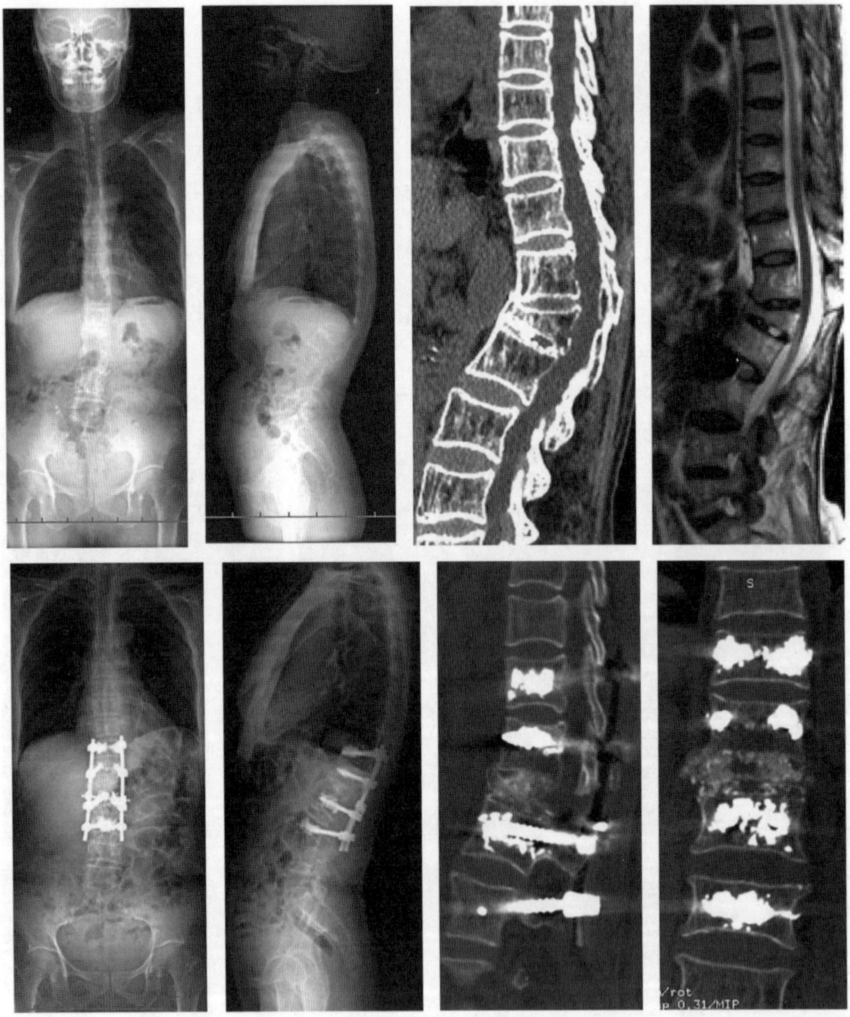

图7-19　腰椎陈旧性压缩骨折合并胸腰段后凸畸形手术前后对照

女性，63岁，因“腰背部痛9年，加重2年余”入院。腰椎BMD T值为-2.0，入院诊断为T12陈旧性骨折合并胸腰段后凸畸形。行后路T12经椎弓根截骨、后凸畸形矫形、T10～L2椎弓根螺钉内固定术（图7-20）。

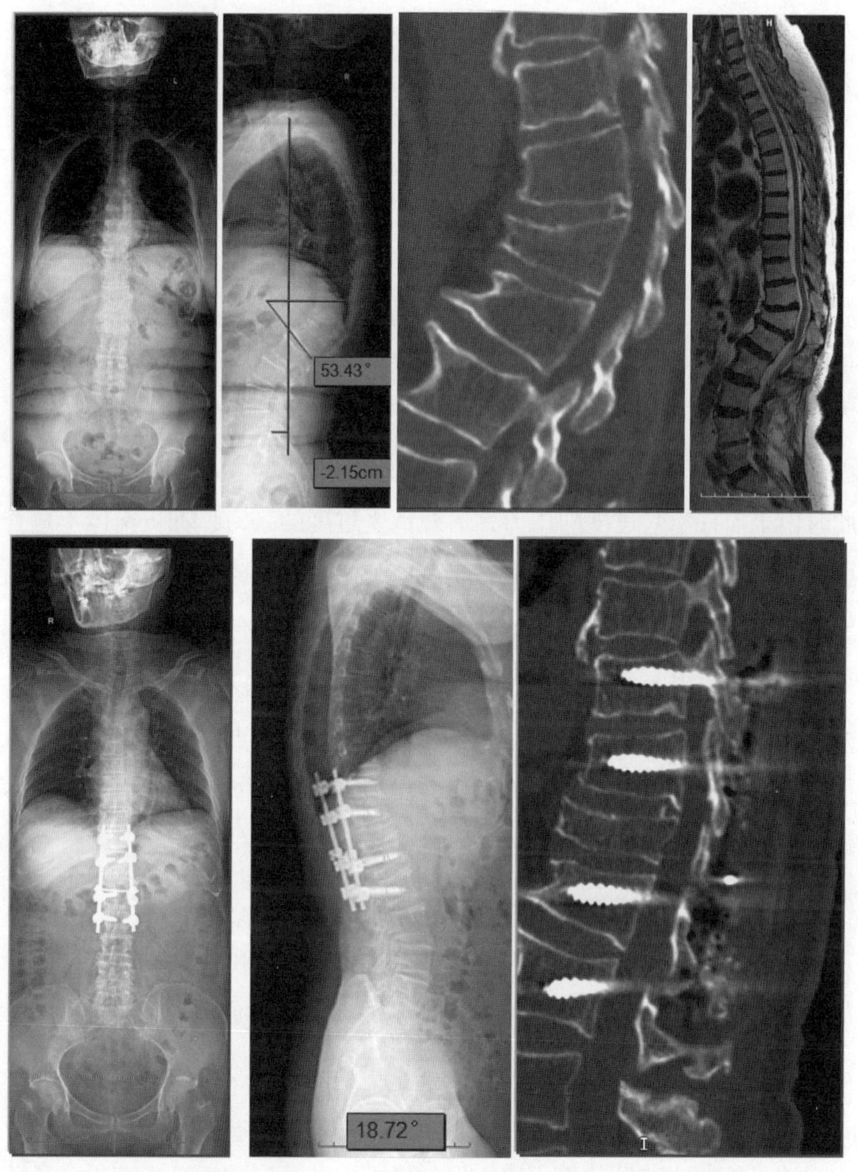

图7-20　胸椎陈旧性骨折合并胸腰段后凸畸形手术前后对照

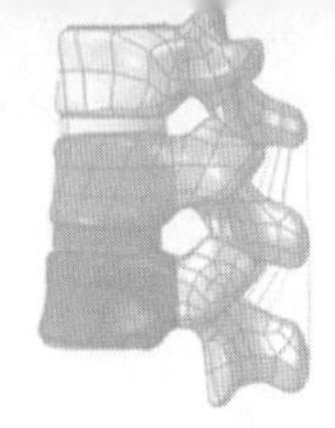

二、文献观点评述

老年性脊柱后凸畸形是指脊柱后凸角度大于正常值的畸形，是由于年龄、骨质疏松、医源性因素以及既往畸形残留或加重等原因引起的脊柱矢状位排列异常。随着人口老龄化的加重，骨质疏松性椎体压缩骨折（OVCFs）的发病率也逐渐增加。由于早期处理不当，部分严重的OVCFs患者因骨折不愈合、假关节形成而出现持久、严重的腰背痛，甚至出现后凸畸形，不仅破坏了脊柱矢状面的平衡，进一步发展能引起严重的神经功能障碍，往往需要手术治疗[1]。截骨矫形手术时出血较多，神经损伤等并发症发生率比也较高[2, 3]，因此其治疗对于外科医生是一个极大挑战。

20世纪末，随着经椎弓根内固定技术的普及和对胸腰椎骨折生物力学认识的加深，大多数新鲜骨质疏松性胸腰段骨折经早期治疗后恢复满意，但是仍有部分患者由于治疗时机或方式选择不当产生迟发性后凸畸形[4]。后凸畸形导致重力线前移，此时由于前柱承受过度的压力，后柱承受过度的张力，骨折椎体不愈合，假关节形成，常引起脊柱不稳，部分患者还会出现严重的胸腰背部疼痛、神经功能损害等并发症。老年患者由于不同程度的骨质疏松，胸腰段后凸畸形和胸腰背部疼痛症状呈进行性加重，甚至出现神经受压症状，严重影响患者日常生活。Kempinsky等[5]首先报告了这种情况，认为疼痛是本病最常见的症状之一，典型表现为畸形顶椎区域的持续性、固定性疼痛，当前屈、扭转、久坐或久立时疼痛加剧，卧床体息后缓解。疼痛可源于畸形部位、损伤的椎间盘、假关节、后凸畸形导致的脊柱不稳等。严重疼痛使得老年患者长期卧床，会导致一系列并发症的发生，此时，单纯保守治疗或椎体成形术已不能达到好的治疗效果，需开放手术矫形治疗[6, 7]。手术治疗的目的是矫正畸形，恢复脊柱矢状位力线，解除局部压迫及重建脊柱的稳定性，以改善神经功能和缓解局部疼痛。在老年骨质疏松陈旧性胸腰段压缩骨折的治疗中，对于手术入路、固定范围及采用何种融合方式等问题一直存在争议。传统前路手术方式虽然前方减压效果不错，但对局部后凸畸形的矫正不理想，且前路手术创伤大，术中损伤大血管及内脏的风险较高，同时由于老年患者合并基础疾病多，心、肺功能差，耐受手术的能力差，因此又要求尽量减少手术创伤，缩短手术时间，保证手术有效性的同时注重安全性。所以多数学者支持行后路手术。

三、术中应注意的问题

骨质疏松症患者椎体内骨小梁稀疏，松质骨间含较多静脉窦，对椎体进行操作面临较高出血风险。后路截骨术治疗陈旧性OVCFs继发后凸畸形，因脊柱后方结构牵张力大，加之椎体骨质脆性，往往需要多点固定分散螺钉应力，以增加内固定器械整体把持力，一定程度上降低拔钉风险。后路术中采用椎弓根螺钉维持三柱稳定，置钉过程应保持螺钉同轴置入，需避免反复置钉破坏椎体内松质骨降低螺钉把持力。为了降低椎体疏松骨质对内固定物的影响，部分学者采用骨水泥、碳酸磷灰石和羟磷灰石注入椎体增加螺钉把持力[8]。也有学者加用椎板钩与椎弓根螺钉结合阻止螺钉拔出，但增加了脊柱屈伸和侧弯活动的僵硬感。Hu[9]总结了21例OVCFs合并后凸畸形或椎管狭窄病例，应用甲基丙烯酸甲酯骨水泥与内固定螺钉相结合增加螺钉的把持力，减低因椎体骨质疏松带来的拔钉风险。为了降低螺钉切割力，在截骨处头尾端至少2个节段置入椎弓根螺钉。脊柱前柱承担轴向80%负重，故截骨后直接加压闭合或前方垫高后方闭合，恢复脊柱前、后柱高度的一致性，减轻后方螺钉及固定棒的应力。术中预弯钛棒一定要符合整体脊柱的生理曲度，不可过度依靠钛棒强度来维持后凸矫形效果，以免出现椎弓根螺钉对疏松骨质的切割。如果单纯依靠过度弯棒达到矫形的目的，势必造成椎弓根螺钉与疏松椎体间的应力集中，随着患者不断进行日常活动，椎弓根螺钉反复切割椎体松质骨，会造成内固定松动。患者胸腰椎已形成僵硬后凸畸形，切不可过度撑开前柱，增大人工椎体或钛网与终板接触面的应力。在放置人工椎体或钛网过程中，较少使用骨刀或环形刮匙对终板过度打磨，避免将其损毁，导致内置物下沉陷入邻近椎体内。此外，由于这类患者多为高龄，围手术期应注意合并内科疾病的治疗。术中需特别注意维持正常血压，尤其进行截骨出血较多时，需积极输血补液保证循环稳定，维持脊髓正常灌注压，降低因血压过低造成的神经功能损害的概率。

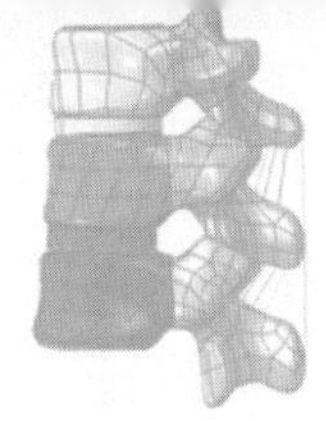

参考文献

[1] EL-SHARKAWI M M, KOPTAN W M, EL-MILIGUI Y H, et al. Comparison between pedicle subtraction osteotomy and anterior eorpectomy and plating for correcting posttraumatic kyphosis: a multicenler study [J]. Eur Spine J, 2011, 20(9): 1434-1440.

[2] WANG Y, LENKE L G. Vertebral column decancellation for the management of sharp angular spinal deformity [J]. Eur Spine J, 2011, 20(10): 1703-1710.

[3] ZHU Z, WANG X, QIAN B, et al. Loss of correction in the treatment of thoracolumbar kyphosis secondary to ankylosing spondylitis: a comparison between smith-petersen osteotomies and pedicle subtraction osteotomy [J]. J Spinal Disord Tech, 2012, 25(7): 383-390.

[4] 邱勇，朱锋，钱邦平，等. 胸腰椎骨折术后并发迟发性后凸畸形的危险因素和后路脊柱缩短术 [J]. 中华创伤杂志，2006，22(1): 11-14.

[5] KEMPINSKY W H, MORGAN P P, BONIFACE W R. Osteoporotic kyphosis with paraplegia [J]. Neurol, 1958, 8(2): 181-186.

[6] 吴文坚，梁裕，曹鹏，等. 经椎弓根截骨术治疗胸腰椎后凸畸形 [J]. 脊柱外科杂志，2007，5(4): 202-205.

[7] BUCHOWSKI J M, KUHNS C A, BRIDWELL K H, et al. Surgical management of posttraumatic thoracolumbar kyphosis [J]. Spine J, 2008, 8(4): 666-677.

[8] HEINI P F. The current treatment-a survey of osteoporotic fracture treatment. Osteoporotic spine fractures: the spine surgeon's perspective [J]. Osteoporos Int, 2005, 162: 85-92.

[9] HU S S. Internal fixation in the osteoporotic spine [J]. Spine, 1997, 22(24): 43-48.

第十节
合并脊髓神经损伤骨质疏松椎体塌陷的手术治疗

一、病例介绍

女性，77岁，因“摔伤致胸腰背部疼痛伴双下肢疼痛、麻木，活动受限4月余”入院。入院症见：胸腰段疼痛，活动受限明显，双下肢疼痛、麻木。查体显示：胸腰段压痛（+）、叩击痛（+），腰椎屈伸、侧屈、旋转活动明显受限。肌力：屈髋肌力左/右=Ⅲ/Ⅲ，伸膝肌力左/右=Ⅲ/Ⅲ，踝关节背伸肌力左/右=Ⅲ/Ⅲ，足踇趾背伸肌力左/右=Ⅲ/Ⅲ，踝关节跖屈肌力左/右=Ⅲ/Ⅲ，足外翻肌力左/右=Ⅲ/Ⅲ，足踇趾跖屈肌力左/右=Ⅲ/Ⅲ。右下肢肌张力增高，双大腿、小腿肌容积萎缩。左下肢/右下肢直腿抬高试验60°（+）/50°（+）、加强试验（-）/（-）。左下肢/右下肢股神经牵拉试验（+）/（+）。辅助检查：CT显示脊柱胸腰段退行性变，骨质疏松，T12椎体爆裂骨折，合并椎管狭窄。MR显示T12椎体压缩骨折，合并后方椎管明显狭窄，脊髓受压扭曲；腰椎退行性变，L2/3、L3/4、L4/5椎间盘变性膨出，L5/S1椎间盘中央型突出。结合患者病史、症状、体征及影像学检查，排除手术禁忌证后，在全身麻醉下行后路T12椎体次全切除重建、钉道强化、T10～L2椎间植骨融合内固定术（图7-21至图7-25）。

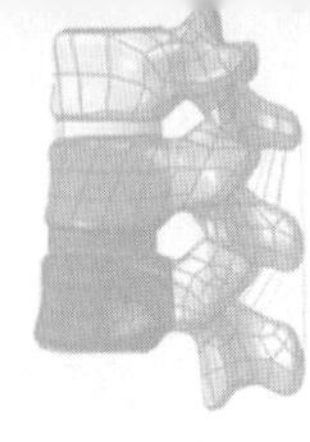

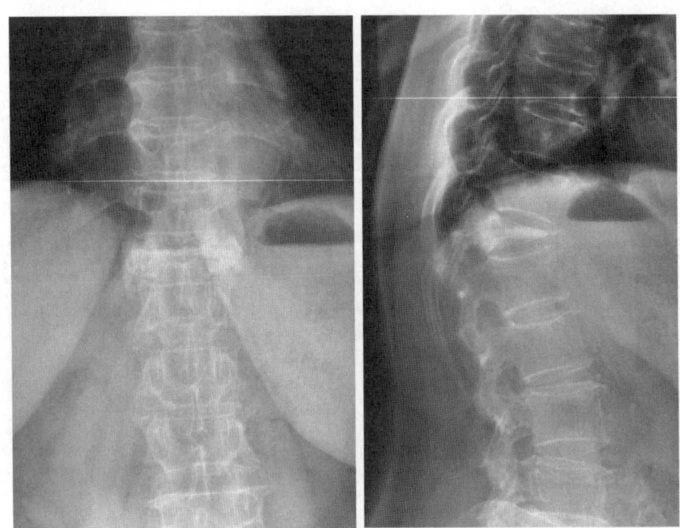

图7-21　术前X线见T12椎体压缩约3/4，胸腰段后凸畸形

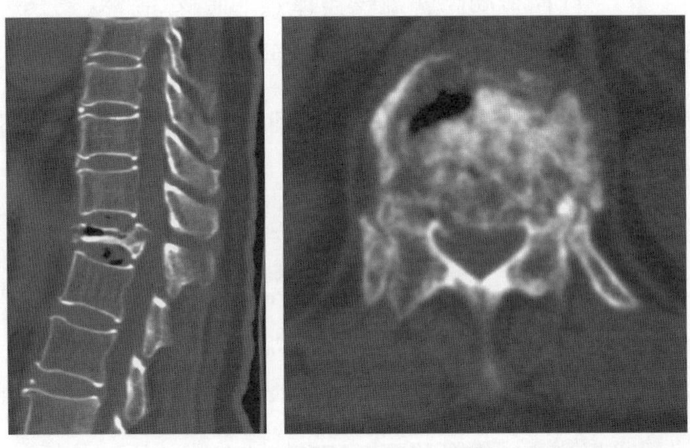

图7-22　术前CT见椎体骨壁破裂，向后方凸入椎管内

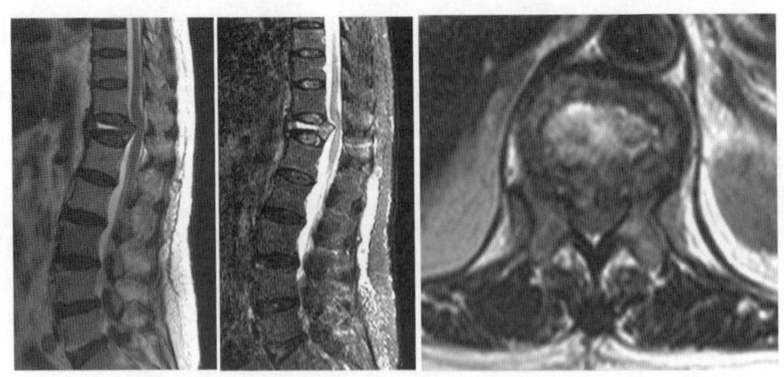

图7-23　术前MR见骨折椎体向后方凸入椎管，压迫脊髓

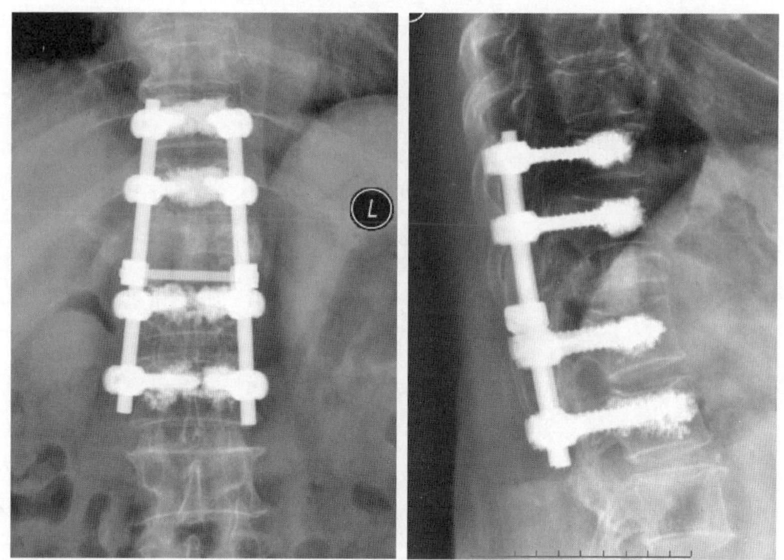

图7-24　术后X线见胸腰段后凸畸形矫正良好，序列恢复

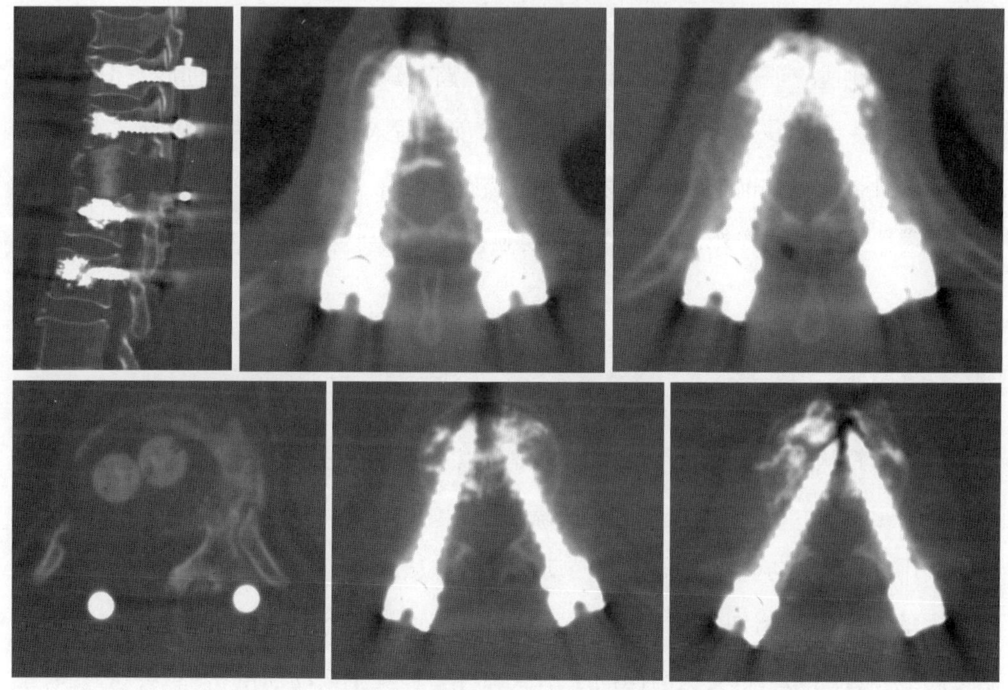

图7-25　术后CT见椎管减压彻底，植骨重建稳定

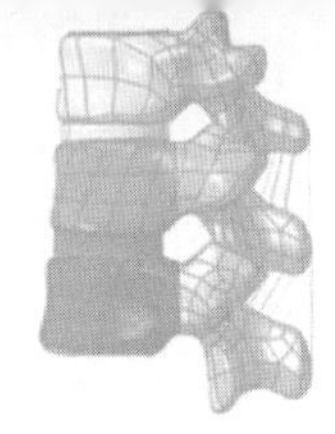

二、文献观点评述

（一）病例的选择

合并有脊髓损伤的患者多为高龄严重骨质疏松者，大部分身体条件比较差，术前评估需要麻醉科和内科医生的协同。此外，患者及其家属对生活质量的要求也是决定是否手术的另一个重要因素。对于有明显心、脑、肺等重要脏器严重疾病的应视为手术禁忌证。

（二）植骨问题

从损伤机制来看，压迫脊髓的骨块大多为椎体后缘部分，骨块从椎管前方向后凸入椎管内压迫脊髓。因此，理想的治疗方法是从椎管前方进行手术减压，摘除致压的骨块，然后在伤椎内植入大块骨或用金属网架支撑，恢复伤椎的高度和强度[1]。但这种手术需时长，创伤大，出血多，手术风险高[2]，要求患者有较好的身体条件，因此适应证受到很大的限制。脊柱后路减压虽然没有前路彻底，但手术简单、需时短、出血少。而且在临床疗效上，前、后入路减压术并无显著差异[3]。由于椎体骨折使脊柱前柱遭到破坏，后路减压又破坏了脊柱后柱结构，因此除了使用内固定稳定后柱结构外，后路植骨融合显得非常重要。

（三）螺钉松动问题

椎弓根是整个椎体中最坚硬的部分[4]，即使在骨质疏松的患者中仍然如此。为了防止螺钉从疏松的骨质中拔脱，通常可以采取两种方法：在钉道内加用骨水泥或加大固定范围。章筛林等[5]对骨质疏松患者用PMMA行椎体强化椎弓根钉固定，证实加用PMMA可防止椎弓根钉的松动及脱落。从理论上讲固定范围越大越牢固，但过大的范围不仅增加损伤程度和经济负担，而且术后脊柱的活动范围将受到限制，高龄患者也无法耐受长时间的手术。螺钉一旦发生松动需严密观察，必要时予以取出或扩大固定范围。至于骨质疏松到什么程度内固定必然失败目前尚无一个确切的标准[6]。

参考文献

［1］康鹏德，裴福兴，龚全，等．老年骨质疏松性胸腰椎爆裂骨折的前路减压内固定治疗［J］．中国骨与关节损伤杂志，2005，20：437–439.

［2］SUK S I，KIRN J H，LEE S M，et al．Anterior–posterior surgery versus posterior dosing wedge，osteotomy in posttraumatic kyphosis with neurologic compromised osteoporotic fracture［J］．Spine，2003，28（18）：2170–2175.

［3］龙厚清，KAZUMASA UEYAMA，刘少喻，等．前、后路手术治疗骨质疏松性胸腰椎骨折合并神经损伤的疗效比较［J］．中华创伤骨科杂志，2007，9（9）：827–830.

［4］ROY–CAMILLE R，SAILLENT G，MAZEL C．Plating of thoracic，thoracolumbar，and lumbar injuries with pedicle screw plates［J］．Orthop Clin North Am，1986，17（1）：147–159.

［5］章筛林，石志才，张晔，等．骨水泥椎体强化在骨质疏松患者行椎弓根钉内固定中的应用［J］．脊柱外科杂志，2008，6（2）：95–98.

［6］HU S S．Internal fixation in the osteoporotic spine［J］．Spine，1997，22（24 Suppl）：43–48.

附　录

编者团队历年课题及主要论文

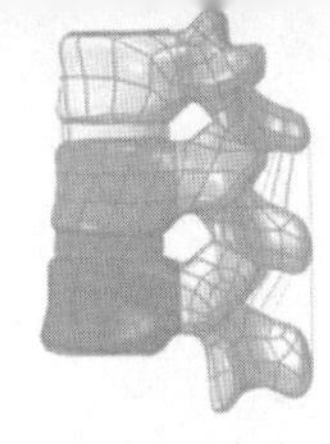

课题情况（按时间排序）

1．广东省中医药管理局项目，有限元分析在骨质疏松椎体骨折复位手法中的应用研究，2010，张顺聪、姜自伟、曾展鹏。

2．广东省自然科学基金博士启动，MicroRNA通过Hedgehog信号通路调控骨髓间充质干细胞成骨分化的机制研究，2012，丁金勇、梁德、晋大祥。

3．广东省科技厅项目，基于Notch信号通路调节OPG/RANKL/RANK信号系统探讨肾虚型骨质疏松椎体骨折骨重建的分子机制，2013，张顺聪，张纪媛，唐永超。

4．广州中医药大学优秀青年科研基金，龟板有效成分调控sclerostin蛋白防治激素性大鼠骨质疏松症的机理，2013，江晓兵、魏秋实、卢国森。

5．广东省教育厅学科建设专项基金育苗工程，基于成骨破骨偶联探讨补肾填精法联合二膦酸盐在激素性骨质疏松症中的应用价值，2013，江晓兵、唐晶晶、任辉。

6．广东省自然科学基金项目，骨重建中老年性椎体压缩骨折的成骨特性及补肾法治疗的机理探讨，2014，张顺聪，杨志东，江晓兵。

7．卫生部医药卫生科技发展研究中心资助课题，应用高黏度骨水泥治疗骨质疏松性压缩骨折后高黏度骨水泥在椎体内弥散程度的研究，2014，姚珍松、梁德、李翠。

8．广东省中医药局科研课题，椎体成形术中过伸复位程度对相邻节段影响的力学研究，2015，谢炜星、晋大祥、徐继禧。

9．广东省科学技术厅、广东省中医药科学院联合科研项目，MicroRNA调控Wnt/β-catenin通路在滋阴补肾法防治激素性骨质疏松症中的作用机制，2015，江晓兵、任辉、沈耿杨。

10．广东省自然科学基金，p53/miR-34a/Tgif2网络调控野生激素性骨质疏松大鼠骨稳态失衡的作用及补骨脂素的干预机制，2015，江晓兵、任辉、沈耿杨。

11. 广州中医药大学第一附属医院创新强院项目，补肾方调控miR34a诱导BMSCs成骨分化的研究，2016，唐晶晶、任辉、沈耿杨。

12. 广东省科技厅——社会发展领域（疾病防治）课题，骨质疏松性椎体骨折新诊疗方案的前瞻性临床研究，2016，唐永超、梁德、张顺聪。

13. 广东省科学技术厅、广东省中医药科学院联合科研项目，巴戟天寡糖动员干细胞迁移归巢在骨质疏松症治疗中的作用，2016，晋大祥、丁平、谢炜星。

14. 广东省科学技术厅、广东省中医药科学院联合科研项目，补肾中药调控DKK1蛋白防治糖皮质激素性骨质疏松症的机理，2016，姚珍松、梁桂泉、唐晶晶。

15. 广东省医学科研基金，基于有限元探讨骨水泥在骨折区域的弥散方式对PVA治疗椎体压缩骨折的影响，2016，唐晶晶、曾兰芬、许志恒。

16. 广东省中医药管理局，补肾方调控miR34a诱导BMSCs成骨分化的研究，2016，唐晶晶、任辉、沈耿杨。

17. 广州中医药大学第一附属医院创新强院项目，晚期氧化蛋白产物通过氧化应激对老年原发性骨质疏松骨代谢影响及中药淫羊藿的干预研究，2016，袁凯、孙世栋、陈康。

18. 广东省医学科学技术研究基金项目，椎体强化术中C型骨水泥渗漏对相邻节段应力影响的力学研究，2016，谢炜星、晋大祥、徐继禧。

19. 广东省自然科学基金，补肾法借助Smo/ Gli1激活参与骨质疏松中成骨破骨共育体系对细胞成脂分化的调节，2016，张顺聪、周驰、唐永超。

20. 广州中医药大学高水平建设公开招标项目，A1-AFD018161Z1503，从DANCR调控NF-κB骨免疫通路探讨PMOP肾阳虚证的分子机制及补骨脂的干预研究，2016，江晓兵、任辉、沈耿杨。

21. 国家自然科学基金，miR34a与PI3KⅢ通路crosstalk调控成骨在补肾法治疗激素性骨质疏松症，2016，江晓兵、任辉、沈耿杨。

22. 广州中医药大学中医骨伤科学重点学科开放基金课题，MicroRNA调控Wnt信号通路在补肾法防治激素性骨质疏松的作用，2016，陈康、任辉、张志达。

23. 国家自然科学基金，从DANCR调控NF-κB骨免疫通路探讨PMOP肾阳虚证的分子机制，2016，梁德，任辉，沈耿杨。

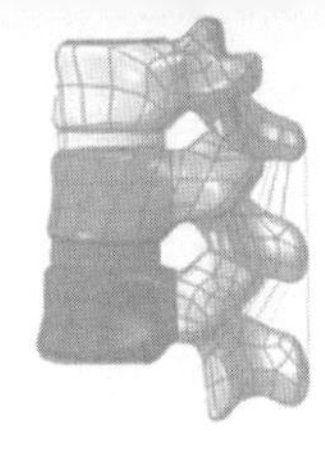

24. 广州市科技计划项目，cirRNA/ANRIL结合多梳蛋白参与CDKN2A/B甲基化在淫羊藿苷治疗绝经后骨质疏松的作用，2017，张顺聪、郭丹青、唐永超。

25. 国家自然科学基金面上项目，ZNF702P-miR214-NFκB作为ceRNA网络调控左归丸抗激素性骨质疏松的机制，2017，江晓兵、沈耿杨、任辉。

26. 广州科技创新人才专项（珠江科技新星专题），负载骨碎补柚皮苷微球丝素蛋白/羟基磷灰石复合支架治疗骨质疏松椎体骨折的研究，2017，江晓兵、任辉、沈耿杨。

27. 广东省医学科研基金项目，基于有限元分析不同类型骨质疏松性椎体压缩骨折的精准骨水泥注入量和分布方式，2017，叶林强、鲁欢、张海丹。

相关论文发表情况（按时间排序）

1. 梁德，江晓兵，姚珍松，等. 过伸体位下椎体成形术治疗Kümmell病的近期疗效［J］. 中国脊柱脊髓杂志，2010，20（3）：260-261.

2. 晋大祥，谢炜星，梁德，江晓兵，庄洪，张顺聪. 经皮椎体强化术后新发椎体压缩骨折的发生率及相关危险因素分析［J］. 中国脊柱脊髓杂志，2011，21（4）：308-311.

3. 张顺聪，江晓兵，梁德，唐永超，杨志东，晋大祥，姚珍松，丁金勇. Ⅲ期Kümmell病的过伸位CT分型及其意义［J］. 中国脊柱脊髓杂志，2012，22（05）：387-392.

4. 江晓兵，梁德，晋大祥，张顺聪，姚珍松，杨志东，庄洪. 椎体成形术治疗多发性骨髓瘤椎体病理性骨折的疗效分析［J］. 中医临床研究，2012，4（10）：61-62.

5. 江晓兵，罗耀武，梁德，唐永超，姚珍松，张顺聪，晋大祥，杨志东，丁金勇. SPECT-CT图像融合技术对老年椎体压缩骨折患者选择椎体强化术靶椎体的应用价值［J］. 中国脊柱脊髓杂志，2012，22（4）：330–334.

6. 丁金勇，洪少勇，晋大祥. 骨水泥强化治疗骨质疏松症伴脊柱侧弯疗效分析［J］. 颈腰痛杂志，2012，33（2）：117–121.

7. 张顺聪，温干军，梁德，杨志东，江晓兵，晋大祥，姚珍松. 附加伤椎置钉短节段固定治疗胸腰段爆裂性骨折［J］. 广东医学，2012，33（07）：968–970.

8. 张顺聪，邢润麟，梁德，江晓兵，杨志东，叶林强，于淼. 钉道强化椎弓根螺钉固定治疗伴骨质疏松的腰椎管狭窄症：31例随访［J］. 中华临床医师杂志，2013，7（15）：6983–6987.

9. 唐永超，梁德，江晓兵，杨志东，姚珍松，张顺聪，晋大祥. 一期经后路固定联合侧前方入路病灶清除植骨融合术治疗老年下腰椎结核［J］. 中国修复重建外科杂志，2013，27（3）：382–383.

10. 唐永超，梁德，江晓兵，张顺聪，杨志东，姚珍松，晋大祥. 后路截骨联合钉道强化术治疗陈旧性骨质疏松性胸腰椎骨折合并后凸畸形［J］. 脊柱外科杂志，2013，11（5）：269–273.

11. 杨志东，佘坤源，江晓兵，张顺聪，梁德. 椎体强化术治疗不同疼痛类型的骨质疏松性椎体压缩骨折的进展［J］. 中华临床医师杂志，2013，7（13）：6025–6028.

12. 江晓兵，姚珍松，梁德，黄宏伟，张顺聪，晋大祥，杨志东. 经皮椎体强化术中注入骨水泥对患者凝血功能的影响［J］. 中国骨质疏松杂志，2013，19（2）：154–157.

13. 江晓兵，黄伟权，庞智晖，周广全，梁德，晋大祥，姚珍松，杨志东，张顺聪，丁金勇. 基于Mimics软件计算椎体强化术后椎体内骨水泥体积及骨水泥/椎体体积比的新方法［J］. 中国脊柱脊髓杂志，2013，23（3）：238–243.

14. 唐永超，张顺聪，江晓兵，梁德，姚珍松，杨志东，晋大祥. 经横突—椎弓根—肋骨单元路径椎体强化术治疗中上段胸椎骨质疏松性椎体压缩骨折［J］. 广东医学，2013，34（19）：2981–2984.

15. 任之强，晋大祥. 原发性甲状旁腺瘤误诊为骨质疏松症1例分析［J］. 中国中医骨伤科杂志，2013，21（3）：61–62.

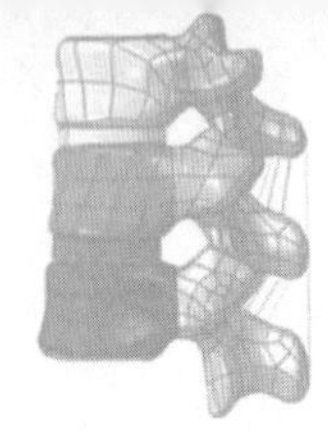

16. 江晓兵，莫凌，姚珍松，罗耀武，梁德，陆卫钦，张顺聪，丁金勇，杨志东，晋大祥. SPECT、SPECT-CT与MRI对新鲜骨质疏松性椎体压缩骨折的诊断价值［J］. 中国脊柱脊髓杂志，2013，23（10）：891–897.

17. 任之强，庄洪，晋大祥. 活血化瘀法在治疗原发性骨质疏松症中的研究进展［J］. 中国骨质疏松杂志，2014，20（5）：569–574.

18. 梁德，唐晶晶，江晓兵，姚珍松，张顺聪，杨志东，魏秋实，崔健超，任辉，沈耿杨，林顺鑫. 泼尼松灌胃与肌内注射对大鼠骨密度、骨生物力学性能及骨代谢的影响［J］. 中国实验动物学报，2014，22（6）：85–88.

19. 梁德，叶林强，江晓兵，黄伟权，姚珍松，唐永超，张顺聪，晋大祥. 骨水泥–椎体体积比及椎体骨壁裂口与经皮椎体成形术骨水泥渗漏的相关性分析［J］. 中国修复重建外科杂志，2014，28（11）：1358–1363.

20. 任辉，邢鹏，庄洪. 骨质疏松症的中西医诊疗进展［J］. 医学综述，2014，20（19）：3575–3577.

21. 任辉，魏秋实，江晓兵，崔健超，唐晶晶，林顺鑫，梁德，庄洪，姚珍松，张顺聪，杨志东. 糖皮质激素性骨质疏松的研究新进展［J］. 中国骨质疏松杂志，2014，20（9）：1138–1142.

22. 杨志东，莫凌，江晓兵，梁德，张顺聪，姚珍松，晋大祥，丁金勇. X线正位片中椎弓根间距对预判胸腰椎爆裂骨折严重程度的价值［J］. 中国骨与关节损伤杂志，2014，29（5）：430–432.

23. 姚珍松，叶林强，江晓兵，梁德，唐永超，佘坤源，张顺聪，晋大祥. PVP治疗中上段胸椎骨质疏松性重度椎体压缩骨折的临床效果［J］. 中国脊柱脊髓杂志，2014，24（2）：138–143.

24. 江晓兵，莫凌，梁德，张顺聪，杨志东，姚珍松，晋大祥，丁金勇. 骨水泥在椎体骨折线内弥散情况对椎体成形术治疗效果的影响［J］. 中国脊柱脊髓杂志，2014，24（2）：144–149.

25. 姚珍松，莫凌，江晓兵，梁德，杨志东，张顺聪，晋大祥，丁金勇. 在因老年痴呆而减少治疗相关安慰剂效应的患者中应用椎体强化术的效果分析［J］. 中国骨与关节损伤杂志，2014，29（1）：18–20.

26. 谢炜星，晋大祥，张顺聪，江晓兵，梁德. 经皮椎体强化术治疗中上段胸椎骨质疏松性压缩骨折疗效分析［J］. 国际骨科学杂志，2014，34（2）：132-134.

27. 郭丹青，陈林威，于淼，莫凌，崔健超，张顺聪. 椎体强化术治疗骨质疏松性椎体压缩骨折临床疗效的meta分析［J］. 中国中医骨伤科杂志，2014，22（05）：21-25.

28. 张纪媛，张顺聪，唐晶晶，江晓兵. 不同途径摄取激素对大鼠骨密度、血清指标的影响［J］. 分子影像学杂志，2014，37（02）：82-84.

29. 唐永超，梁德，江晓兵，张顺聪，姚珍松，杨志东，莫凌. 经皮椎体成形术后无症状性骨水泥肺栓塞7年随访结果及文献回顾［J］. 中国脊柱脊髓杂志，2015，25（11）：1042-1044.

30. 谢炜星，马辉，晋大祥，丁金勇，徐继禧，梁德. 首次使用唑来膦酸的急性期反应预测及对肝肾功能影响的分析［J］. 中国骨质疏松杂志，2015，21（7）：870-874.

31. 任之强，赵志强，晋大祥，庄洪，李康，丁金勇，马辉. 骨质疏松症肾虚血瘀量化评分与性激素和血细胞参数关系研究［J］. 中国骨质疏松杂志，2015，21（5）：560-563.

32. 任之强，阎晓霞，晋大祥，庄洪，丁金勇，马辉. 原发性骨质疏松症血瘀与骨代谢关系研究［J］. 中华中医药杂志，2015，30（5）：1838-1840.

33. 张顺聪，郭丹青，江晓兵，于淼，莫凌，梁德，唐永超，杨志东. 25例长寿老人骨质疏松性椎体压缩骨折的临床特点及椎体成形术的疗效分析［J］. 中国骨与关节损伤杂志，2015，30（01）：51-53.

34. 邢润麟，张顺聪，梁德，杨志东，江晓兵，冯蓬勃. 椎体成形术与椎体后凸成形术治疗骨质疏松性椎体压缩骨折术后伤椎再塌陷的对比研究［J］. 脊柱外科杂志，2015，13（04）：207-210.

35. 李永贤，张顺聪，郭丹青. Notch信号通路调控OPG/RANKL/RANK系统对骨质疏松椎体骨折影响的研究进展［J］. 中国中医骨伤科杂志，2015，23（11）：73-77.

36. 崔健超，杨志东，江晓兵，任辉，魏秋实，梁德，张顺聪，林顺鑫，唐晶

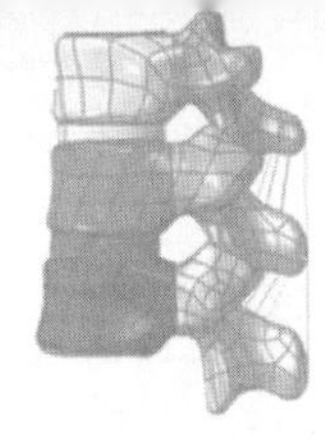

晶，沈耿杨. 泼尼松龙与地塞米松介导腰椎骨量降低的差异及其对成骨成脂基因表达的影响［J］. 中国脊柱脊髓杂志，2015，25（2）：168–173.

37. 杨志东，崔健超，江晓兵，任辉，魏秋实，梁德，张顺聪，林顺鑫，唐晶晶，沈耿杨. 两种糖皮质激素导致骨质疏松过程中骨量、骨转换标志物及雌激素水平的差异［J］. 中国骨质疏松杂志，2015，21（2）：18–24.

38. 任辉，沈耿杨，江晓兵，梁德，唐晶晶，崔健超，林顺鑫，庄洪，杨志东，张顺聪，姚珍松. 糖皮质激素干预后大鼠骨量、骨转换指标、雌激素水平变化及其相互关系［J］. 中国修复重建外科杂志，2015，29（3）：76–82.

39. 崔健超，杨志东，张顺聪，江晓兵，梁德，郭丹青，莫凌，冯蓬勃. 椎体成形术治疗骨质疏松性新鲜椎体压缩骨折的疗效分析［J］. 广州医药，2015，46（1）：42–45.

40. 沈耿杨，任辉，江晓兵，梁德，杨志东，唐晶晶，崔健超，林顺鑫，庄洪，张顺聪，姚珍松. 去卵巢大鼠不同时期骨量、骨转换指标、雌激素水平的变化规律及相关性［J］. 中国组织工程研究，2015，19（2）：170–176.

41. Hui Ren，De Liang，Gengyang Shen，et al. Variance of spinal osteoporosis induced by dexamethasone and methylprednisolone and its associated mechanism［J］. Steroids，2015，102：65–75.

42. Liang D，Ye LQ，Jiang XB，et al. Biomechanical effects of cement distribution in the fractured area on osteoporotic vertebral compression fractures：a three–dimensional finite element analysis［J］. J Surg Res，2015，195（1）：246–256.

43. 郭丹青，张顺聪，于森，魏秋实，梁德. MicroRNA调控骨髓间充质干细胞成脂分化途径的研究进展［J］. 中国骨质疏松杂志，2015，21（01）：107–111.

44. 沈耿杨，任辉，梁德，江晓兵，姚珍松，杨志东，魏秋实，唐晶晶，崔健超，林顺鑫. 激素与去卵巢诱导大鼠骨质疏松症的差异及其分子机制探讨［J］. 中国骨质疏松杂志，2015，21（10）：1195–1200.

45. 崔健超，江晓兵，杨志东，梁德，任辉，沈耿杨，唐晶晶，林顺鑫. 胸腰椎椎体骨折动物模型的研究进展［J］. 中国脊柱脊髓杂志，2015，25（7）：666–669.

46．江晓兵，任辉，林顺鑫，梁德，唐晶晶，崔健超，沈耿杨，杨志东，张顺聪．miR-34a调节骨稳态在骨质疏松中的应用前景［J］．中国骨质疏松杂志，2015，21（7）：882-887.

47．Weixing Xie，Daxiang Jin，Chao Wan，et al. The Incidence of New Vertebral Fractures following Vertebral Augmentation：a meta-analysis of randomized controlled trials. Medicine. 2015，Sep，94（37）：e1532. DOI：10. 1097/MD. 0000000000001532，PubMed PMID：26376401（IF：5. 723）

48．李永贤，张顺聪，梁德，杨志东，郭丹青，莫国业，李大星，冯蓬勃，唐永超，莫凌. 探究短期去势法对12月龄雌性大鼠骨质的影响［J］. 中国骨质疏松杂志，2016，22（01）：53-55.

49．万超，晋大祥，谢炜星. PVP和PKP治疗骨质疏松性椎体压缩骨折的疗效比较［J］. 中国中医骨伤科杂志，2016，24（6）：50-52.

50．崔健超，杨志东，江晓兵，梁德，张顺聪，莫凌，唐永超，晋大祥，姚珍松，丁金勇．胸腰椎骨折内固定术后相邻椎间盘的影像学特点［J］. 广东医学，2016，37（18）：2754-2756.

51．林顺鑫，江晓兵，沈耿杨，莫凌，任辉，崔健超，梁德，杨志东，张顺聪，张志达．多发骨质疏松椎体压缩骨折的相关因素研究［J］. 中国骨伤，2016，39（9）：836-840.

52．余伟波，梁德，江晓兵，叶林强，姚珍松．经皮椎体成形术和经皮椎体后凸成形术治疗伴椎体内真空裂隙的骨质疏松椎体压缩骨折比较研究［J］. 中国修复重建外科杂志，2016，30（9）：1104-1110.

53．姚珍松，陈康，江晓兵，梁德，张顺聪，杨志东．网袋成形术治疗骨壁破损型复杂椎体骨折的经验［J］. 中国矫形外科杂志，2016，24（16）：1466-1470.

54．任辉，张志达，梁德，沈耿杨，丘婷，林顺鑫，姚珍松，江晓兵，庄洪．龟板改善激素性骨质疏松大鼠骨量、骨微细结构、骨生物力学和骨代谢的机制探讨［J］. 中华中医药杂志，2016，31（5）：1858-1862.

55．沈耿杨，杨志东，任辉，莫凌，唐晶晶，崔健超，林顺鑫，梁德，江晓兵，张顺聪．浅析岭南人脾虚体质与骨质疏松症关系［J］. 中国中医药信息杂志，

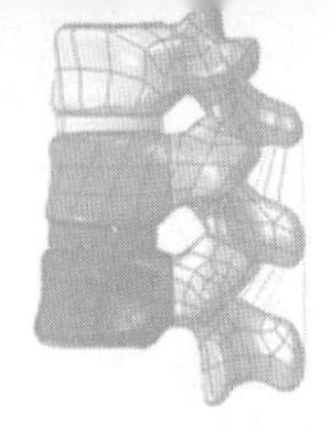

2016，23（4）：108-109.

56. 余伟波，梁德，叶林强，江晓兵，黄学成，姚珍松. 3种不同后路内固定方式及其横连治疗胸腰段骨折的力学性能比较［J］. 医学生物力学，2016，31（2）：142-147.

57. 梁德，唐永超，江晓兵，张顺聪，杨志东. 骨质疏松性椎体骨折分期、分型及治疗研究进展［J］. 中国脊柱脊髓杂志，2016，26（3）：276-278.

58. 姚珍松，叶林强，任辉，江晓兵，郑永佳，张顺聪，梁德，庄洪. 经皮椎体成形术一期治疗多节段骨质疏松性椎体压缩骨折的临床疗效［J］. 中国中医骨伤科杂志，2016，24（3）：43-48.

59. 崔健超，杨志东，江晓兵，梁德，任辉，沈耿杨，林顺鑫，唐晶晶，张顺聪，姚珍松. 糖皮质激素性骨质疏松症的中医证型分布特点［J］. 中国骨质疏松杂志，2016，22（2）：217-220.

60. 姚珍松，唐永超，陈康，江晓兵，梁德，晋大祥，庄洪，张顺聪，杨志东，丁金勇. 骨水泥螺钉强化固定伴骨质疏松腰椎滑脱症的稳定性及椎间融合［J］. 中国组织工程研究，2016，20（4）：517-521.

61. 崔健超，江晓兵，杨志东，梁德，任辉，沈耿杨，唐晶晶，林顺鑫，陈康，张志达. 人类胸腰椎椎体骨折模型的研究进展［J］. 广东医学，2016，37（1）：143-146.

62. 唐永超，张顺聪，梁德，杨志东，江晓兵，李大星，李永贤，莫凌，郭丹青. 应用过伸位CT重建预判椎体强化术治疗Ⅲ期可复型Kümmell病［J］. 广东医学，2016，37（4）：2116-2119.

63. 张顺聪，莫凌，梁德，江晓兵，杨志东，唐永超，晋大祥，姚珍松，郭丹青，冯蓬勃. 有症状的骨质疏松性重度椎体骨折塌陷的分类及治疗策略［J］. 中国修复重建外科杂志，2016，30（02）：189-196.

64. Weixing Xie，Daxiang Jin，Hui Ma，Jinyong Ding，Jixi Xu，Shuncong Zhang，De Liang. Cement leakage in percutaneous vertebral augmentation for osteoporotic vertebral compression fractures：analysis of risk factors［J］. Clin Spine Surg，2016，29（4）：E171-E176. DOI：10. 1097/BSD. 0000000000000229. PubMed PMID：

25469491.（IF：2. 202）.

65. Hui Ren，De Liang，Gengyang Shen，Zhensong Yao，Xiaobing Jiang，Jingjing Tang，Jianchao Cui，Shunxin Lin. Effects of combined ovariectomy with dexamethasone on rat lumbar vertebrae［J］. Menopause，2016，23（4）：441–450.

66. Gengyang Shen，Hui Ren，Ting Qiu，De Liang，Bo Xie，Zhida Zhang，Zhensong Yao，Zhidong Yang，Xiaobing Jiang. Implications of the interaction between miRNAs and autophagy in osteoporosis［J］. Calcified Tissue International，2016，99（1）：1–12.

67. Gengyang Shen，Hui Ren，Ting Qiu，De Liang，Qiushi Wei，Jingjing Tang，Zhida Zhang，Zhensong Yao，Wenhua Zhao，Xiaobing Jiang. Effect of glucocorticoid withdrawal on glucocorticoid inducing bone impairment［J］. Biochemical and Biophysical Research Communications，2016，477（4）：1059–1064.

68. Zhida Zhang，Hui Ren，Gengyang Shen，Ting Qiu，De Liang，Zhidong Yang，Zhensong Yao，Jingjing Tang，Xiaobing Jiang，Qiushi Wei. Animal models for glucocorticoid–induced postmenopausal osteoporosis：an updated review［J］. Biomedicine & Pharmacotherapy，2016，84：438–446.

69. De Liang，Hui Ren，Ting Qiu，Gengyang Shen，Bo Xie，Qiushi Wei，Zhensong Yao，Jingjing Tang，Zhida Zhang，Xiaobing Jiang. Extracts from plastrum testudinis reverse glucocorticoid–induced spinal osteoporosis of rats via targeting osteoblastic and osteoclastic markers［J］. Biomedicine & Pharmacotherapy，2016，82：151–160.

70. Weibo Yu，De Liang，Xiaobing Jiang，Zhensong Yao，Ting Qiu，and Linqiang Ye. Efficacy and safety of the target puncture technique for treatment of osteoporotic vertebral compression fractures with intravertebral clefts［J］. Journal of Neuro Interventional Surgery（2016） DOI：10. 1136/neurintsurg–2016–012690.

71. Linqiang Ye，De Liang，Xiaobing Jiang，Zhensong Yao，Huan Lu，Ting Qiu，Weibo Yu，Ling Mo，Shuncong Zhang，Daxiang Jin. Risk factors of occurrence of insufficient cement distribution in the fractured area after percutaneous vertebroplasty in osteoporotic vertebral compression fractures［J］. Pain Physician，2016，19：1533.

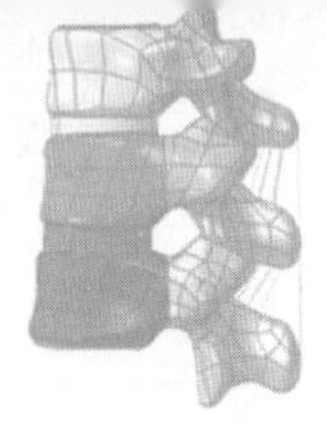

72. 李钺，谢炜星，晋大祥， 温龙飞，丁金勇，徐继禧. 激活AMPK保护氧化应激条件下成骨细胞的作用机制［J］，中国骨质疏松杂志，2017，23（3）：407-410.

73. 李钺，谢炜星，晋大祥，温龙飞，丁金勇，徐继禧. 巴戟天防治骨质疏松症的研究进展［J］. 中国骨质疏松杂志，2017，23（04）：530-533.

74. 陈伟健，谢炜星，温龙飞，李钺，任东成，晋大祥，丁金勇，龚水帝，郭惠智，陈晓俊. Smad与骨质疏松症［J］. 中国骨质疏松杂志，2017，（08）：1100-1104.

75. Shuncong Zhang，Pengbo Feng，Guoye Mo，et al. Icariin influences adipogenic differentiation of stem cells affected byosteoblast-osteoclast co-culture and clinical research adipogenic［J］. Biomedicine & Pharmacotherapy，2017，88：436-442.

76. Weibo Yu，De Liang，Zhensong Yao，Ting Qiu，Linqiang Ye，Xiaobing Jiang. The therapeutic effect of intravertebral vacuum cleft with osteoporotic vertebral compression fractures：a systematic review and meta-analysis［J］. Int J Surg，2017，40：17-23.

77. Weibo Yu，De Liang，Zhensong Yao，Ting Qiu，Linqiang Ye，Xuecheng Huang，Xiaobing Jiang. Risk factors for recollapse of the augmented vertebrae after percutaneous vertebroplasty for osteoporotic vertebral fractures with intravertebral vacuum cleft［J］. Medicine（Baltimore），2017，96（2）：e5675.

78. Gengyang Shen，Hui Ren，Ting Qiu，Zhida Zhang，Wenhua Zhao，Xiang Yu，Jinjing Huang，Jingjing Tang，De Liang，Zhensong Yao，Zhidong Yang，Xiaobing Jiang. Mammalian target of rapamycin as a therapeutic target in osteoporosis［J］. J Cell Physiol，2017. DOI：10. 1002/jcp. 26161.

79. Hui Ren，Gengyang Shen，Jingjing Tang，Ting Qiu，Zhida Zhang，Wenhua Zhao，Xiang Yu，Jinjing Huang，De Liang，Zhensong Yao，Zhidong Yang，Xiaobing Jiang. Promotion effect of extracts from plastrum testudinis on alendronate against glucocorticoid-induced osteoporosis in rat spine［J］. Sci Rep，2017，7（1）：10617. DOI：10. 1038/s41598-017-10614-5.

80. 招文华，沈耿杨，任辉，丘婷，张志达，唐晶晶，陈康，梁德，姚珍松，杨志东，江晓兵. 骨碎补活性单体成分调控骨质疏松症相关信号通路的研究进展［J］. 中国骨质疏松杂志，2017，23（1）：122–129.

81. 余伟波，梁德，江晓兵，叶林强，姚珍松. 椎体内裂隙的位置和程度影响伤椎稳定性的生物力学分析［J］. 第三军医大学学报，2017，39（4）：373–378.

82. 余伟波，梁德，江晓兵，叶林强，姚珍松. 椎体内裂隙及其位置对骨质疏松椎体压缩骨折疗效影响［J］. 中国矫形外科杂志，2017，25（8）：690–694.

83. 邢润麟，张顺聪，江晓兵，梁德，杨志东，冯蓬勃. 脊柱矢状面失衡对骨质疏松性椎体压缩骨折椎体成形术疗效的影响［J］. 脊柱外科杂志，2017，15（2）：106–110.

84. 叶林强，梁德，姚珍松，莫凌，余伟波，黄学成，唐晶晶，徐继禧，江晓兵. 靶向椎体成形术与传统椎体成形术治疗骨质疏松性椎体压缩骨折的疗效比较［J］. 中华创伤杂志，2017，33（3）：247–252.